圖解經典

四部醫典

宇妥‧元丹貢布◎原著
第司‧桑吉嘉措◎原繪
紫圖◎編繪

U0010718

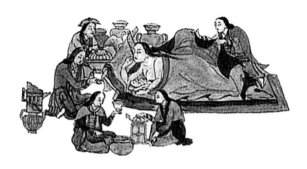

晨星出版

性養生圖

《四部醫典》曼唐第五十五圖

　　圖中描繪了關於補精壯陽、情侶生活，以及患月經疾病的婦女等方面的內容。

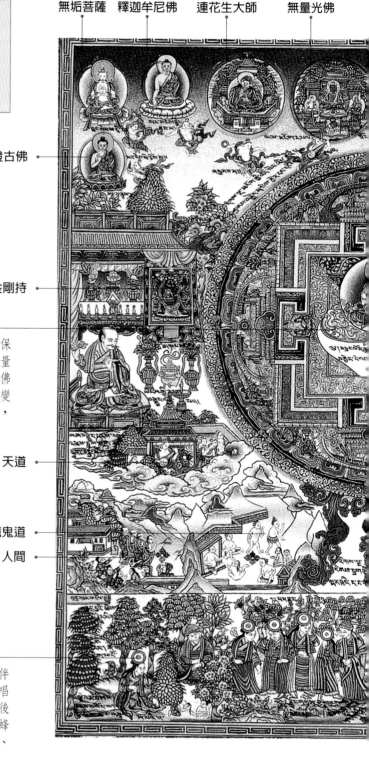

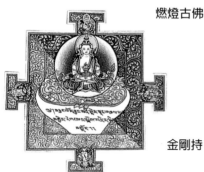

燃燈古佛 ——

金剛持 ——

無量宮 ——

補藥製成以後，要誦經祈求神佛保佑。誦經時，應設想藥瓶就是無量宮，各方神佛的庇佑、五方歡喜佛的淫水方能進入藥瓶，使補養藥變為甘露。服藥後，可以返老還童，長生不老。

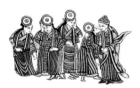

天道 ——

餓鬼道 ——

人間 ——

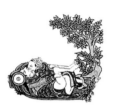

情侶的生活 ●

應該選擇年輕美麗的姑娘作為伴侶，兩人來到幽雅的環境裡，唱唱情歌、談談情話、擁抱親吻，然後歡愉地交合。交合以後，要進食蜂蜜、冰糖、肉湯、牛奶、優酪乳、酥油等補品。

藥師佛　班旦赤旺　阿彌陀佛　普賢菩薩

彌勒菩薩

觀音菩薩

馬頭明王

阿修羅道

地獄

畜生道

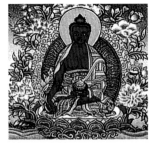

藥王門杰拉

傳說藥王門傑拉為息除四百零四種病痛，曾化身為古、松、土、元丹、赤列五位熱白益西，為眾仙人傳講醫學，所傳講的內容流傳到人間，便成為《四部醫典》。土珠熱白益西負責傳講第一部《根本醫典》，古珠熱白益西負責傳講第二部《論說醫典》，元珠熱白益西負責傳講第三部《祕訣醫典》，赤珠熱白益西負責傳講第四部《後續醫典》，在四位熱白益西化身傳講《四部醫典》的過程中，由松竹意來蓋提出需要解釋的問題。這是傳講完《祕訣醫典》的元珠熱白益西隱沒在藥王的肚臍裡。

患月經疾病的婦女

包括患隆型月經疾病的婦女、患赤巴型月經疾病的婦女、患培根型月經疾病的婦女。

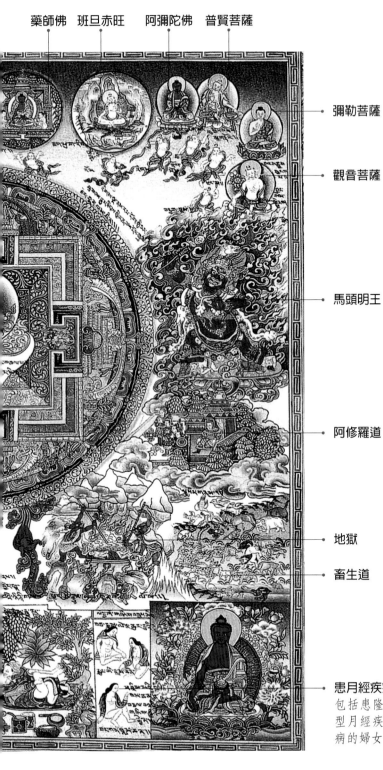

目　錄　CONTENTS

1 PART

元珠熱白益西傳講：
《四部醫典》第三部　祕訣醫典

赤珠熱白益西傳講：
《四部醫典》第四部 後續醫典

2
PART

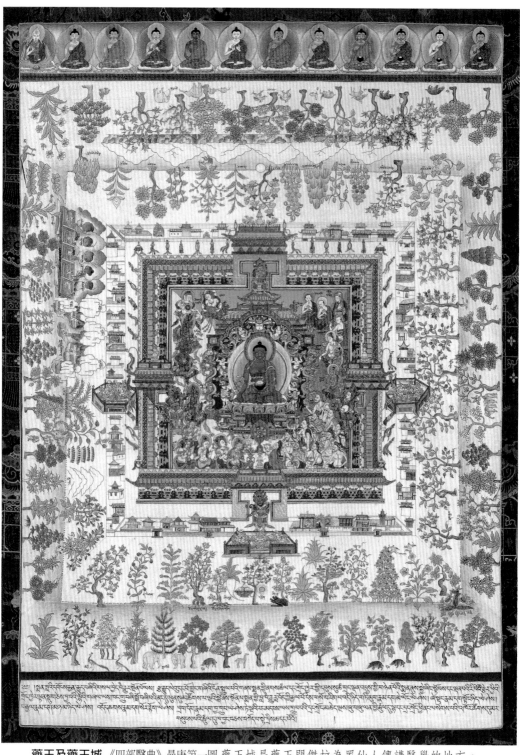

藥王及藥王城《四部醫典》曼唐第一圖 藥王城是藥王門傑拉為眾仙人傳講醫學的地方。
壇城東面（畫面右側）是生長著七種訶子林的香茅山。

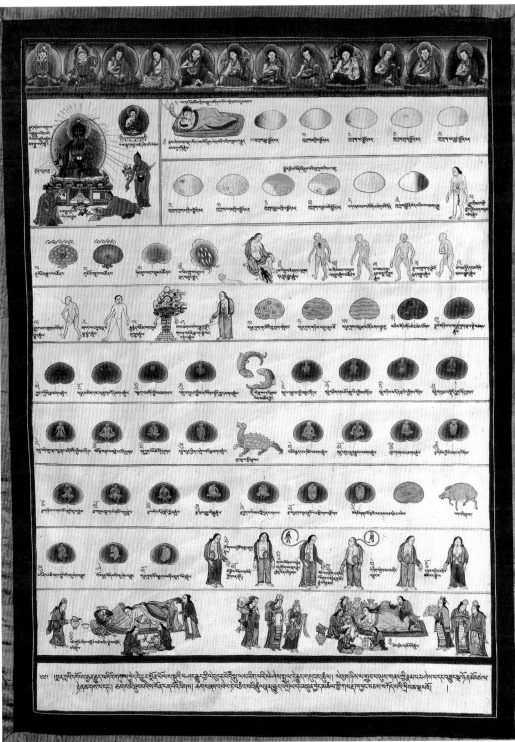

人體胚胎發育 《四部醫典》曼唐第五圖 本圖詳細描繪了胚胎的形成、發育以及生產過程。從男女交合開始，到胚胎形成，經歷魚期、龜期和豬期的發育，再到分娩。最下方繪有接生的情景及產婦的照料。

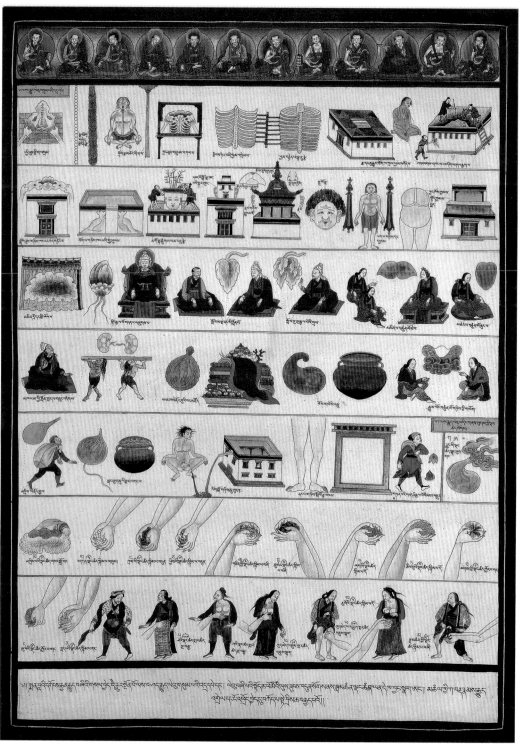

人體器官的形象比喻和物質計量 《四部醫典》曼唐第八圖 本圖形象描繪了人體器官的比喻以及各物質要素的計量。如第四行將腎比喻為力士，精囊比喻為寶庫，胃比喻為飯鍋，大小腸比喻為傭人。最下兩行是以「捧」或「把」為單位，描繪身體各物質的量。

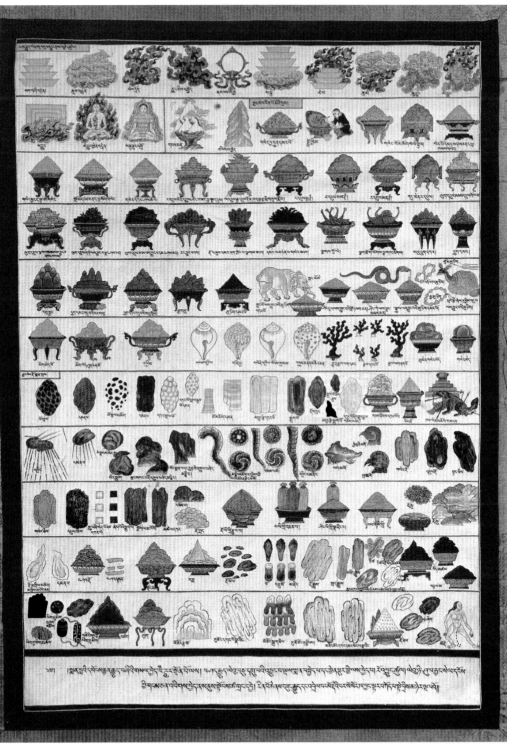

礦物藥物　《四部醫典》曼唐第二十五圖　本圖描繪了各種珍奇的礦物類藥物。其中第一行前五圖描繪了五行與藥物的關係：土為產生藥物的本源，水使藥物淫潤，火使藥物生出溫熱，風使藥物運行，空使藥物具備發育成長的空間。

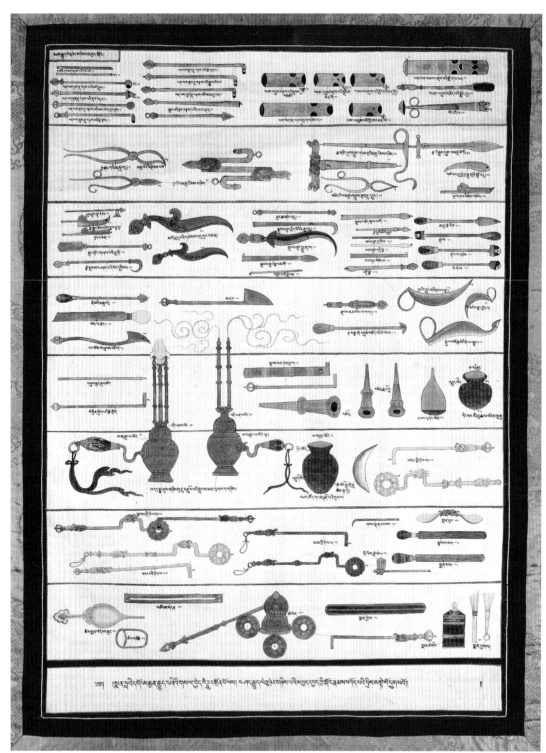

醫療器械 《四部醫典》曼唐第三十六圖　本圖描繪了各種奇特的手術用具。其中第四行最後一組為用於取出死胎手術的子宮刀。

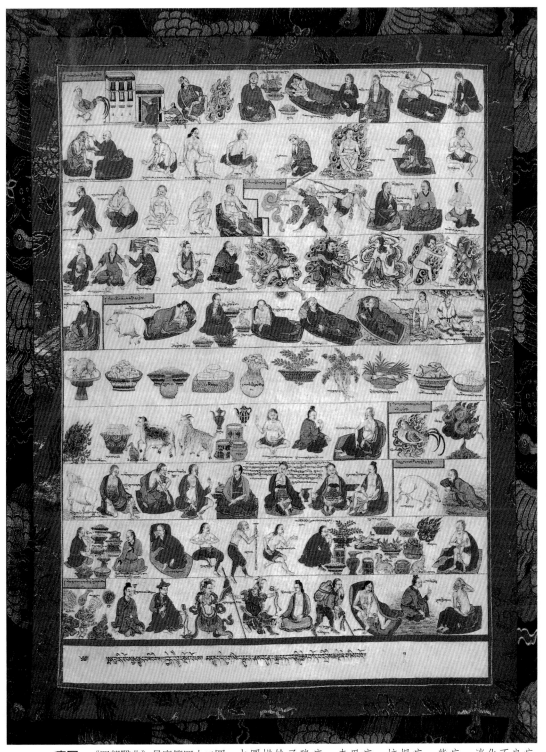

病因　《四部醫典》曼唐第四十二圖　本圖描繪了隆病、赤巴病、培根病、紫症、消化不良症及痞塊病的病因。其中所繪的鳥、蛇和豬分別代表了導致一切疾病的根源——貪欲、嗔怒和愚癡。

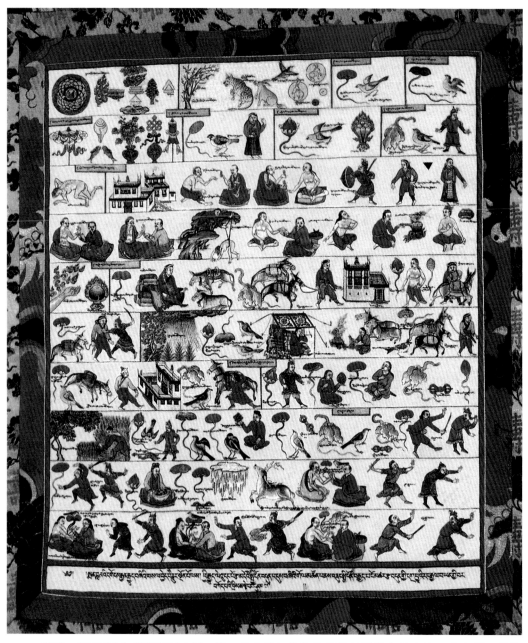

脈診 《四部醫典》曼唐第五十七圖　這一部分詳細描繪了幾種切脈預卜的方法。其中第一行描繪春季屬木，主肝，脈象應該弦、細，似百靈鳴叫，這是吉祥的徵兆。

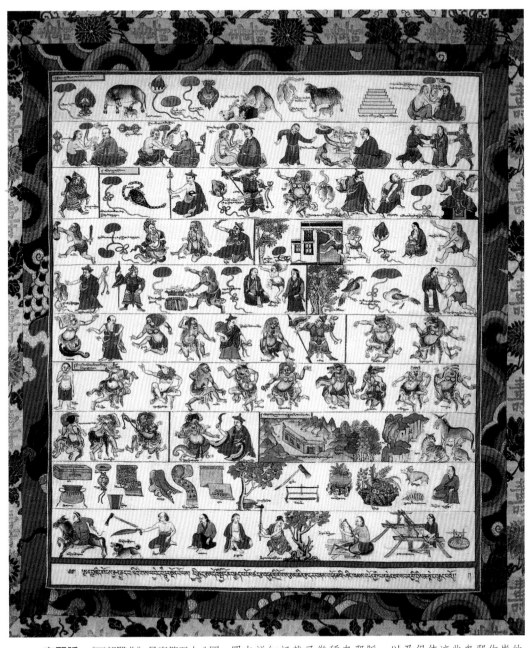

鬼邪脈 《四部醫典》曼唐第五十八圖　圖中詳細記載了幾種鬼邪脈，以及促使這些鬼邪作祟的原因。其中最後一行描繪遇見灰馬騎士、灰狗、木匠、孤兒，曾經砍伐神樹、做木工活、織氍毹，都是促使鬼邪作祟導致小兒疾病的原因。

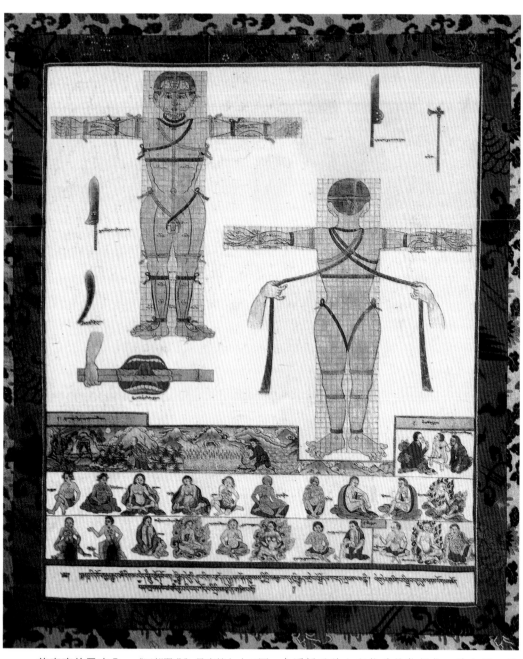

放血穴位及火灸 《四部醫典》曼唐第七十二圖 本圖標示放血穴位及結紮部位、放血刀，以及艾灸的一些內容。下方第一行描繪實施艾灸療法所使用的艾葉要在名山勝地採集，要有醫師的指導，並且選擇在秋季。

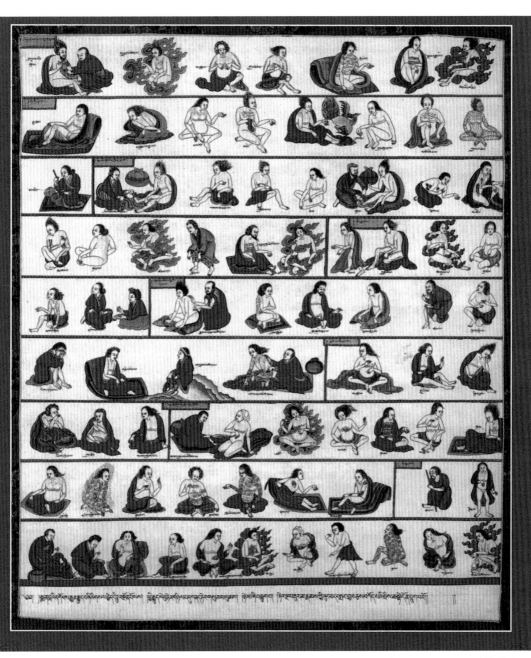

外治方法 《四部醫典》曼唐第七十六圖　圖中描繪了熱敷、溼敷、藥浴、擦油、穿刺等外治方法。其中倒數第三行第四個圖描繪了醫生實施穿刺療法時的情景，非常生動。

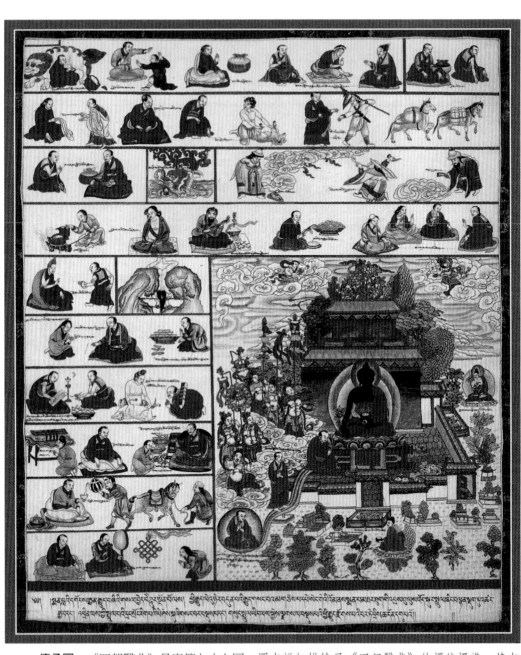

傳承圖 《四部醫典》曼唐第七十九圖 圖中詳細描繪了《四部醫典》的擇徒標準。其中右下方大圖描繪好的醫生死後將化作彩虹，進入藥王城，得道成佛。

一本道地的原生態養生祕籍

　　青藏高原獨特的地域環境和人文背景孕育了博大精深的藏民文化，正如一切來自傳統的文化總會蒙上一層神祕的光環，藏醫藏藥以其2000多年的傳承歷史、生動豐富的故事傳說，以及獨特的醫學理念和施治手段，讓接觸過它的人們驚歎不已。

　　藏醫是西藏獨有的醫學，它與中醫和西醫一起，被譽為世界三大古代醫術。然而至今，人們對於藏醫的了解卻遠不如對中醫和西醫那麼多。

　　藏醫藥學早在西元前1世紀就已開始在青藏高原上萌芽，到了西元8世紀末，偉大的藏醫學家宇妥・元丹貢布在融合印度醫學、中醫、阿拉伯醫學及藏族傳統醫學精華的基礎上，歷時二十多年，終於著成了舉世聞名的藏醫經典《四部醫典》。這部偉大的著作不僅構建了完備的醫學理論體系和診療體系，而且積累了豐富的內科、外科、婦科、兒科疾病的治療經驗與防病養生的知識，為整個藏醫體系的形成奠定了基礎。

　　千百年來，藏族地區的醫學學校裡一直都將《四部醫典》作為他們的必修經典，有「不讀《四部醫典》，不可為人醫」之說。而同時，藏醫這種經典的傳承又是極為嚴格的，哪些人可以傳授、哪些人不可以傳授，《醫典》中都有明確的規定。這一方面導致了這部絕世醫著長期以來不為外人所了解，另一方面，也使得藏醫藥學一直保持了一種純正的原生態「血統」；而這種「血統」正是其他醫學體系所無法比擬的。何以見得？我們不妨做一個比較：眾所周知，西醫擁有高科技的技術作為支撐，但是它的弊端就是把人徹底物化。西醫看病人，仿佛每一個病人都不是「人」，而只是一些細胞、組織、結構，或者是帶菌體，或者是病理、病源、病情的承載體。這樣頭痛醫頭、腳痛醫腳的方式，只能治標，緩解一下症狀而已，對於精神類的疾病則往往一籌莫展。

　　中醫的體系迥然不同於強調化學性的西醫，它的八綱辯證、陰陽表裡，以及中藥的升降沉浮、寒熱收澀等等名相，多與很難定量分析的氣、能量等中醫基本範疇有關。然而非常可惜的是，目前中醫的發展趨勢，往

往都是套用西醫化學性的定量分析方式去給陰陽五行做定性研究。因此，中醫雖較西醫遠爲優越，但似乎仍未能探到疾病的核心。

相比之下，藏醫則更加強調「以人爲本」，認爲真正的病因在於人的內心，唯有根除五毒才能達到完美的健康，否則心結打不開，再好的身體也是徒有其表。《四部醫典》以貪、嗔、癡三毒引發的風、膽、痰來辯證論治：貪心重則脈管緊繃，嗔心重則脈管炸裂，癡心重則脈管鬆緩。現代人一般都比較重利，貪心較重，所以容易頭痛；一般商人又多患心臟病，這主要就是因爲心機太多，心臟束縛太大，最後導致心肌梗塞；嗔心重的人常會發生腦溢血、心血管破裂或者肝臟方面的毛病；愛生悶氣的人則往往腦或心臟容易形成血栓。這些最樸素的觀點在今天看來卻又是如此深刻，這便是原生態藏式醫學的魅力。

不僅如此，藏醫在用藥方面更是獨具一格。他們使用熱酥油止血，用青稞酒清洗外傷消毒，用柏枝艾蒿薰煙預防瘟疫——一種小小的植物根莖，在酷日和嚴寒下，每年的生長週期只有4個月，要生長8年才能使用，這就是藏藥常用的「紅景天」。正是高原藥物的獨特生長價值，以及藏醫藥的純天然性，成就了藏醫藥今天的名聲。《四部醫典》中共收錄這些單科藥材911種，記載治病配方3456種。

《四部醫典》原書分爲四部，第一部《根本醫典》、第二部《論說醫典》收錄在已編輯出版的《四部醫典·養生篇》裡，其中已經對近千種單科藥材的性味和功效做了一些介紹。《四部醫典》的第三部《祕訣醫典》和第四部《後續醫典》重點論述了各種疾病的對治方法和藥物的配方，以及藏醫獨特的手術外治方法等，這些便是本書《四部醫典·實用篇》的核心內容。

本書綜合《四部醫典》第三部及第四部之精華，豐富而且實用。它可以單獨閱讀，也可與《四部醫典·養生篇》合併閱讀。我們非常慶幸能夠找到這樣一本真正原生態的藏式養生祕笈，也希望它所包含的純天然的養生理念能夠爲更多的人帶來吉祥和安康！

詮釋經典的最佳方式

　　這本《四部醫典‧實用篇》是紫圖「圖解經典」系列的第九本，無論對於之前出版的《圖解四部醫典‧養生篇》等幾本圖解書是否了解，但因前幾本圖解書所獲得的成功，以及讀者對這前幾本書的充分認可，才有繼續出版圖解書的計畫。

　　圖解醫典的初衷：

　　傳統經典中蘊涵著無窮的靈感和智慧，它是現代科學再怎樣發展也無法脫離的源泉和根基，因此身為一名現代人，要想真正搞懂身邊所發生的一切，首先還是要適當地了解一下老祖宗為我們留下的豐富遺產。然而在高速運轉的現代生活節奏中，很少有人能夠有時間和精力去這樣做，況且由於時間距離所造成的閱讀障礙，要想真正讀懂這些傳統經典更是一件困難重重的事情。

　　現實的困難永遠是我們不斷創新的動力。在經過長期的思考和實踐以後，我們終於找到了一種詮釋傳統經典的最佳方式──圖解，這是一個既令人興奮又極具挑戰性的工作，它使我們從線性的文字敘述方式，進入到一個三度立體的空間，讓讀者彷彿戴上了一副3D的立體眼鏡，通過一張張生動的圖畫與表格，既準確又輕鬆地掌握我們所要傳達的知識重點。

圖解原則：

● 一個圖像就可以解決的問題，我們不再用百字來說明。

● 一個流程圖就可以說明複雜的過程，我們不再用冗長的文字來闡釋。

● 一個表格就可以表達清楚的概念，我們不再用生澀的術語來敘述。

與圖解經典系列的其他幾本書有所不同的是，《四部醫典》作為藏醫史上最為重要的一部著作，本身已經擁有一套相當全面的配套唐卡。這套醫學唐卡是在17世紀末，由第司‧桑吉嘉措集結全藏著名書畫家所繪製的，共80幅，主要以《四部醫典藍琉璃》的文字內容為基礎，又補充了《月王藥診》中的部分內容。

其中第一幅描繪傳說中的藥王城；第二至四幅用樹喻圖形象地表現《根本醫典》中的人體生理、解剖、病理、診斷和治療方面的內容；第五幅是胚胎發育過程圖；第六至十八幅描繪人體的脈絡、器官、放血部位、要害部位，以及生理特徵的內容；第十九至二十幅描繪各種死亡徵兆；第二十一至二十四幅描繪疾病的病因及患者的飲食起居要點；第二十五至三十五幅描繪了各種藥物；第三十六至三十八幅描繪治療的方法和原則；第三十九幅專門描繪醫生應具的品德；第四十和四十一幅是人體火灸、穿刺、放血的穴位圖；第四十二至四十八幅描繪患病的病因；第四十九至五十二幅更為詳細地繪製了人體內部解剖構造圖；第五十三幅描繪毒物的來歷；第五十四和五十五幅為養生方法圖；第五十六至六十九幅描繪診斷方法的詳細內容；第七十至七十六幅描繪各種治療方法；第七十七至七十九幅描繪藏醫的傳承和《四部醫典》的重要價值。第八十幅記錄了藏醫歷代的代表人物。

這種用圖像輔助教學的形式在古代其他傳統醫學體系中是絕無僅有的，是藏醫藥學的一絕。80幅唐卡作品細膩生動，散發著濃郁的藏民族風味，既是珍貴的文物，又是直觀的教學用具。但是由於種種原因，目前對於多數讀者來說卻存在著如下問題：

- 80幅唐卡難得一見，雖然已經出版了一套漢文版的《四部醫典系列掛圖全集》，但是該書價格不菲，一般讀者購買困難。
- 即便是見到了這80幅唐卡，又如何在欣賞的同時真正看懂它？怎樣將線性陳列的一幅幅圖片串聯起來，在閱讀簡短註釋的過程中領會到一套立體的藏醫理論？

看來，在這兩大現實的難題面前，「圖解」正是最恰當、巧妙的解決方法。本書運用電腦繪圖將唐卡局部逐一分解放大，採用圖解的形式對原

圖進行重構，使文字語言與圖像語言一一對應，可在閱讀中欣賞，在欣賞中獲智。

　　我們有足夠的理由相信，這本凝聚了編輯及繪圖、設計製作人員心血，精心打造出的《圖解四部醫典》，一定會讓讀者獲得輕鬆、愉悅的閱讀體驗。

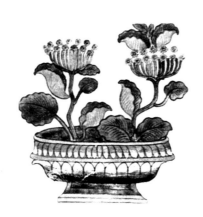

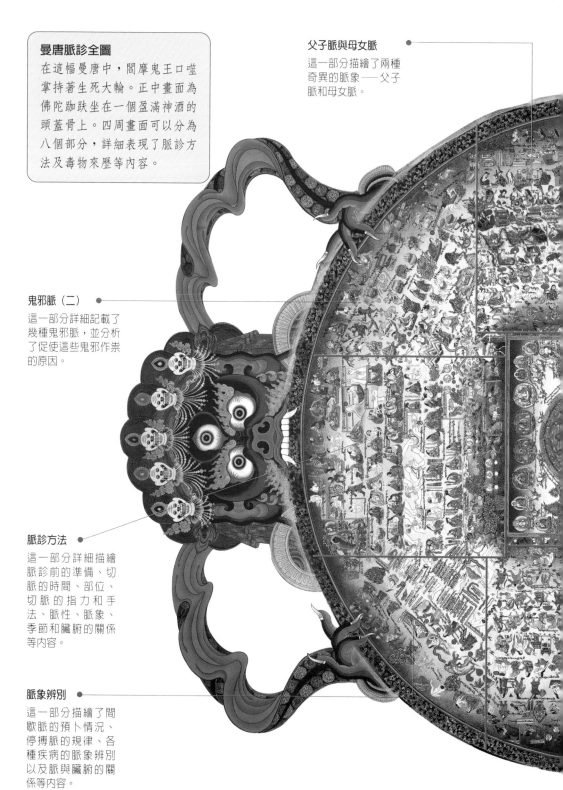

曼唐脈診全圖

在這幅曼唐中，閻摩鬼王口噬掌持著生死大輪。正中畫面為佛陀跏趺坐在一個盈滿神酒的頭蓋骨上。四周畫面可以分為八個部分，詳細表現了脈診方法及毒物來歷等內容。

父子脈與母女脈

這一部分描繪了兩種奇異的脈象——父子脈和母女脈。

鬼邪脈（二）

這一部分詳細記載了幾種鬼邪脈，並分析了促使這些鬼邪作祟的原因。

脈診方法

這一部分詳細描繪脈診前的準備、切脈的時間、部位、切脈的指力和手法、脈性、脈象、季節和臟腑的關係等內容。

脈象辨別

這一部分描繪了間歇脈的預卜情況、停搏脈的規律、各種疾病的脈象辨別以及脈與臟腑的關係等內容。

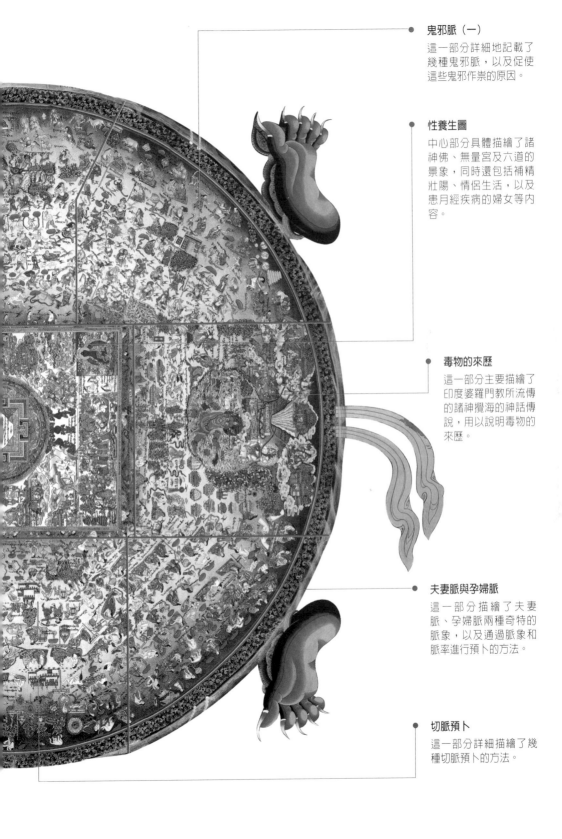

鬼邪脈（一）

這一部分詳細地記載了幾種鬼邪脈，以及促使這些鬼邪作祟的原因。

性養生圖

中心部分具體描繪了諸神佛、無量宮及六道的景象，同時還包括補精壯陽、情侶生活，以及患月經疾病的婦女等內容。

毒物的來歷

這一部分主要描繪了印度婆羅門教所流傳的諸神攪海的神話傳說，用以說明毒物的來歷。

夫妻脈與孕婦脈

這一部分描繪了夫妻脈、孕婦脈兩種奇特的脈象，以及通過脈象和脈率進行預卜的方法。

切脈預卜

這一部分詳細描繪了幾種切脈預卜的方法。

本節主標題
本節所要探討的主題

6

內科疾病

消化不良症

篇名與序號
本書每章節分別採
用不同色塊標識，
以利於讀者尋找識
別。同時用醒目的
序號提示該節在本
章下的排列序號。

內科疾病是癇疾之症，它可以分爲新癇疾與舊癇疾兩種，主要是由於飲食不消化而造成的，這裡就來談一談不消化的癇疾之症。

● 消化不良的病因、病緣與形成過程

導致消化不良的內因是人體內部的培根因素，其性重而涼。外緣方面，寒性隆成分過大的人，體質瘦弱，飲食粗糙，缺乏運動，憂慮勞心，年老力衰，半夜進食不習慣的飲食，或者過量進食乳類和魚肉，前面的飲食尚未消化又接著進食，混同進食，進食酸腐食物、生肉生乳、冷煉食物、燒焦的食物、摻水的飲料、飲食無規律等等，都容易造成消化不良。

其疾病的變化過程是這樣的：當內因與外緣同時具備時，人體內的培根、赤巴、隆將發生失調，使得培根尼牙切不能發揮其磨碎食物的功能，赤巴久切不能進行消化，麥娘姆隆不能在人體內正常運行，最終導致消化力減弱，食物的清濁不能分離，稱爲消化不良症。同時由於食物不消化，又造成胃內的培根激增，胃涎阻塞了隆通行的脈道，導致培根淤積於胃、培根積垢、培根熱能衰弱等疾病。人們在青春年少時體力正旺，胃火強盛，活動較多，對於不適當的飲食也養成了適應的習慣，因而不容易產生消化不良。

● 消化不良症的種類

從飲食的性質來看，飲食有硬、溼、油膩三種，糌粑、蔬菜、瘦肉等爲硬食，酒和水、牛乳、茶水等是溼性飲料，植物油與酥油、脂肪、肉、髓等爲油膩食物。其中溼性與油膩飲食不消化，一般將造成嚴重疾病。從癇疾症的性質來分，有濁癇疾症與清癇疾症兩種。飲食不能完全消化，停留在腸胃之中，致使培根胃涎激增聚聚，日久濁垢淤積，便形成食痞塊，這屬於濁癇疾症。麥娘姆隆不能將精華與糟粕分離，糟粕流向精華的脈道，致使赤巴久切不能製造精血，長久在肝臟中蓄積，日久精華便形成聚聚、滴漏、潰散、蔓延等四種情況。精華滯聚會形成痞塊症；精華滴漏會形成臌脹與水腫疾病；精華潰散則形成毒癩、溼疹、水腫、硬核大瘡、內臟膿瘍、痛風、黃疸等許多疾病；精華蔓延時會產生紫症，擴散後潛伏於脾臟。這些都屬於清癇

治療濁瘤疾症的一種方劑

主藥　光明鹽　｜　藏紅鹽　｜　緙砂　｜　白糖

糌粑不消化	＋	酵母、天然鹼。
食肉不消化	＋	狼胃或水鷗、鷲鳥的喉頭，以肉湯、肩胛骨湯交替沖服
蔬菜不消化	＋	蓽麻、鐵線蓮
飲酒不消化	＋	酵母、煮沸的酒或秸稈湯
飲茶與飲水不消化	＋	鹽或童便
飲乳酪與牛乳不消化	＋	酪漿
進食酥油與脂肪不消化	＋	煅寒水石
進食植物油不消化	＋	豆麵
進食石類藥物不消化	＋	白礬、火硝

用狗毛、狼毛、猞猁毛薰熱後纏在腰間，可以治療消化不良症。

有人認為新、舊消化不良症都適宜散步，這實際上是無知亂說。只有濁瘤疾症在初期散步才有益處，清瘤疾症在陳舊後會轉化成毒症。

名詞解釋

四物
指酥油、牛奶、頭道青稞酒和羊頭湯。陳羊頭湯：將羊頭密封於罐內，保存一年後煮湯。三果：指訶子、毛訶子、余甘子。五根：指黃精、天門冬、藏當歸、刺蒺藜、喜馬拉雅紫茉莉根。

PART 1

元珠熱白益西傳講：
《四部醫典》第三部 祕訣醫典

藥王門傑拉——導師琉璃光王從禪定中興起，又入於諸事如意的醫藥禪定中。入定後不久，從臍部向十方放射出千百道彩色的光芒，消除了十方眾生的貧苦及內外病魔。此後，那光芒又收回到臍內，從功德化身的元珠熱白益西端坐於前方的虛空之中。從佛語化身的松竹意來蓋向導師繞行頂禮後，請問道：「善哉！《論說醫典》已經講授完畢，那麼，《祕訣醫典》應該如何學習？懇求導師醫藥之王賜予教誨。」

從功德化身的元珠熱白益西說道：「善哉！第三部《祕訣醫典》應該這樣學習：眾生之中最高貴的是人身，由於癡愚之故墮入輪迴；由於蒙昧無知，不能正確理解功過的關係；由於貪欲之故，做了許多惡孽；由於嗔怒之故，對他人進行危害；由於嫉妒之故，對顯達產生了嫉妒之心；由於驕傲之故，對一般人產生了歧視。憑藉一些聰明智慧做著一切無意義的事情，輕視正法，得不到永世長存，長期蓄積惡業，所以流轉於輪迴之中，經歷著各種各樣的醜習。因此才從宿業與罪過之中產生了四百零四種疾病，使身心沒有安樂的機會，隨時受到病魔的折磨。」

「在此，首先要從內科疾病、熱病、臟腑疾病、隱處疾病、零星雜症、創傷等治療方法加以敘述；其次按照兒科疾病、婦科疾病、邪魔症、器械致傷、中毒、防止衰老、滋補、四肢等八個方面，從頭頂至足底各種疾病的治療方法、實踐方式等，在《祕訣醫典》裡以憐憫的心情一一向你們講述。希望你們仔細聆聽，牢記心中，並以謙虛、慈悲之心爲眾生醫治疾病。」

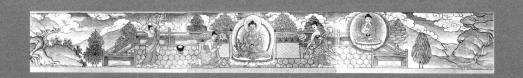

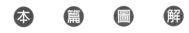

諸病之根
三邪疾病

三邪疾病就是指隆病、赤巴病、培根病，以及它們的綜合症。隆、赤巴、培根相當於漢語中的氣、火、土和水，當三者發生紊亂時，就會引發疾病。隆病、赤巴病、培根病分別類似於中醫中的風類病、膽類病、痰類病。

隆病

隆病是誘發一切疾病的主要病因，它是引領疾病進入體內的先導，遍布周身，既毒害本系又擾亂旁系。

● 隆病的診斷：了解病因及症狀

病因診斷：隆病多是由於過量食用味苦、性輕而粗糙的食物，或少食、空腹勞動、房事勞累、悲傷憂愁、長期缺乏營養等原因造成。

症狀診斷：根據總體症狀和具體症狀綜合考慮。

總體症狀	脈象虛、小便清淡、乏力、頭暈、耳鳴、口乾、遊走性疼痛。		
胸端氣病	深體彎曲、呼吸困難、呻吟、昏厥、目光直視。	佝僂病	頸部後屈、胸部外突、口吐泡沫；頭、面頰及背、兩肋疼痛。
臉部疾病	雙頰鬆弛、張口閉嘴困難。	口吃	口舌遲鈍、進食困難。
半身不遂	嘴歪頭顫、口齒不清、目光僵直、記憶力減退。	囪脈風	氣血進入頂門脈道，嚴重者頭頂、肌肉及皮膚發黑。
半身乾瘦病	全身長毛，與乾瘦病症狀相同。	木僵病	身體不能屈伸，僵如木塊。
肩部痙攣	肩部活動受限、疼痛。	手痙攣	手指活動功能衰退。
腿部僵麻	下股寒冷、無知覺、抬舉困難。	狼頭風	氣血瘀積、膝部腫脹。
腿部痠痛	腿足痠痛。	燒足風	腿足發熱、體溫升高、行走疼痛。

此外，隆病從外至內侵入身體各部位時，也會出現各種明顯的症狀。

當隆病侵入皮膚時，摸起來粗糙，周身疼痛有撕裂感；侵入肌肉時，肌肉粗糙、腫脹，甚至出現痘瘡；侵入脂肪時，身體腫脹，心神不安，出現脂肪疣；侵入脈道時，脈象虛而粗，腫脹隆起；侵入血液時，瞌睡，血色不鮮紅；侵入筋絡時，肢體僵硬，腿痠腳跛；侵入骨時，身體劇痛，消瘦乏力；侵入關節時，空虛腫脹，極易轉化爲佝僂病；侵入骨髓時，常會感覺失眠不安；侵入精液時，身體乾瘦，遺精；侵入心臟時，感覺胸部脹滿，喘氣不舒服；侵入肝臟時，身體一側疼痛，容易飢餓；侵入脾臟時，身體腫脹，腸

鳴，上半身刺痛；侵入腎臟時，出現腰痛，耳聾。

總之，了解以上各種症狀，就可以在診度斷隆病時作爲參考。

● 隆病的治療：飲食、起居、藥物三管齊下

飲食治療：進食性溫潤而有營養的飲食，如蓖麻、大蔥、大蒜、旱地麵粉、骨湯、綿羊肉、馬肉、紅糖、酥油、牛乳、甘蔗酒等。

起居治療：居住在溫暖的地方，睡眠充足，常與朋友聊天，消除憂愁。

藥物治療：治療隆病首選的是湯劑，可用踝骨、胯骨尖、尾椎骨煎湯，或用各種骨頭加佐料蒸湯服用。此外，也可以使用藥酒、散劑或者丸劑。

藥酒：用川芎、峨參、黃精、發酵糌粑糕、淡麥酒製劑。

散劑：以肉豆蔻、阿魏、藏紅花、白秋石、光明鹽、桂皮、小豆蔻、石榴、訶子、大蒜、二倍的白糖爲主，其中肉豆蔻與阿魏任選一味做主藥製劑，以三骨營養湯或四營湯沖服。

丸劑：用藏紅花、蓽茇、訶子、犛牛乳提煉的酥油等配製成酥油滋補劑，治療上半身隆病；以石榴、芫荽、乾薑、小米辣、蓽茇、犛牛乳打的酥油等配製成藥丸，治療各種隆病，並能提升胃溫，醫治消瘦病。

此外，在隆病侵入人體的不同階段，還可以採用內服藥劑和手術外治相配合的方法，針對性地施行治療。當隆病侵入皮膚和肌肉時，可以採用油療法、按摩法、塗治法、罨敷法治療；侵入脂肪時，可以按照醫治大腿僵硬的方法進行治療；侵入脈道時，可以先用油療法與罨熨法施治，然後用布包紮；侵入血液時，可以先採用油療法，然後再進行針刺放血；侵入筋絡時，可用油療法與罨熨法施治後用布包紮；侵入骨骼和骨髓時，可以採用油療法、罨敷法、外敷法、收斂法、瀉下法，並進食四種油類食物；侵入關節時，可採用油療法與罨熨法施治後用布包紮；侵入精液時，可以用雪蛙、蜥蜴配方製劑，有神奇的治療功效；侵入心臟時，藥用阿魏三味湯，並火灸脊椎本位穴；侵入肝臟和脾臟時，均可火灸脊椎本位穴；侵入腎臟時，可以藥用五根蒺藜酒祛風，並火灸脊椎本位穴；侵入肺臟時，可以藥用沙棘四味散和訶子、芒果核、芳香藥油滋補劑，並火灸脊椎本位穴。

1

隆病的病因

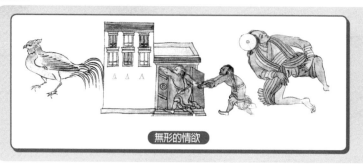

無形的情欲

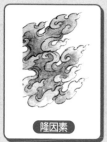

隆因素

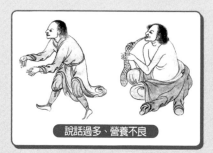

說話過多、營養不良

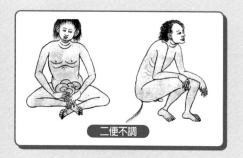

二便不調

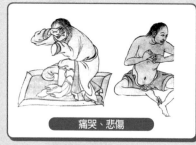

痛哭、悲傷

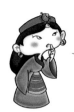

隆在漢語中指「氣」，當人體內的隆因素發生失調時，就會引發隆病，相當於風類病。

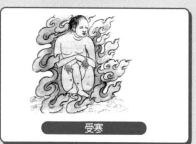

受寒

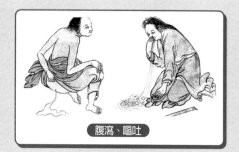

腹瀉、嘔吐

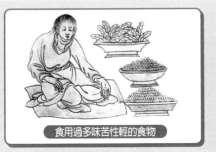

食用過多味苦性輕的食物

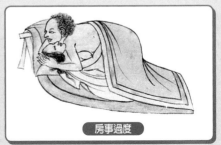

房事過度

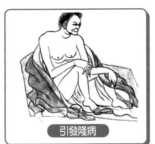

引發隆病

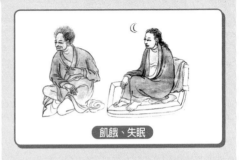

飢餓、失眠

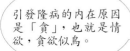

引發隆病的內在原因是「貪」，也就是情欲，貪欲似鳥。

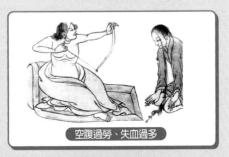

空腹過勞、失血過多

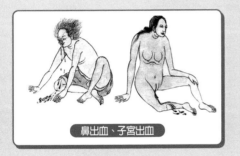

鼻出血、子宮出血

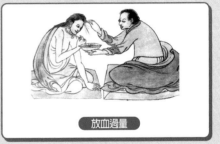

放血過量

31

1

赤巴病

● 赤巴病的分類

赤巴病依照類別來分，有四種類型：①膽汁過量失調；②產生熱能的赤巴竄流他處；③膽汁外溢；④膽汁順脈逃逸。依照患病部位來分，可分爲傳於皮膚，擴展至肌肉，流竄於脈絡，黏著骨骼關節，侵入臟腑，干擾外境五官等幾種。具體又可以區分爲：赤巴久切、赤巴當久、赤巴朱切、赤巴同切、赤巴多塞等五種。總之，所有的赤巴病都可歸納爲寒、熱兩種類型；血膽增盛屬於熱症，飲食不消化、培根與隆奪位則屬於寒症。

● 赤巴病的診斷：了解病因及症狀

病因診斷：由於飲食偏鹹或者偏酸、飲食不潔、消化不良、易怒等，影響膽腑並延及全身，就會引發多種赤巴病。

症狀診斷：根據總體症狀和具體症狀綜合考量。

總體症狀	眼睛、臉色及小便皆發黃；腹大、吐瀉膽汁、皮膚發癢。熱性赤巴病表現爲口渴、脈象緊、小便冒大氣、沉澱物厚、口苦、發熱、睡眠淺、大便色黃。寒性赤巴病的症狀恰恰相反，熱能和消化力均弱、大便白色。
轉入隆的部位	腹脹、腸鳴、大便乾燥、呵欠；進食溫性營養的飲食後感到舒適。
轉入食積培根部位	身體沉重、嗜睡、食懶厭動、飲食起居喜暖怕涼，特別是大便顏色淡白、虛鬆不實。
轉入血的部位	大便色紫，乾燥如肉丸。
肝臟痞塊占據膽位	觸摸時腫大顯著。
胃痞塊占據膽位	貪食飲、膽位腫硬，觸摸時疼痛難忍。
膽囊患痞塊	體力減弱、皮膚呈黃色、發癢、食欲不振。
膽功能失調	身體無力、吐瀉膽汁。
赤巴久切失調	舌苔黃、口渴、消化不良、食欲不振。
赤巴當久失調	黃水充滿胃脘、身體沉重、體力減弱。
赤巴朱切失調	心慌氣喘、口渴、食欲不振、身體顫抖、煩心、肺熱。
赤巴同切失調	頭痛、飲酒後刺痛、眼呈黃色、看近不能看遠。
赤巴多塞失調	肌肉發熱、膚色青黑、皮膚粗糙。
赤巴病侵入皮膚	皮膚奇癢難熬。
赤巴病侵入肌肉	生瘡、生癰並作癢，搔破有黃水和鮮血。

赤巴病侵入脈道	四肢關節與腓腸肌等處發癢,嚴重時渾身發癢,皮膚與眼睛呈黃色,針刺放血時滲出黃色漿液。
赤巴病侵入骨骼	關節疼痛、身體分片作痛、乾瘦、關節腫大。
赤巴病侵入頭部	囟門與頭頂疼痛,日曬、飲酪或逢秋季必定發作。
赤巴病侵入眼睛	眼呈黃色、發熱、多淚。
赤巴病侵入耳部	劇痛、耳內發熱、漏出黃水。
赤巴病侵入鼻腔	鼻涕呈黃色、鼻腔阻塞。
赤巴病侵入舌部	舌色發黃、諸味皆苦。
赤巴病侵入肺臟	鼻涕和痰液皆呈黃色。
赤巴病侵入肝臟	肌肉泛青、肝區疼痛,頭、眼痛,唾液黏稠。
赤巴病侵入脾臟	便血、胸部脹滿、左腳腫脹、關節疼痛。
赤巴病侵入腎臟	足重麻木、腰背疼痛、耳背皮膚呈黃色。
赤巴病侵入胃	吐瀉膽汁。
赤巴病侵入大小腸	瀉下膽汁而上部無恙。
赤巴病侵入膀胱	輸尿管口阻塞或者小便淋漓。
赤巴病侵入子宮	膽汁下瀉或淤積。

● 赤巴病的治療

　　總體來說,赤巴病分爲寒、熱兩種,治療時可以從飲食、起居、藥物、器械四個方面著手。

　　治療熱性赤巴病,可以藥用藏茵陳、波棱瓜、秦艽、哇夏嘎、船形烏頭等蒸湯待涼服用。如果胃火弱而難消化則可以適當加入熱性藥物。如果食欲不振,可以採用瀉下法醫治,用鉤腺大戟、硼砂、波棱瓜等製成散劑,以童便爲引沖服,再用牛尿爲催吐劑,進食大米粥,爲了斷其後遺症,適宜食用清涼的飲食。想要清除餘疾,則應用波棱瓜、杜仲、白糖等製劑,以黃牛乳沖服,然後再以茵陳加波棱瓜、鐵粉、船形烏頭、角茴香、酸藤果、白糖等製成散劑,用雪水分三次沖服。如果此時熱症尚存而赤巴偏盛,應該採用藏茵陳二十五味藥方袪除病根。如果隆偏盛,可用藏茵陳藥酒滋補劑治療。飲食方面,應該進食新鮮的黃牛肉、野鹿肉、鮮酥油、蒲公英、大米、青稞、雪水與牛羊乳酪等性涼而輕的飲食。起居方面,應避免曬太陽、烤火、發怒、過度勞累等,選擇涼爽處居住,勤沐浴,勤洗頭,衣著要保持整潔。

　　治療寒性赤巴病，可以藥用石榴、桂皮、余甘子、山豆根、沙棘、豬糞煆炭、白糖等製劑，開水沖服。如果不能痊癒，再用四味湯（方劑組成爲石榴、桂皮、豆蔲、蓽茇）加入茵陳、白糖，以開水沖服，可起到收斂赤巴和培根的作用。用絲瓜瓤、卵葉橐吾、光明鹽、蓽茇、離婁等研末，以牛乳爲引沖服，可袪除疾病。當常規方法難以醫治時，還可以火灸第八、第九和第十二脊椎、大腸表穴等穴位。飲食方面，應該進食用黃牛、山羊及犏牛乳打的新鮮酥油、新鮮的綿羊肉、魚肉乾以及熱麵和大蒜。起居方面，要遠離潮溼寒冷的地方，最好在乾燥處休息，並避免出汗。

　　此外，針對各種類型的赤巴疾病，都有專門的治療方法。

轉入隆位的赤巴病	1.用石榴、蓽茇、藏茵陳、阿魏、乾薑、藏紅鹽、訶子、紅糖等製劑，開水沖服；2.用新酥油緩瀉；3.火灸第一節與第九節脊椎五至七次。
轉入食積培根部位	1.用石榴、桂皮、豆蔲、蓽茇散施治；2.採用催吐或瀉下法醫治；3.用藏茵陳、波棱瓜、光明鹽加前方製劑令服；4.火灸脊椎第三節與第十三節、隨火窯、胃脘窯等。
轉入血位的赤巴病	參照聚合症紫色培根療法。
肝臟痞塊迫使膽汁外溢	1.用仃黃八味方施治；2.取短翅脈或者胕脈穴針刺放血減輕血壓；3.用瀉下法、火灸法施治。
膽囊痞塊	1.用海貝蝦灰、赤小豆、水菖蒲、刺參、光明鹽等製成丸劑令服；2.取短翅脈、正長脈針刺放血；3.針灸胃脘穴與脊椎第九節、三歧穴。
赤巴痞塊	1.用人中黃和豬糞蝦炭，白糖、石榴、桂皮、蓽茇、生薑五合製劑，開水沖服；2.內服藏茵陳八味方；3.針刺放血；4.針灸脊椎第八節、第九節、第十二節及胃窯。
赤巴病肌肉黃病	1.用藏茵陳、止瀉果、波棱瓜、藏黃連、哇夏嘎、船形烏頭、穆坪馬兜鈴等煎湯令服；2.取細頂脈與六頭脈、純道穴針刺放血；3.用藏茵陳下瀉；4.進食冷肉，內服紅花七味散與攪乳酪。
赤巴病疸病	1.用藏茵陳與三果湯（方劑組成爲余甘子、訶子、毛訶子）消除熱症；2.在肝膽交點脈道與細頂脈、正長脈等穴位針刺放血。
赤巴久切發病	藥用光明鹽湯與絲瓜籽催吐施治。
赤巴當久發病	1.瀉下後內服果瑪卡散加藏茵陳；2.在膽脈處多次針刺放血。
赤巴朱切發病	1.用沉香、肉果草、藏紅花、藏茵陳、訶子、木棉花蕾等製劑；2.在細頂脈交於膽脈處針刺放血，並用水拍心窯施治。

赤巴同切發病	1.藥用藏茵陳蒿；2.在全銀脈針刺放血，以水拍法施治。
赤巴多塞發病	1.用檀香、藏紅花塗抹身體，波棱瓜、檀香、蜀葵子、三果、白糖等製劑潑水；2.以微小血管針刺放血施治。
赤巴病侵入皮膚 赤巴病侵入肌肉	1.用白芷、溪岸銀蓮花、乳酪等製劑或用刺柏、杜松、豆葉、鹽等製劑外敷後曝曬，用指甲搔之可除黃水；2.用離婁、白芷、訶子等製劑，加芸香、草決明、冬葵子令服可瀉疫；3.在肝、脾、黃水、膽等脈針刺放血。。。
赤巴病侵入脈道	1.藥用藏茵陳、止瀉木、馬兜鈴、婆婆納、秦艽、波棱瓜、水柏枝等煎湯令服；2.多次針刺放血後以冰片二十五味方劑施治。
赤巴病侵入骨骼	1.內服藏茵陳下瀉湯與冰片二十五味方；2.進食性質清涼的食物；3.以藥水浸浴。
赤巴病侵入頭部	1.催吐、瀉下、針刺放血；2.內服玉蕊散、藥油丸；3.火灸施治。
赤巴病侵入眼睛	1.在額上筋脈針刺放血；2.外敷黃柏膏。
赤巴病侵入耳部	用廣木香、豌豆花、波棱瓜、訶子、毛訶子等煎湯滴耳。
赤巴病侵入鼻腔	1.清瀉；2.用紅花汁滴耳。
赤巴病侵入舌部	1.在腿曲脈道針刺放血；2.進食甜味飲食。

　　如果赤巴病侵入了五臟，可以用藏茵陳、藏黃連、龍骨、波棱瓜、止瀉木、葡萄、秦艽、船形烏頭作爲主藥；侵入心臟時加入肉果草、廣木香、沉香；侵入肺臟時加入甘草、竹黃、茵陳蒿；侵入肝臟時加入五靈脂、藏紅花、哇夏嘎；侵入脾臟時加入廣木香、石榴、蓽茇；侵入腎臟時加入刺柏、肉豆蔻、茜草、檳榔葉、紅麴、白糖，製劑內服；也可以針刺各自的脈位放血，等到熱象減退以後，再在腰椎實施火灸。如果赤巴病侵入了六腑，則需使用瀉下法進行治療。

1

赤巴病的病因

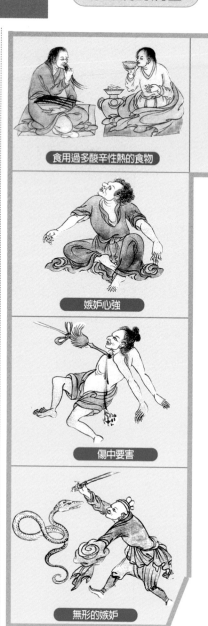

食用過多酸辛性熱的食物

消化不良

飲食積滯

嫉妒心強

傷中要害

無形的嫉妒

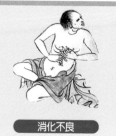

赤巴在漢語中指「火」，當人體內的赤巴因素發生失調時，就會引發赤巴病，相當於膽類病。

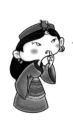

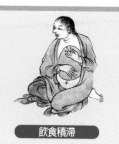

引發赤巴病的內在原因是「嗔」，也就是嫉妒，嫉妒似蛇。

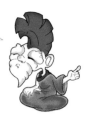

特別提示 赤巴病侵入人體時，眼淚會呈現黃色，因此診斷時應先觀察病人的眼淚。

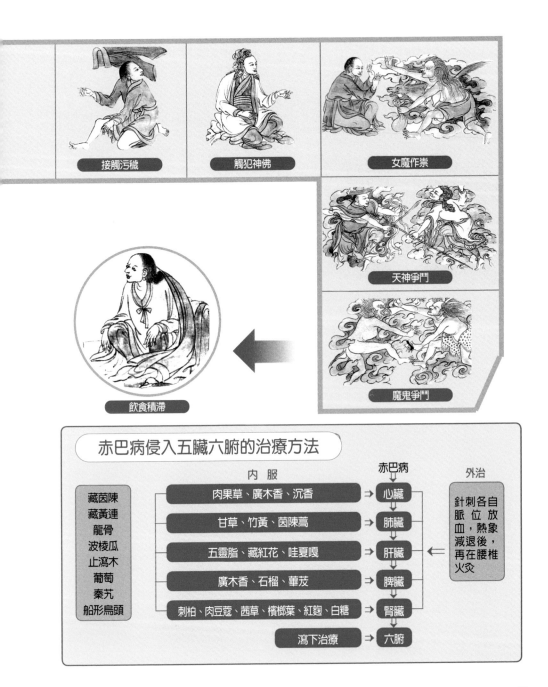

接觸污穢

觸犯神佛

女魔作祟

天神爭鬥

魔鬼爭鬥

飲食積滯

赤巴病侵入五臟六腑的治療方法

	內服	赤巴病	外治

藏茵陳
藏黃連
龍骨
波棱瓜
止瀉木
葡萄
秦艽
船形烏頭

肉果草、廣木香、沉香 ⇒ 心臟

甘草、竹黃、茵陳蒿 ⇒ 肺臟

五靈脂、藏紅花、哇夏嘎 ⇒ 肝臟

廣木香、石榴、蓽茇 ⇒ 脾臟

刺柏、肉豆蔻、茜草、檳榔葉、紅麴、白糖 ⇒ 腎臟

瀉下治療 ⇒ 六腑

針刺各自脈位放血，熱象減退後，再在腰椎火灸

● 培根病的診斷：了解病因及症狀

　　病因診斷：進食過量味苦或甜、質重性涼、多油膩的飲食，飽食後活動少，居住潮溼，衣著單薄，進食了生的、霉爛的或凍結的食物，飲食未消化而又進食形成食積，以上種種都是導致培根病的原因。

　　症狀診斷：根據總體症狀和具體症狀綜合考量。

總體症狀	脈象沉而弱、尿色發白及有臭味；舌苔和牙齦灰白、眼瞼浮腫、鼻涕與唾液多、頭暈、全身沉重、消化不良、腰腎不適、身體腫脹、頸生瘰癧、上吐下瀉、針刺放血時血色淡紅而發黏、健忘、嗜睡、渾身疲懶、肢節拘謹、行動遲緩；多在陰雨天早晚及進食後發病。
培根淤積胃腑	胃有淤積感、胸口疼痛、按之無結塊、食欲不振、飲食難以消化、進食時疼痛發作、飢餓時卻感舒適。
培根痰垢	飲食不消化；胃液增多積於胃的敏褶處，致使胃火衰弱、胃部脹滿、打嗝、腫硬疼痛、胃口不開、身體乾瘦、懶動、所進飲食全都吐盡。
培根胃溫衰弱	體溫下降、飲食不消化、打嗝、腸鳴、食物未完全消化而被泄瀉、體力衰弱、身體乾瘦；最後腫脹形成痞塊。
培根阻塞咽喉	咽喉壅塞、吞咽食物困難、呼吸不暢、身體乾瘦、體力喪失；由於不能進食，胃腑萎謝，最後咽喉閉塞而死。
寒性痛風	肝胃疼痛、食欲不振、上吐下瀉、腓腸肌與眼骨疼痛、熱汗不止；最後侵入四肢，形成痛風症。
培根消瘦病	進食無飽足、體力漸弱、身體漸瘦、腹部特大、小腿打顫、發癢。
培根登切症	胃口不開、胸部脹滿、胸背劇痛、胸部發熱、吐酸水、食欲不振。
培根尼牙切症	飲食不易消化、營養難以攝取、打嗝、胃部腫硬。
培根牛翁切症	食而無味、舌寒、唇痛、聲嘶、不能攝食。
培根次姆切症	頭暈目眩、耳音阻塞、常打噴嚏、鼻涕多、感冒、囟門有沉重感。
培根居爾切症	關節腫大、屈伸困難、四肢關節疼痛、骨節鬆弛。
培根侵入皮膚	體溫下降、生出白色斑瘡。
培根侵入肌肉	體溫下降、腹中似空、小便有沉澱物、身體沉重、嗜睡、膝部發痠、淋巴腺腫。
培根侵入脈道	脈道冰涼、全身僵硬沉重。
培根侵入骨	骨骼寒冷、疼痛、關節鬆弛、伸屈僵硬、行動不便。
培根侵入心臟	神志不清、食欲不振、身體沉重。
培根侵入肺臟	胸部脹滿、頭暈、不願進食、黏痰呈藍色、咳嗽多。
培根侵入肝臟	進食後肝區疼痛、腹部寄生蟲上行、口流清水。
培根侵入脾臟	嗜睡、氣粗哮喘、腹脹、懶惰、進食之物以原色瀉出。

培根侵入腎臟	腰腎疼痛、小便頻繁、聽力衰退。
培根侵入胃	胃感沉重、胸部發熱出汗、飲食不消化。
培根侵入大小腸	腸鳴，進食之際感覺疼痛；侵入小腸時，下痢、身體沉重。
培根侵入膽	眼睛呈現黃色、飲食不易消化、身體沉重、懶惰、嗜睡。
培根侵入膀胱	轉變爲培根性的小便頻繁症。
培根侵入子宮	下身呈現寒象、月經似尿、淋漓而量多。

● 培根病的治療：飲食、起居、藥物、外治四管齊下

治療培根病有總體療法和具體療法。總體來說，培根病屬於寒性病，因而治療應以暖性爲主。在飲食方面，應經常進食穀類、熱麵食、醇酒、開水、薑湯、綿羊肉、魚肉等性溫而輕及粗製的飲食。避免吃得過飽，宜少食多餐，最好選擇容易消化的食物。起居方面，要注意保暖，多在乾燥的地方活動，不要臥床過多。藥物治療方面，可以服用光明鹽三味方或四味湯。

具體療法：

培根淤積胃腑	藥用三辛、光明鹽、藏紅鹽等煎湯令服。鹽、土塊烤熱罨熨；如果不能治癒，應該以燒鹽製劑醫治，服藥後催吐和火灸胃脘竅三壯；如果形成胃部培根痞塊病，用寒水石炭火煅燒酪汁淬灰、鷲糞、訶子、華芰等製劑，白糖爲引，開水沖服，則可醫治。
培根痰垢	用寒水石散劑或者用銳利的散劑除病，催吐下瀉後，再服石榴劑；不癒可用火灸胃脘前後。
培根胃溫衰弱	用石榴、桂皮、縮砂、華芰、乾薑、肉果、丁香、草果、蔓荊子、溪岸銀蓮花、毛茛、大托葉雲實、光明鹽、藏紅鹽、蔗糖等製劑，開水沖服，能開胃火。
培根阻塞咽喉	用石榴、桂皮、縮砂、華芰、乾薑、肉果與阿魏、蔓荊子、光明鹽等各種鹽類，加上溪岸銀蓮花、毛茛、煆寒水石、生蜂蜜等製成銳利的散劑，早晚開水沖服；還可內服魚肉、魚頭，服藥後催瀉與催吐結合施治；火灸胃脘竅、第四脊椎。
寒性痛風	燒熱石頭或鴿子糞漫敷；藥用阿魏、硇砂、鐵線蓮、頹木通等煎湯令服。
培根消瘦病	用乾薑、藏紅鹽、訶子、余甘子、白糖等製劑令服；用刺參催吐，火灸胃脘穴；服藥期間，以進食性輕溫而量少的飲食爲宜。
培根登切症	用刺參催吐；石榴、桂皮、縮砂、華芰、生薑等製劑，或用寒水石六味方；火灸脊椎第八節。
培根尼牙切症	用石榴、光明鹽散，火灸脊椎第九節、第十三節與胃脘穴。

1

培根病的病因

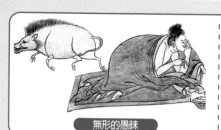

無形的愚昧

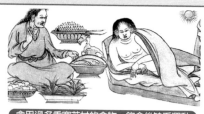

食用過多重寒苦甘的食物，飽食後缺乏運動

引發培根病的內在原因是「癡」，也就是愚昧，愚昧似豬。

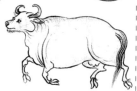

黃牛奶

山羊奶

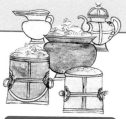

食用過多的冷水、冷奶、優酪乳、清奶、茶水等

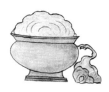

陳舊的食物

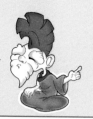

培根在漢語中指「土」和「水」，當人體內的培根因素發生失調時，就會引發培根病，相當於痰類病。

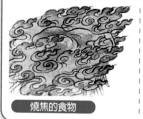

燒焦的食物

未烤熟的食物

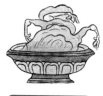

未煮熟的食物

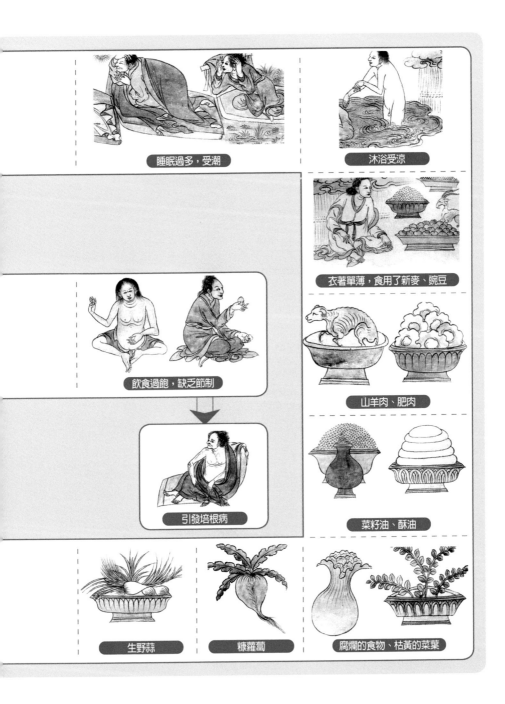

睡眠過多，受潮

沐浴受涼

衣著單薄，食用了新麥、豌豆

飲食過飽，缺乏節制

引發培根病

山羊肉、肥肉

菜籽油、酥油

生野蒜

糠蘿蔔

腐爛的食物、枯黃的菜葉

培根牛翁切症	三果湯令服，或用沙棘、鮮薑、甘草、三果、蜂蜜等製劑令服；火灸脊椎第一節。
培根次姆切症	首先催吐，然後藥用鼻藥四味方令服；火灸血門穴交點三次。
培根居爾切症	令服訶子散；用草決明、桶酥製劑外敷後按摩；黃水腫脹處運用吸角吸後用溫針外治。
培根侵入皮膚	用乾薑、蓽茇、胡椒、桶酥等製劑外敷，勤曬太陽並按摩。
培根侵入肌肉	給服絹毛苣湯加鹽，並用石榴八味方空腹內服、勤活動。
培根侵入脈道	服用各種鹽類湯、火撚薰燒施治。
培根侵入骨	用甘蔗酒、胡椒、乾薑、蓽茇等煎湯令服；鴿糞加熱罨敷；進食驢肉補陽，外敷桶酥按摩；火灸受寒的關節。
培根侵入心臟	首先催吐，然後以石榴、桂皮、小豆蔻、蓽茇等爲主藥，入心臟者再加肉豆蔻、阿魏、藏紅鹽，入肺者再加沙棘、廣木香、石灰革，以蜂蜜白糖爲引，開水沖服。
培根侵入肝臟	用三辛、石榴、桂皮、藏紅鹽、藏紅花、白糖等製劑令服；火灸脊椎第九節。
培根侵入脾臟	用石榴、光明鹽、三辛、灰鹽、藏紅鹽、毛茛、白糖等製劑令服；火灸脊椎第十一節。
培根侵入腎臟	用鹽、歐毛、沙土加熱罨熨；用三辛、小豆蔻、白硇砂、黃葵子、螃蟹、海金沙、三果等製劑，以紅糖酒沖服；進食狼肉、水獺肉、驢肉；艾灸脊椎第十四節。
培根侵入胃	用石榴、桂皮、縮砂、蓽茇、乾薑，或者藏紅鹽、五味子、阿魏等製劑；火灸身前身後患病的穴位。
培根侵入大小腸	用桂皮、石榴、蓽茇、小豆蔻、乾薑、蔓荆子、阿魏、藏紅鹽、蔗糖等製劑令服；火灸身前身後的患病穴位。
培根侵入膽	用石榴、桂皮、縮砂、蓽茇、光明鹽、波棱瓜、乾薑等製劑；火灸脊椎第九、十節，並用瀉下法祛除疾病。
培根侵入膀胱	用光明鹽、三辛、小豆蔻、黃葵子、白酒等製劑令服。
培根侵入子宮	服用三辛丸、火灸、熱敷、進食白酒和驢肉施治。

　　總之，培根質重而性鈍涼，一切內科病症都是由培根所致。培根病一般只在本位發病，很少侵入旁系，胃腑生病是主位，所以治療培根病時應重視胃腑。

培根病侵入頭部及五官的症狀及療法

侵入頭部時，頭部感覺沉重、嗜睡、食欲不振。可以採取催吐施治並服用石榴八味方。

侵入眼部時，眼部腫脹，眼淚滴漏。治療時可以用黃銅煙粉製劑外敷，進食魚肉。

侵入鼻腔時，鼻腔阻塞，鼻、唇有沉重感。可以用清鼻劑、煙粉薰治。

侵入耳部時，耳鳴、沉重、聽力減退。可以在耳內滴入阿魏光明鹽製劑。

侵入舌部時，舌感僵硬，味覺失靈。可以口含辛味藥流涎治療。

名詞解釋

黃色培根病：
表現為膽汁外溢、脈象遲緩、尿色發黃、胃部脹滿、食欲不振；飲酒和溫暖時囟門與眼骨疼痛、胸腔發熱、反酸、吐膽汁；久居溼地或進食酸腐飲食會引起腹瀉，進食炒熱的小麥、山羊肉、陳酥油、甜酒等危害大，最後將轉化為聚合症紫色培根病或赤巴疾病。治療時可用等分四味湯和石榴八味方製劑；絲瓜籽催吐、藏木香散（由訶子、木藤蓼、懸鉤子、乾薑、豬牙皂、大蔥、藏木香組成）溫瀉、在金槍脈針刺放血、以寒水石六味湯輔治；進食新鮮肉、鮮酥油、黃牛乳、犏牛乳。

聚合症紫色培根病

　　紫症也被稱作「木布病」，它在現代醫學中就相當於消化道潰瘍病和肝病。

● 紫症的分類

　　紫症是指培根、血液、赤巴、隆等四種疾病聚合發作所形成的病症，症狀難以診察，也難以醫治。概括起來有四種情況，包括蔓延型、擴散型、遷延型和淤積型。蔓延又可分為向外蔓延和向內蔓延；擴散又可分為穿孔與未穿孔；遷延有潛伏與不潛伏；淤積也有新與舊的差別。

　　從患病部位來看，紫症又可以區分為本系部位和旁系部位兩種。本系部位包括胃、肝、大腸、小腸四處。紫症擴散到旁系有內外兩種，向外傳入肌肉、擴散至皮膚；散於脈道似毒症；著於關節似痛風。向內傳入命脈、肝髒、血液。向上侵入頭部則頭痛；侵入肺則成肺病；淤積在心臟則釀成心風病；侵入脾臟為脾病；侵入腎臟為腎病。

● 紫症的診斷：了解病因及症狀

　　病因診斷：培根、血液、赤巴、隆等四種疾病聚合發作時，病因有寒、熱兩種。熱因是經蔓延的亂血侵入肝臟，或者因過量進食辛酸飲食而致使肝臟腫大，血液激增。這些血液不能轉化成精微，便從肝臟侵入胃腑，與培根混合，共同腐化。順路又侵入小腸，與赤巴混合，呈現出煙汁色；又流入大腸與隆相混合；這種熱因造成的紫症稱為紫色下墜症。寒因是由於消化不良或者食入不合胃腑的飲食，使胃黏液激增並淤積，麥娘姆隆與赤巴久切的功能衰退，精華與糟粕不能分離；侵入肝臟部位又不能轉化成精氣，反而惡血充斥，肝臟增大；又侵入胃腑後不能消化，致使培根寒性激增，紫症就像狐狸般潛伏下來，稱為紫色淤積症。

　　症狀診斷：觀察總體症狀與具體症狀。

　　觀察總體症狀可以從診脈、驗尿、觀察現象及利害等方面入手。診脈時，熱因發病一般脈象洪大，甘脈濡；寒因發病則一般脈象細而弱。驗尿時尿色紅紫、油膩、濃稠、有沉澱物。患者胃、肝疼痛，背脊也痛，身體沉重，小腿無力，食慾不振，口內有腥臭味，燒心，欲吐不能，有時候胸熱、頭痛、眼眶疼痛，汗涼後腹絞痛，大便色紫、乾燥如肉丸子。飽時痛，餓時也痛，暖時痛，冷時也痛，無緣無故發生疼痛。

具體症狀需區分紫症種類、患病部位、患病時間來觀察。

在四類紫症中，蔓延型紫症的症狀如下表：

總體症狀	頭與眼骨皆痛、身體沉重、肉緊懈怠、體力衰弱；胸膈與背部、兩肋刺痛，按壓脊椎後感覺舒適；痰中帶血；腰腎與腿縫、關節、腓肌皆疼痛；痛處轉移無定處，痛時常有嘔吐。
蔓延至頭	頭頂沉重、眼骨疼痛、鼻血不止。
蔓延至心	癲狂、心悸、抑鬱、失眠、飲酒後疼痛難忍、上半身僵直；行止溫暖、進食營養、火灸等醫治皆無效。
蔓延至肺	背部沉重發熱、脊椎疼痛、咯血；針刺放血與藥物治療無效，溫暖及營養施治反而加重疾病。
蔓延至脾	身體左側刺痛、溫暖時劇痛、平時易怒、面呈紫色。
蔓延至腎	腰部痠痛、腿足沉重、大腿縫與腎脈抽搐、尿色發紅。
蔓延至精府	男、女生殖器中常流膿血不止。
蔓延至皮肉	周身發熱、疼痛。
蔓延至脈道	脈道膨脹、膚色黑而腫脹麻木。
蔓延至關節	關節腫大、屈伸困難；營養治療反而有害，疼痛如痛風。

擴散型紫症有穿孔與未穿孔兩種。未穿孔的紫症一般出現在疾病的初期熱期，症狀是血熱擴展，如果繼續發展為血液腐敗，便容易形成穿孔。它擴散到未消化的部位時，可見到嘔吐物像煙葉；擴散至消化的部位時，則出現大便瀉紫血。中期紫症已形成穿孔，穿孔有向上引和向下引兩種去路，又有脈管堵塞、脈管未堵塞、疾病性質變化等三種情況。脈管堵塞則精血無損，這時只有病血和病毒，感覺不到疼痛，身體輕爽，食欲正常。脈管未堵塞，在多次吐瀉之後，黑血將似煙汁不盡，身體無寧日，食欲不振，一般難以醫治。疾病性質變化時，通常精血已經耗盡，尿液呈紅色，泡沫大，脈象虛，心肺不適，氣壅塞，身體顫抖，舌、唇、指甲等皆失去光澤，面容發黃，頸脈抖動，手背與腳背顫抖，大渴而貪涼飲，這種症狀一般是死兆。

遷延型紫症中，不潛伏的症狀和總症狀相同。由於寒蔽之故，腑熱潛伏的症狀是脈象細而沉，尿呈綠色，身體沉重，食欲不振，胸膈與背部疼痛，打嗝，口臭，嘔吐後感覺舒適。淤積型紫症即痞塊症，一般患病部位在肝、脾、胃、大腸、小腸等處。症狀是淤積堅實，刺痛，痛時按之有跳動感，患病部位發熱，體力衰竭，食欲不振，脈象細速，尿呈紅色。初期淤積成痞塊，症狀繁雜猶如肝病，久之潰爛反而易治。紫色淤積滴漏者，臉面與腳背浮腫，腹部膨大，腹脹明顯。

1

紫症的形成和分類

紫症是由培根、血液、赤巴、隆四種疾病聚合發作而形成的，因此難以診察，也難以醫治。

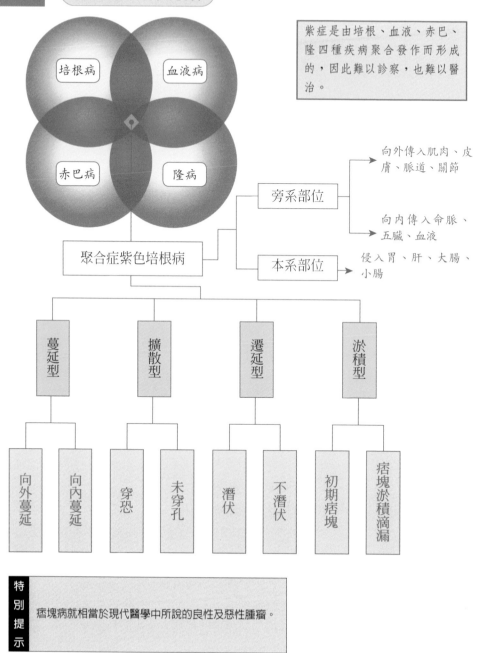

培根病

血液病

赤巴病

隆病

聚合症紫色培根病

旁系部位 → 向外傳入肌肉、皮膚、脈道、關節

→ 向內傳入命脈、五臟、血液

本系部位 → 侵入胃、肝、大腸、小腸

蔓延型

向外蔓延　向內蔓延

擴散型

穿恐　未穿孔

遷延型

潛伏　不潛伏

淤積型

初期痞塊　痞塊淤積滴漏

特別提示 痞塊病就相當於現代醫學中所說的良性及惡性腫瘤。

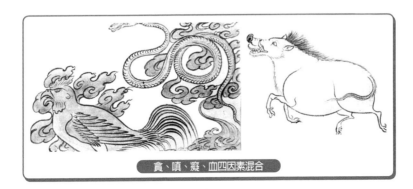

貪、嗔、癡、血四因素混合

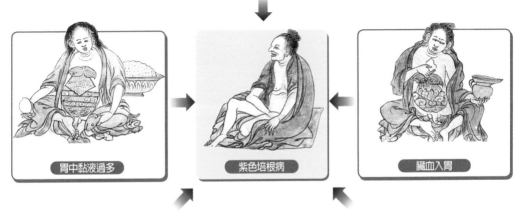

胃中黏液過多　　　　紫色培根病　　　　臟血入胃

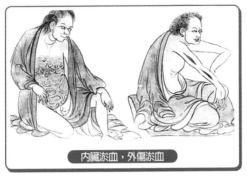

內臟淤血，外傷淤血

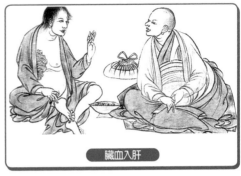

臟血入肝

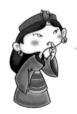

紫症在現代醫學
中相當於消化道
潰瘍病和肝病。

1

● 紫症的治療

療法有總體療法和具體療法。總體療法可從飲食、起居、藥物、器械四方面著手。

在飲食、起居方面，魚肉、豬肉、獸類動物的肉、犏牛乳製成的乳酪與酪漿、岩羊肉、黃羊肉、黃牛肉、豌豆、茶、涼開水等，是治療熱性紫症擴散的飲食；忌進食溫性有營養的食物；不能過勞。魚肉、野犛牛肉、鮮綿羊肉、旱地穀物煮的熱粥等，是治療寒性紫症的飲食；忌進食性涼而重的飲食；避免白天睡眠及受寒；適當地在乾燥溫暖之處活動，以不出汗爲宜。

治療紫症的藥物有膏劑、石類藥物和草藥三種。膏劑中，訶子、岩精製劑能調理身體；竹黃、藏紅花製劑能醫治肺、肝；石榴、藏木瓜、沙棘、芫荽、藏木香、毛瓣綠絨蒿、蓽茇等七味藥製劑是醫治熱性培根病的良藥；藏茵陳、婆婆納是治療膽病與血病的良藥。治療熱性疾病可加入牛黃與檀香；治療寒性病可加入黃花杜鵑和鮮薑，用白糖與蜂蜜爲引沖服。石類藥中，以爐甘石、訶子、岩精爲君藥，婆婆納、矮紫菫爲妃藥，寒水石爲太子藥，藏木香、芫荽、沙棘爲臣藥，這些是醫治所有紫症的主藥。在前方的基礎上分別添入特定藥物，並以白糖、蔗糖或蜂蜜爲藥引，可治療各種紫症，效果奇佳。草藥劑中，以唐古特青蘭、蒲公英、沙棘、薑黃爲主藥，再加輔助的藥物黃花杜鵑、桂皮、小豆蔻、黃精等研製成散劑，以白糖爲藥引，熱症用涼水沖服，寒症用開水沖服，能醫治一切紫症，特別能醫治寒熱交織症。

紫症的具體療法，依其種類、患病部位以及患病時間有所不同。

治療輕度的蔓延型紫症，可藥用藏紅花、竹黃、藏茵陳、余甘子、白糖等製劑，並在患病的脈穴針刺放血。紫症嚴重蔓延時，可用豬血、藏木香、芫荽、沙棘、白糖等製劑收斂疾病。紫症蔓延至頭部時，可在上述方劑中加入熊膽、藏茵陳、麻黃；蔓延至心臟時，加入白芸香、肉豆蔻、沉香等，並在金槍脈、囟門、細頂脈等處針刺放血；蔓延至肺時，加入竹黃、甘草等；蔓延至肝時，加入岩桂、藏紅花、哇夏嘎等製劑，用紫草泡水沖服；蔓延至脾時，加入丁香、波棱瓜、蓽茇等；蔓延至腎時，加入蔗香、小豆蔻、黃葵子等；蔓延至精府時，加入三紅藥（茜草、紫草、紫草茸），在小腿與踝脈針刺放血。此外，凡紫症蔓延至五臟，都可取各自的穴位針刺放血；紫症蔓延至腹內脈道時，可以採用脈瀉、腹瀉法施治；紫症蔓延至肌肉、皮膚、脈

道、骨骼外部時，應該首先醫治內部疾病，然後再使用藥水浸浴法施治。

對於擴散型紫症，穿孔又分上、下兩種。上穿時如果患者體質尚佳，能進飲食，無需斷除後遺症，應該以塗藥按摩，骨湯、糖水等養精氣，然後再催吐病血。如果血管尚未堵塞，精氣不足，需要斷除後遺症，可在米泔水中加余甘子、有爪石斛、蜂蜜等蒸湯令服。下穿時如果患者體質尚佳，則醫治方法同前。下瀉後體質衰弱，需要止瀉者，可用車前子、翠雀、紫草等煎湯加五味子、熊膽、唐古特青蘭、黑礬等煎湯，待涼加蜂蜜令服。

治療痞塊症，可用煆鹽制燒鹽罨燙，或者用寒水石加鹽施治，或者大硝9克用銀朱煆制後加綿羊腦煮熟令服。飲食方面，可進食魚肉、豬肉、蛇肉以破淤積。痞塊被破，性質稍變，此時症狀是食欲不振，脈與尿道皆呈現熱象，可藥用離婁、光明鹽、沙棘、蛇肉、紅糖等製成丸劑以下瀉殘餘痞塊。

關於不同患病部位和患病時間紫症的症狀及療法，我們將用圖表為作清晰的展示。

總之，紫症特別頑固難於醫治時，應該以藥物、針刺放血互相結合施治。紫症是綜合症，治療起來有一定的困難，因此要特別注意保護患者體質，切忌以藥物及手術猛烈施治。為了斷除後遺症，使疾病不再復發，可以用散劑下瀉，袪除餘疾，火灸命脈、胃脘竅、大腸竅、肝竅等穴，並注意飲食起居方面的配合。

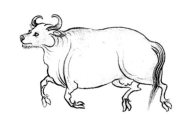

擴散型紫症的症狀

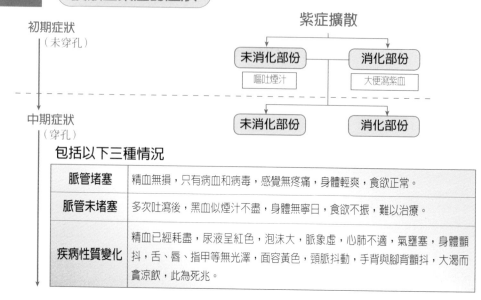

初期症狀
（未穿孔）

紫症擴散

未消化部份
嘔吐煙汁

消化部份
大便瀉紫血

中期症狀
（穿孔）

未消化部份

消化部份

包括以下三種情況

脈管堵塞	精血無損，只有病血和病毒，感覺無疼痛，身體輕爽，食欲正常。
脈管未堵塞	多次吐瀉後，黑血似煙汁不盡，身體無寧日，食欲不振，難以治療。
疾病性質變化	精血已經耗盡，尿液呈紅色，泡沫大，脈象虛，心肺不適，氣壅塞，身體顫抖，舌、唇、指甲等無光澤，面容黃色，頸脈抖動，手背與腳背顫抖，大渴而貪涼飲，此為死兆。

石類藥物配伍治療各類紫症

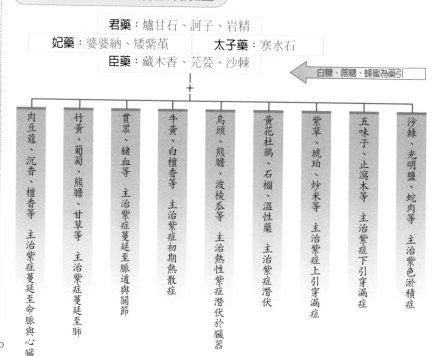

君藥：爐甘石、訶子、岩精

妃藥：婆婆納、矮紫堇　　太子藥：寒水石

臣藥：藏木香、芫荽、沙棘

白糖、蔗糖、蜂蜜為藥引

＋

肉豆蔻、沉香、檀香等　主治紫症蔓延至命脈與心臟

竹黃、葡萄、熊膽、甘草等　主治紫症蔓延至肺

貫眾、豬血等　主治紫症蔓延至脈道與關節

牛黃、白檀香等　主治紫症初期熱散症

烏頭、熊膽、波棱瓜等　主治熱性紫症潛伏於臟器

黃花杜鵑、石榴、溫性藥　主治紫症潛伏

紫草、琥珀、炒米等　主治紫症上引穿漏症

五味子、止瀉木等　主治紫症下引穿漏症

沙棘、光明鹽、蛇肉等　主治紫色淤積症

紫症侵入人體各部位的症狀及療法

肝 紫症侵入肝時，症狀類似血病，胸膈與背部疼痛，關節抽搐，按摩後感覺舒適，烤火、曬太陽，溫暖對本病有害，同時肝臟腫大、硬化。治療時採用藏茵陳、廣木香、有爪石斛等煎湯待涼令服，散劑用紅花七味散與竹黃八味散，在短翅脈與腑脈穴適量針刺放血，也可用大戟、黃連、硼砂等製成丸劑，結合患者的體質用下瀉法施治。

大腸 紫症侵入大腸時，症狀類似隆病，腸鳴，尤其夜晚或進酸味飲食後特別厲害，放屁甚臭，居住地方宜暖不宜寒，寒則有害。治療時首先內服藏木香四味湯，接著可用石榴、肉豆蔻、草果、丁香、藏紅花、桂皮等製成散劑，溫開水沖服，主治腸鳴與風淤腸道。如果下半身劇痛，大便秘結，應該灌腸施治。

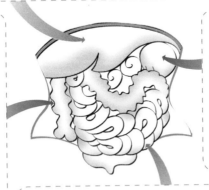

胃 紫症侵入胃時，症狀類似培根病，嘔吐、進食後疼痛、消化不良。治療時採用木香四味湯與石榴四味湯交替使用。

小腸 紫症侵入小腸時，症狀類似赤巴病，小腸疼痛無定處，眼睛與尿色皆黃。治療時採用藏茵陳、藏木香、止瀉果煎湯待涼令服。

紫症各個階段的症狀及療法

熱期

初期症狀 脈象緊，尿色紫，臭氣大，舌苔乾燥，舌體強直，口苦，食欲不振，身體沉重，嗜睡，面色油膩，眼睛發紅，胸膈與背部交替疼痛，頭與眼骨皆疼痛，頭頂囟門部有沉重感，烤火、曬太陽時疼痛加劇。進酸腐飲食及用力過猛，必然誘發疾病。

療法 用廣木香五味湯，主治紫症騷痛病。

寒熱交替

中期症狀 臟腑絞痛，白天稍安，夜晚疼痛，飢餓與熱罨敷時覺得比較舒適。肌肉消瘦，皮膚乾燥，諸脈擴散，溫涼的飲食與藥物全然無效。

療法 勿受寒，涼熱交替施治，可用石榴、藏木香、沙棘、婆婆納、蓽茇等製劑。

寒期

末期症狀 身體寒冷，體力衰弱，飲食不消化，打嗝，嘔吐，飽後感覺疼痛，也有腹瀉，腸鳴。

療法 服用光明鹽三味湯或光明鹽四味湯。

2

從「諸神攪海」的傳說講起

中毒症

> 毒物從何而來？印度婆羅門教流傳著一個「諸神攪海」的傳說。而現實中，配製毒、變質毒、天然毒，各種各樣的毒物還真是五花八門，防不勝防。

　　傳說當年梵天將須彌山作為大杵，指揮諸神和阿修羅攪動乳香海，以取得不死的甘露。乳香海被攪動以後湧出了如意樹、瑪瑙、珍寶、白姆天女、天馬、月亮、太陽、神象和酒神。白姆天女、瑪瑙、珍寶被天神們所擁有，天馬和神象成了帝釋天的坐騎，大自在天將月亮取來作為額頭的裝飾。於是諸神一起聚集在如意樹下飲酒，而被攪動的乳香海繼續沸騰，漸漸地冒出了毒神都哈拉。毒神周身冒火，散發出的毒氣足以毀滅三界。遍入天神被毒氣薰倒，昏迷不醒。大自在天試圖吞食毒神，結果只咬了一口，脖頸就變成了翠藍色。這時法力廣大的梵天對著都哈拉大喝一聲，毒神立即解體並溶進了各種毒物之中。最後，被攪動的乳香海中冒出了甘露寶瓶。遍入天神企圖將寶瓶盜走，但被梵天拋出的金剛輪砍掉了頭頸，甘露和鮮血從天空灑落到地上，生出了訶子和大蒜，成為天然的解毒藥物。

　　在現實中，不僅有毒神化身的各種天然毒，而且還有各種配製的毒物和變質的毒物，同樣也存在著各種解毒的藥物和方法。

配製毒

　　關於配製毒，主要介紹毒的種類、中毒途徑、中毒診斷、中毒治療、斷除後遺症等內容。

● 配製毒的種類

　　包括珍寶配伍、石類配伍、肉類配伍、汁液配伍、同性配伍、草藥配伍等六種。珍寶藥配伍，一般是用金、紅銅、青銅、鐵、水銀、鉛等，特別是水銀與鉛配伍較多。石類藥配伍一般用赭石、花蕊石、寒水石、銀朱、硫磺、自然銅等配伍。肉類配伍一般採用血、肉、膽、毛、骨等，其中肉類用山羊肉、禽肉、狗肉、黃鼠狼肉、斑蝥、魚肉、蜘蛛、蛙肉、蠍子、蜥蜴

等，特別是山羊肉、狗肉與斑蝥配伍較多。汁液配伍是使用一切有毒動物和植物的汁液配伍而成。同性配伍一般是使用黑烏頭、草烏、瑞香狼毒三種。草藥配伍一般用莨菪、小葉蓮、木盉藤子、蒺藜、大戟、狼毒等，其中以莨菪配伍居多。總之，各種配製毒可分為熱性配伍與涼性配伍兩種。珍寶配伍與石類配伍屬於涼性配伍，肉類配伍與汁液、草藥配伍屬於熱性配伍，混合配伍則涼熱兼備。

● 中毒的途徑

毒物進入人體，首先來到胃，危害胃液清麋，引起嘔吐，妨礙消化功能；然後進入肝，與血液混合，這時肝臟胸部將感到刺痛，脈象亂；然後跟隨血液運行至肌肉，表現為膚色發青，身體消瘦，全身疼痛；接著又由肌肉危害脂肪，出現體乏無力、失眠等現象；進而又危及骨骼，牙齒和指甲疼痛，關節痠痛；再由骨骼危及腦髓和骨髓，表現為頭昏，怕光，四肢抽搐，脊椎疼痛；進而又危及精卵，男子遺精，性欲衰退，女子則月經不調；此後，毒素隨著精血進入心，將引發健忘、恍惚甚至癲狂。總之，毒物依賴精血運行，傷害身體的七大物質和諸種排泄物，診斷和治療都有一定困難。

● 中毒的診斷：觀察症狀與藥劑試探

中毒的症狀可以從內象和外象兩方面來觀察。所謂外象就是從外表來進行診斷，而內象則是從脈象、大小便等方面進行診斷。中毒的一般症狀是食欲差，易怒，身體虛弱，膚色發青，舌唇乾裂，汗毛豎立，指甲麻木，頭暈且痛，神志不清，行走搖晃，肝胃轉位，胸背疼痛，腓腸肌與足部皆疼痛，喜歡曬太陽、烤火而不能久曬，喜歡陰涼處又不能久留，發汗、發熱，視力模糊，口淡乏味，呵欠，噴嚏，有時吐瀉，小便閉塞；男性則陽物不舉，心情煩躁，身體上下四肢遊痛；女性則月經不行，舌面苔厚黏膩，眼球、牙齒和耳朵及頭部皆刺痛，頸項僵硬，喉塞音啞。這些症狀雖不一定全都具備，但是也會出現其中幾種。此外，當沒有病象而辨認不清時，還可使用特定的藥劑進行探查。

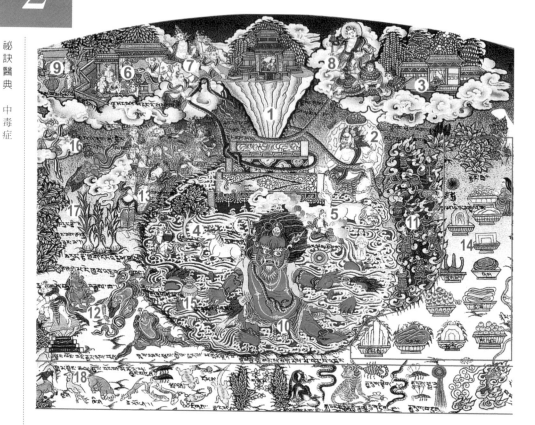

諸神攪海的神話

本圖描繪了印度神話傳說中記載的毒物的來歷。

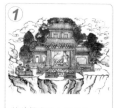

諸神攪海的主要工具——須彌山。

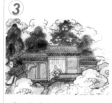

大自在天背靠龜甲參與攪海。

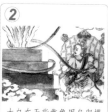

眾阿修羅的住地。

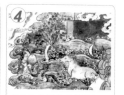

乳香海被攪動以後湧出了如意樹、瑪瑙、珍寶、白姆天女、天馬、月亮、太陽、大象和酒神。

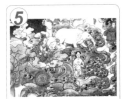

5 幻如美女的酒被天神拿走。

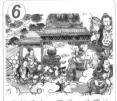

6 白姆天女、瑪瑙、珍寶被天神們所擁有。

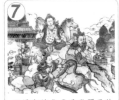

7 天馬和神象成了帝釋天的坐騎。

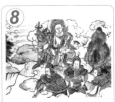

8 大自在天將月亮取來作為額頭的裝飾。

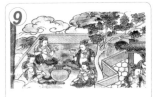

9 諸神一起聚集在如意樹下飲酒。

10 被攪動的乳香海繼續沸騰，漸漸地冒出了毒神都哈拉。

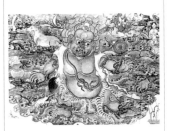

11 毒神周身冒火，散發出的毒氣足以毀滅三界。

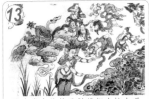

12 遍入天神被毒氣熏倒，昏迷不醒。大自在天試圖吞食毒神，結果只咬了一口，脖頸就變成了翠藍色。

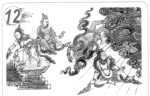

13 法力廣大的梵天對著都哈拉大喝一聲，毒神立即解體並溶進了各種毒物之中。

14 被溶進的毒物有烏頭、矮莨菪、馬鬃、金、紫銅、銀、黃銅、鐵、錫、鐵華、鋅、寒水石、朱砂、硫磺、自然銅。

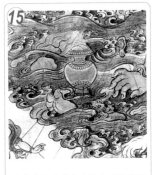

15 被攪動的乳香海中冒出了甘露寶瓶。

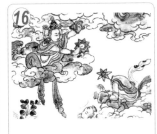

16 遍入天神企圖將寶瓶盜走，但被梵天拋出的金剛輪砍掉了頭頸。

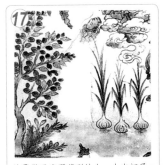

17 甘露從天空灑落到地上，生出訶子，鮮血灑在地上生出大蒜，成為天然的解毒藥物。

18 被毒神鑽進的各種動物和植物包括：山羊肉、雞肉、狗肉、鼬肉、魚肉、斑蝥、蛙肉、蠍肉、毒蛛、蛤蚧、鬼臼、蒺藜、狼毒、狂犬、毒蛇、猛獸、毒蠍、蜘蛛、毒蟲、毒蚊、牛虻、強光、毒煙、瘴氣。

2

● 中毒的治療

關於中毒的治療，可以分為藥物醫治和以毒攻毒兩種。其中藥物醫治又可以分為熱性藥物配伍與涼性藥物配伍兩種。

熱性藥物配伍 要結合患者的體質而定。體質好、毒症新染時要採用聚集、清瀉、清除同時施治；而體質弱而久病時，則只能採用聚集、清除單獨施治。飲食方面，應忌上午進食，而在下午認真進食，忌進食豬肉、魚肉、青菜、酸腐食物等，適宜進食新鮮的黃牛肉、岩羊肉、黃羊肉、蒲公英、大米和炒麥粥、茶、涼水等。起居方面，忌烤火、曬太陽、過度勞累、行房事、多語、受潮受寒、白天睡眠等。熱性中毒症可內服金色訶子湯；涼性中毒症內服三辛與蓽茇散劑，每天上午服用一藥匙，連續七天，能夠調和身體。當感到體溫正常、身體輕爽、胃口恢復，能夠勞動時，表明疾病已經成型，不必匯集新的精氣。如果是陳舊的潰散，則須服藥收斂。首先用綿羊血與牛乳煎煮後再加馬先蒿收斂疾病，胃部用骨熨，小腹用沙熨，同時按摩手心和足心。

如此收斂之後，才能繼續用藥物清除，以使清除乾淨徹底。收斂後清除疾病的方法有三種，即使用草藥劑、汁液藥劑、珍寶藥劑。患者的體質好，熱量大，胃功能尚佳時，最好使用草藥劑來清除疾病。可以藏貫眾、藏黃連、水柏枝、翼首草等為君藥，以接骨木、黃連、藏茵陳、龍膽、角茴香、烏奴龍膽、黃精等為臣藥煎湯，一日三次按療程令服。如果熱力得以控制，身體感覺輕爽，胃口平順，心脈清晰，則表明病勢已被抑制。精氣衰敗，體溫低，食欲不振的老年患者，適宜採用散劑施治。藥用君臣二十七味方，即犀牛角、珍珠、鐵粉、硼砂、銀朱、制水銀、牛黃、草果、竹黃、丁香、紅花、肉豆蔻、小豆蔻、藏貫眾、水柏枝、茶子、小蘗的中層皮、檀香、訶子、娑羅木、川烏、人膽、熊膽、豬膽、三胎糞（人、馬、狗初生未哺乳前所排出的糞便）等，配製成珍寶汁液草肉方劑，可清除毒症。熱象難除時，可用珍寶藥劑清除毒症。藥用金、玉、珍珠、珊瑚、兩種檀香、石花、竹黃、紅花、毛瓣綠絨蒿、白糖配伍令服。或者根據隆、赤巴、培根、血、黃水等墜入臟腑部位的情況用珍珠、珍珠母、珊瑚、白犀角、麝香、人膽、熊膽、白檀香、石灰華、紅花、白糖等藥增減配伍施治。

在疾病清除以後，還需要下瀉餘毒，採用下瀉與按摩結合施治。當堅久

隆散失刺痛時，應加以火灸按摩。腸胃寄生蟲發病引起陣痛時，可藥用三果、唐古特青藍、大黃、岩精、小蘗煎湯內服，用訶子、余甘子、蓖麻、臘腸果、酸藤果配伍，製成丸劑服用。對於珍寶類藥中毒、石類藥物中毒、汁液藥物中毒以及肉食中毒等，可增減藥味清瀉施治。

涼性藥物配伍　藥用鼠麴、蓽茇、乾薑、硼砂、水柏枝、金箔、紫草茸、紅糖製成散劑，開水沖服。或者藥用大戟、白芸香、蓽茇、訶子、乾薑配伍下瀉餘疾。飲食方面，應該進食新鮮的綿羊肉、牛肉、酒粥等熱性飲食。

以毒攻毒施治法所使用的藥物分為內散、朋友、武器三類，三種藥物配伍能清除各種毒症。此法先將毒症誘發出來，再進行收斂，然後以毒攻毒施治，猶如護法神降伏惡魔一樣。其關鍵在於掌握配伍方法，認定主藥，然後製成豆粒大小的丸劑，此方應與藥物交替服用。

● 斷除後遺症

實施治療以後，如果飲食起居適當而疾病復發時，要用藥械反覆施治。對於不適合疾病的藥物需馬上停服，換用適合的藥物，並添加藥引施治。如果毒症著身日久，需反覆進行才能根治。病情嚴重者在實施清瀉以後，需要在溫泉中浸浴；病勢中等者需進行藥浴；輕者需發汗施治。飲食起居不當而不會誘發疾病時，是疾病根除的徵象，用訶子、烏頭、熊膽、岩精等配伍服用半月，疾病將不再復發。此後，藥用六味主藥、三紅、三果、鹼土藥油加草果、竹黃、丁香、紅花、肉豆蔻、小豆蔻、三甜配伍令服，可以滋補身體，抑制疾病復發。或者藥用高山龍膽藥油，與胎血、豬油、蜂蜜配伍內服。忌食用魚肉、豬肉、獸肉等酸腐的食物，一年之內禁賽馬、行房事，這樣小心保養，才能保住性命。

中毒的徵象

<table>
<tr>
<td rowspan="3">外
象</td>
<td>痰</td>
<td>
①早晨空腹將痰吐入淨水中，痰直沉水底為中毒。
②將痰塗於羚羊角時，立刻起沸泡為中毒。
③吐在燒紅的白石子上，石子碎裂且顏色變黑為中毒。
</td>
</tr>
<tr>
<td>尿</td>
<td>
①將尿與酒混合倒入雜種黃牛角裡，用刺蝟毛攪拌後呈現虹彩為中毒。
②將尿注入雜種黃牛角裡，用兔子鬍鬚攪動，鬍鬚焦者為中毒。
③將尿塗於面頰旁的頭髮上，次日頭髮乾而焦曲為中毒。
④將雞冠血注入尿中，加入草烏，顏色變者為中毒。
</td>
</tr>
<tr>
<td>其
他</td>
<td>
①將一小塊純銀置於牙縫，次日銀色減退且難於擦拭為中毒。
②將一勺酒與卷絲苦苣苔配伍，在黃昏內服，次日舌齦及上顎呈現虹彩為中毒。
③用酥油包裹一根孔雀翎吞下，次日排出洗淨後色澤衰退者為中毒。
</td>
</tr>
<tr>
<td rowspan="2">內
象</td>
<td colspan="2" align="center">脈診　　　　　　　　　　尿診</td>
</tr>
<tr>
<td colspan="2">
脈象多變無定象，出現鬼邪脈為中毒。　　尿內有蛙、卵、首飾形沉澱，塗抹紫銅變黑為中毒。
</td>
</tr>
</table>

檢驗中毒的試劑

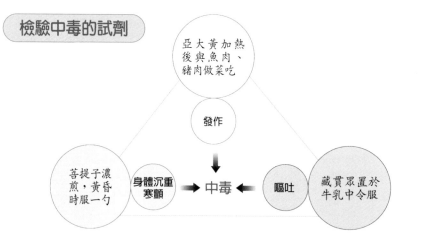

亞大黃加熱後與魚肉、豬肉做菜吃

發作

菩提子濃煎，黃昏時服一勺　身體沉重寒顫 → 中毒 ← 嘔吐　藏貫眾置於牛乳中令服

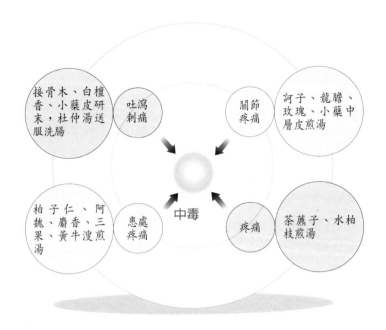

以毒攻毒常用的內散、朋友藥和武器藥

	內 散	朋 友 藥	武 器 藥
珍寶配伍	金、銀、紅銅、珊瑚、珍珠、玉等	紅、黃、白、綠、黑五種石花	犀角
石藥配伍	爐甘石、水底小石子、玉、銀朱、寒水石	三辛（蓽茇、乾薑、胡椒）	芒硝
肉類配伍	女童的肝、山羊羔肝、狗肝、鳥肝、孔雀肉	五靈脂	船形烏頭
同性質配伍	各種毒劑	訶子	小便

特別提示 珍寶中毒禁使用下瀉和一切乳食治療；石類中毒忌進食菜籽油、陳酥油；肉毒症忌進食魚肉、豬肉及酸腐食物；汁液中毒忌針刺放血和進食蔬菜。

2

變質毒

● 不當的飲食搭配引發變質毒

在飲食過程中，由於食物搭配不合理或者飲食的時機不合，很容易引發變質毒。食物搭配不適合的情況包括：新酒與未發酵的乳酪；白芥茉油炒黃蘑菇；家禽肉或乳酪與生牛乳；蘿蔔、大蒜與白芥茉葉；魚與蛋及新榨籽油或蘿蔔等。同時進食這些食物，或者前面的食物還未消化，又接著進食後面的食物，因其性質不相適合，就會引起中毒。時機不合是指某些食物雖然沒有搭配禁忌，但是由於胃腑不習慣或者不合時宜，進食後不容易消化，使得精華與濁物相混合，潰散於脈竅，危害健康。

● 中毒的診斷

通過症狀來進行診斷。變質毒的症狀包括脈象細沉而緊，尿色紅、紫而無沉澱物，膚色發青，身體消瘦，視力模糊，頭痛，胸背和肋部刺痛，腹脹，打嗝，不消化，進食後疼痛，關節疼痛，足背腫脹，下瀉或嘔吐。總之，胃寒、肝熱是其基本的症狀。此外，有隆型合併症時，表現為腫脹，打嗝，頭痛；有赤巴型合併症時，更有熱瀉、血道疼痛；有培根型合併症時，更感身體沉重，頭痛，不消化；有黃水型合併症時，更覺浮腫，腫脹，關節疼痛。如果各種症狀一起出現，一定要從本質上小心進行診斷。

● 收斂、誅滅、下瀉，三法施治

治療變質毒，可以分為收斂、誅滅、下瀉三個步驟來進行。收斂劑可用牛乳與鹽配伍，或者用白芸香、豬血、沙棘與白糖配伍，早晨與黃昏交替服用。當患者感到身體無力、沉重，鼻涕、口涎增多、食欲減退時，表明毒症已經被收斂，此時適宜採取下瀉施治。對於病勢嚴重者，收斂後應以藥物誅滅施治，藥用牛黃、毛瓣綠絨蒿、丁香、紅花、竹黃、止瀉木、硼砂、藏黃連、白芸香、黃蜀葵、訶子、熊膽、岩精、黃烏頭、石菖蒲、白糖配伍，一般在早晨用熱開水沖服，發熱時以涼開水沖服。誅滅後再採取下瀉施治。疾病轉至經脈時，應以腹瀉與脈瀉結合醫治。病患嚴重時，應以飲食配合藥物進行治療，病勢減輕後則可以放寬飲食的限制。

容易產生變質毒的飲食搭配

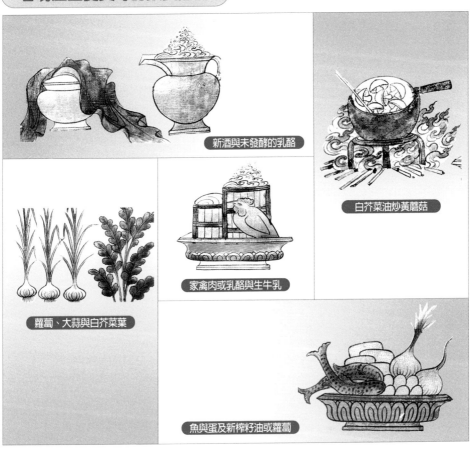

新酒與未發酵的乳酪

白芥菜油炒黃蘑菇

家禽肉或乳酪與生牛乳

蘿蔔、大蒜與白芥菜葉

魚與蛋及新榨籽油或蘿蔔

對付變質毒的「三部曲」

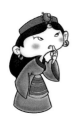

告訴大家一個小竅門：收斂前先用石榴四味方或黃花杜鵑四味方與白糖配伍，早晚開水沖服，可以提升胃火，清除黏液，促進藥物與飲食熟化。

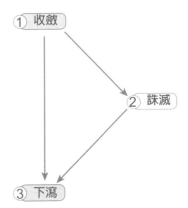

① 收斂

② 誅滅

③ 下瀉

患者病情嚴重時，應遵循①—②—③的步驟施治；
病情不太嚴重，則可以直接從①—③施治。

2

天然毒

天然毒可以分爲動物毒與植物毒兩種。植物毒包括烏頭、公英葉、鳳毛菊、瑞香狼毒、商陸、莨菪、蕁麻、馬毛毒等；動物毒主要有瘋狗毒、蛇毒、蠍子毒、蜂毒、蟲毒等。

● 植物毒及對治

植物毒中最有名的要算烏頭；另山莨菪與喜馬拉雅東莨菪，即使是被健康的人誤食，也將導致體力耗損、五官功能失調、神志錯亂、胡言亂語等中毒症狀。治療時可將木藤蓼、藏貫眾、哇夏嘎等研細與融酥調服，能消除毒症。身體接觸蕁麻或馬毛後發生腫脹，藥用山羊肉、山羊血、小便配伍，能消除蕁麻毒；將糧食油、酥油、脂肪、豬脂肪配伍，可消除馬毛毒。

● 動物毒及對治

在各種動物毒當中，我們主要來介紹瘋狗毒。瘋狗毒有新舊之分，中毒初期傷口流紫血，生肉刺，瘡面呈現紫黑色，有凸凹不平的黑斑，腫脹；日久陳舊後會出現頭痛，惡寒戰慄，神志恍惚，甚至瘋狂，心口疼痛，昏迷不醒，見鏡子與水容易受驚，動作似狗等症狀，這些症狀都表明毒汁已擴散。

治療時應依據受傷的時間採取不同的方法。一旦被瘋狗咬傷後，應立即用吸血器將傷口的汙血抽吸乾淨，並在傷口以上四指處用布包紮，一天以後再用熱鐵燒熨傷口，然後用融酥煎硇砂、小蘗皮、煙絮、茜草外敷。以上作法是爲了控制毒素的蔓延，病毒是否得到控制可以通過尿診來檢驗。如果病毒已被控制，則可以立即使用藥劑對治；相反則患者將出現身體麻木疼痛、見狗生畏發怒、脊肉疼痛等毒性發作的症狀，此時可藥用犬齒、鞋底、煙絮、童便配伍，內服化毒。滿年或出現中毒症狀時，火灸脊椎第六節與第七節，藥用離婁、藏黃連、曼陀羅花配伍清瀉。當病勢被抑制以後，藥用草木犀、胡椒、小豆蔻、廣木香、甘草、蜂蜜、融酥配伍製成膏劑，以斷除後遺症。如果瘡疤腫脹，可以用油陳骨、油渣、貝殼製劑洗浴罨敷，局部疼痛處可用火灸施治。起居方面，應注意避免照鏡子、聞狗吠聲、涉水、發怒。依照上述方法，則瘋狗毒一定能夠消除痊癒。

烏頭毒

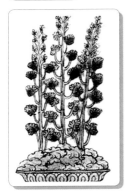

症狀：表現為舌唇麻木灼熱，色黑而龜裂，氣息發涼，活動時眼前發黑，眩暈，記憶力衰退，站立不穩，四肢疼痛、僵硬，胃部脹滿，體內有如刀割。

治療：1首先須飲一勺鮮血。2然後令患者泡在水中，或者不斷從頭頂澆水淋浴，以將毒汁控制在胃內，不至擴散到血管。3將天然鹼、薑黃、訶子搗碎後用涼水浸泡服用，或將訶子、船形烏頭、銀粉背蕨在童便裡浸泡內服，或者將訶子、天然鹼、船形烏頭、胎糞等研細用水泡製後令服，可平息毒症。

瘋狗毒

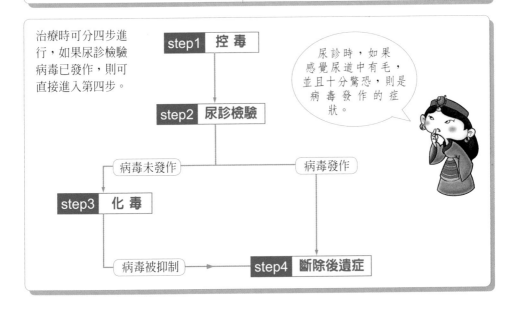

瘋狗毒是狂犬病毒之一，受毒的狗表現為耳聾，眼不見物，口流涎液，張嘴僵頸，低頭拖尾，四處亂跑。

治療時可分四步進行，如果尿診檢驗病毒已發作，則可直接進入第四步。

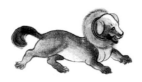

step1　控毒

step2　尿診檢驗

尿診時，如果感覺尿道中有毛，並且十分驚恐，則是病毒發作的症狀。

病毒未發作　　　　病毒發作

step3　化毒

病毒被抑制　　step4　斷除後遺症

3

頭、眼、耳、鼻、口
頭部疾病

人的頭部在整個身體中居於最高的位置，同時它又是五官的聚集之地，因此非常容易感染疾病。頭部的疾病包括頭疾、眼疾、耳疾、鼻病及口腔症。

頭疾

隆病是誘發一切疾病的主要病因，它是引領疾病進入體內的先導，遍佈周身，既毒害本系又擾亂旁系。

● 飲食起居不當導致頭疾

人們由於睡眠過多、嗜酒過度、煙薰或者受風等原因，往往會產生頭部疾病。頭部的主要疾病包括隆型、赤巴型、培根型及血液型的頭疾，三種合併症的頭疾和頭蟲病等八種。

● 內服外治，雙管齊下

治療由隆引發的頭部疾病，可以適當進食各種酥油加白糖，也可把各種肉搗碎後加入芫荽共同煎煮，再罨敷施治。此外，由於融酥有祛隆功效，還可將融酥和牛乳加熱後服用；或將棉花籽、桂皮、肉豆蔻、香附子等撒入熱水製劑，當作鼻藥來應用。

治療由赤巴引起的頭部疾病，首先用鮮酥油進行油療，然後進行針刺放血。使用催吐下瀉與沾水療法共同施治。還可用檀香、毛瓣綠絨蒿、草木犀、廣木香製成膏劑擦塗，用白糖、藏紅花及新鮮酥油製成鼻藥施治。

治療由血引起的頭部疾病，內服三果湯，外用針刺放血和沾水療法。

治療由培根引起的頭部疾病，可以先用陳酥油進行油療，然後進行催吐施治。也可以用蓽茇、胡椒、鐵線蓮、小米辣、乾薑和大蒜進行罨敷，用小米辣、乾薑、豆麵製劑擦塗。還可以用蘿蔔蜂蜜鼻藥施治，治療時需禁食。

治療由培根、赤巴引起的頭部疾病，可以用沾水療法淋囟門穴，然後用天然鹼擦塗按摩，再擦塗融酥，藥用石榴方進行治療。

治療由培根、隆引起的頭部疾病，可以用兩者合併症的醫治方法施治。

治療由隆、赤巴引起的頭部疾病，可以先按照隆引起的疾病進行擦塗施治，然後再在特別的穴位上進行針刺放血。

症在頭：隆血赤巴培根頭蟲病

頭蟲病
心情煩亂，體力衰弱，鼻涕發紅，
頂蓋骨的骨縫腫痛，脈象洪，話多
時容易發病。發病沒有一定規律，
飲食和起居的利害也不明顯。

隆與赤巴合併的頭部疾病
額角與眼睛及腮邊皆疼痛，
寒熱無一定規律，前半夜飢
餓時發病，脈象洪，在帳篷
下過夜比較安適。

由赤巴引起的頭部疾病
眼睛無神，用煙薰蒸或
夜間涼時比較舒適。

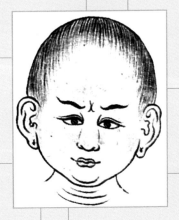

由隆引起的頭部疾病
腮邊疼痛，額角眉間
有沉墜感，耳鳴，牙
痛，面頰疼痛，多
涕，脈象數，油療罨
敷時稍感舒適。

由血液引起的頭部疾病
脈微，腮部刺痛，過度
勞累和晝夜睡眠皆對身
體有害。

培根與赤巴合併的頭部疾病
頭部沉重，烤火、曬太陽時
感覺疼痛，食欲不振，與酒
病的症狀相似。

培根與隆合併的頭部疾病
頭部沉重、眩暈，味覺不靈。

由培根引起的頭部疾病
頭部沉重，飲食無味，嘔吐，
眼腫，夜晚時感覺比較安適。

治療腦蟲病時，可以將針刺放血所放出的熱血滴入鼻腔，使用魚骨、阿魏、蔓荊子、黃牛尿製成的鼻藥施治，用酥油煙薰鼻，或者使用麝香、烏頭、阿魏、紫柳、天仙子、岩川芎、茜草、牛尾蒿、脂肪等製劑薰鼻。

眼病

● 不良的飲食起居誘發眼病

人們由於食用了腐肉、蔥、蒜、酒、酸性物質等對眼睛危害較大的食物，往往會導致體內血和赤巴的激增，產生脈道疾病，進而就會誘發眼病。在起居方面，由於勞累過度、煙與風的刺激、器械外傷等，也會誘發眼病。眼病主要有眼睛流淚、爛眼邊、角膜潰瘍、視力模糊不清、目翳障等五種，其中爛眼邊又包括眼睛乾痛、眼睛赤痛羞明及熱性眼疾三種。

● 藥物、手術、飲食、起居四管齊下

在藥物治療方面，明目膏、三果藥油方和木賊十五味方，是專治療眼病的內服藥物。木賊十五味方由奶製的寒水石、藏茴香、竹黃、甘草、紅花、岩精膏、丁香、金錢白花蛇、綠絨蒿、訶子炮製的鐵屑、訶子、木賊、余甘子、代赭石、毛訶子等製成，對治療眼病效果很好。在治療視力模糊不清時，可以用甘草、黃精、玉竹、懸鉤子、毛瓣綠絨蒿、訶子、蓽茇、白糖、葡萄、山羊乳、黃牛奶中提煉的酥油、三果與哇夏嘎共同煎湯取汁治療。

手術治療有油療、催吐下瀉、針刺放血等，治療眼病時最常用的是擦塗法。將雄黃、海浮石、甘松、海螺、麝香、毛瓣綠絨蒿、小豆蔻、小蘗膏、檀香、藏紅花、光明鹽、三辛、白糖、蜂蜜製劑擦塗眼睛，能醫治視力模糊不清、肉疣、潰爛翳障等一切眼病。治療眼睛乾痛時，可以用花蕊石、竹黃、鮮酥油、白糖、銅鏡上的銅鏽製劑，擦塗眼睛或者頭髮。治療眼睛溼爛時，可以取額角脈、眼脈、鼻尖針刺放血，然後用小蘗膏加山羊乳擦塗眼睛。將訶子、熊膽、紫草茸、麝香、天然鹼與乾淨水放在銅製的器皿中浸泡，然後滴入眼中，可以除去眼中的翳障，治療視力模糊不清。

飲食起居方面，避免食用辛、酸、腐爛食物，以及蔥、蒜、蕁麻、灰灰菜、陳酥油、陳舊蔗糖。避免眼睛受到煙薰、風吹，不要過度勞累。

症在眼：流淚、潰爛、模糊、翳障

眼睛流淚

迎風時眼睛不自覺地淌淚，有滿目沙塵感，眼睛難閉，不時眨眼，嚴重時眼角有黏液、膿血滴出。

爛　眼　邊

● **眼睛乾痛**

眼睛乾燥疼痛，涼風吹襲更為厲害。

● **眼睛赤痛羞明**

眼睛赤痛，怕光，眼淚盈眶。

● **熱性眼痛**

陣痛，出汗，頭痛，耳鳴，眼睛紅腫。

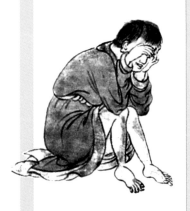

角膜潰瘍

由於眼球的黑白部分被隆產生的青翳、赤巴產生的黃點、血產生的紅絲或者培根產生的灰色厚翳所遮蔽，導致眼睛疼痛、乾燥、流眼淚、刺痛等。

目翳障

翳障達到第三階段，看物體時只能看見上面卻看不見下面，好像被黑布遮蔽了眼睛，逐漸轉化為青光眼，瞳孔被遮蓋住，最終成為盲人。

視力模糊

眼淚盈眶，嚴重時對遠而小的物體看不清楚，近看物體時則出現反象，上下、左右、遠近及旁邊皆不明顯。

3 耳病

● 飲食、起居失調誘發耳病

飲食、起居失調，造成身體內部四大種的紊亂，就會誘發各種耳病。

● 內外夾攻共同施治

治療隆型耳疾，可以用熱油罨敷，藥用大蒜、乾薑、阿魏、酥油煎湯服用。也可用煅製的油松木與油脂，或者光明鹽、廣木香、種山羊的尿製劑，滴耳治療。

治療赤巴型與血型的耳疾，應首先進食白糖、酥油等飲食，然後用涼性藥物下瀉，用甜味食物補益，用廣木香、訶子煎湯內服並滴耳。治療血型的耳疾時還可以在臨近的脈位針刺放血。

治療培根型的耳疾，首先要用蓽茇、酥油煎湯內服，以誘發疾病，然後進行催吐施治。外用大蒜、蘿蔔或鮮薑汁製劑滴耳。

治療耳道流膿，可以在擦塗藥物後進行瀉耳治療。方法是將廣木香、蘿蔔、斑蝥、硇砂、鮮薑研細後濾汁，加入植物油後用文火微溫，早起時將藥汁滴到耳朵裡，然後用狗毛、麵團、新布堵塞耳道，以刺激其向外瀉出疾病。母體聾初期也可以用同樣的方法治療。

治療耳部的疹瘡，先用錐將疹瘡剝刮乾淨，然後用蓽茇、光明鹽、雄黃、硇砂、小米辣、巴豆、蜂蜜、酥油等製成藥錠，塞進耳朵裡治療。

治療一切耳聾症，都可以藥用大蒜、蘿蔔汁、種山羊的尿、光明鹽、縭砂、廣木香、麝香、阿魏、角蒿籽製劑進行滴耳，然後掏耳或者用吸角吸引。此外，用蘿蔔、甘薑灰、小藥的中層皮、阿魏、水菖蒲、片薑黃、藏紅鹽、白硇、廣木香、秦艽、芒硝、樺樹皮灰、香附子、植物油、硝鹽四份，在大黃中煎煮後取汁滴耳，能醫治耳中發癢、腫脹、耳聾、耳道流膿等疾病。對於音響聾症，可以先用植物油微溫滴耳，然後藥用阿魏、片薑黃、小藥的中層皮、秦艽、船形烏頭、三辛、四倍的芥籽油煮熱後滴耳。對於耳塞聾，可以藥用大蒜、蘿蔔汁、植物油、廣木香、孔雀翎、光明鹽製劑，微溫滴耳，然後讓耳道向下，用吸角向外吸出堵塞物。對於乾聾症，可以先用阿魏、廣木香、麝香、角蒿、芝麻油製劑瀉耳後，再用棉花球小心擦拭。

耳病的分類

耳病	**耳疾**	隆、培根、赤巴、血、合併症、耳道流膿、疹瘡
	耳聾	音響聾、耳塞聾、乾聾、竄於子位的母體聾

各種耳病的症狀

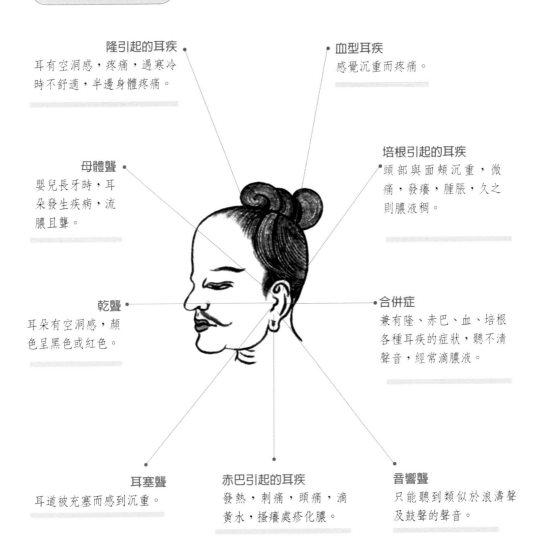

隆引起的耳疾
耳有空洞感，疼痛，遇寒冷時不舒適，半邊身體疼痛。

血型耳疾
感覺沉重而疼痛。

母體聾
嬰兒長牙時，耳朵發生疾病，流膿且聾。

培根引起的耳疾
頭部與面頰沉重，微痛，發癢，腫脹，久之則膿液稠。

乾聾
耳朵有空洞感，顏色呈黑色或紅色。

合併症
兼有隆、赤巴、血、培根各種耳疾的症狀，聽不清聲音，經常滴膿液。

耳塞聾
耳道被充塞而感到沉重。

赤巴引起的耳疾
發熱，刺痛，頭痛，滴黃水，搔癢處疹化膿。

音響聾
只能聽到類似於浪濤聲及鼓聲的聲音。

3

鼻病

● 飲食起居與鼻病

由於飲食不當、起居失調等原因，造成身體內部的四大種發生紊亂失調，就會誘發鼻阻塞、鼻竇瘡、鼻疹、鼻息肉、鼻出血等各種鼻病。

● 內外夾攻共同施治

對於鼻病的治療，可以採取外治為主、內服為輔的方法。如果膿液與黃水堵塞了鼻腔，使得呼吸受阻不暢甚至嘴臉生瘡，用溫性藥物沙棘、甘草、蜂蜜製劑進行洗鼻。患鼻竇瘡時，可用花蕊石與白酥油製劑塗擦鼻腔，見效以後，再按耳病的治法繼續治療。生鼻疹時會感到鼻腔乾燥疼痛，此時可以用紅花與融酥製劑潤鼻。鼻息肉是指鼻腔生出的硬核大瘡，對付鼻息肉可以用剝刮、服藥、針刺放血、薰療、乾涸等方法施治；當餘熱下陷造成流膿，應先進行催吐，然後再用紫草茸、阿魏、蔓荊子、紅糖、蓽茇、白胡椒，以及種羊的尿等製成鼻藥施治；內服法可以用兩歲羊羔的頭、肉、骨、腦髓以及小茴香、阿魏、煮製的生薑、蓽茇共同煎煮製成酥油丸，空腹服用。鼻出血有三種情況：血液清稀而呈黃色的，是從腦部流出的血液，可以在兩眉中間進行火灸，用獨一味鼻藥施治；血色發紫的是從鼻根流出的血液，治療時可以用彩緞線進行結紮，女人結紮乳房，男人則結紮睪丸處；血色鮮紅的是脈位開口流出的血液，治療時可以在肩窩處火灸，薰鼻，或者用膏劑滴鼻。此外，鼻出血大都是血液激增造成的，可以取細頂脈進行針刺放血。

口腔疾病

● 飲食起居與口腔疾病

由於人們的飲食起居不合理，導致身體的四大種發生紊亂失調，往往就會引發各種口腔疾病。

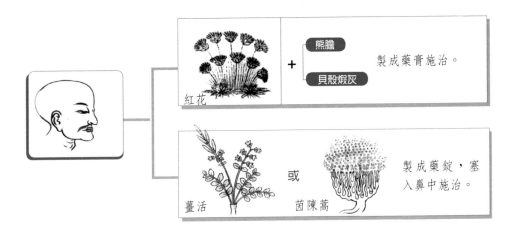

熊膽

貝殼煅灰

製成藥膏施治。

紅花

＋

或

製成藥錠，塞入鼻中施治。

薑活　　　　茵陳蒿

口腔疾病的分類

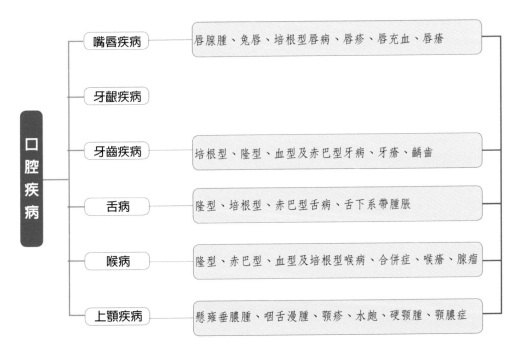

口腔疾病	嘴唇疾病	唇腺腫、兔唇、培根型唇病、唇疹、唇充血、唇瘡
	牙齦疾病	
	牙齒疾病	培根型、隆型、血型及赤巴型牙病、牙瘡、齲齒
	舌病	隆型、培根型、赤巴型舌病、舌下系帶腫脹
	喉病	隆型、赤巴型、血型及培根型喉病、合併症、喉瘡、腺瘤
	上顎疾病	懸雍垂膿腫、咽舌漫腫、顎疹、水皰、硬顎腫、顎膿症

● 內服外治雙管齊下

　　對於唇部疾病，唇腺腫可以先剝刮施治，然後用鐵燒熨，再藥用檳榔葉、唐古特青藍、三果、蜂蜜製劑擦塗。兔唇可以先在左右嘴角塗擦膽汁，然後用絲線縫合，再用獐皮熬的膠質補合。培根型唇病，可以藥用訶子、鮮薑煆灰製劑塗擦，並火灸左手無名指中節下面兩次。唇疹要先使其出血，再塗擦檳榔葉膏劑。唇充血可服用余甘子湯，並針刺唇脈放血施治。唇瘡應先進行穿刺，然後用狗爪皮貼敷。

　　治療牙齦疾病，可以將熊膽、紫草茸、哇夏嘎、秦艽、藏黃連、檳榔葉、白糖、酥油製劑含在兩腮邊，同時作為鼻藥滴鼻。

　　治療各種牙病，隆型牙病可以用紫檀薰療，將甘草、芝麻、蜂蜜、牛乳製劑含在兩腮邊，並服用三實藥油丸。血、赤巴型牙病可以服用余甘子湯，用三果、廣木香、哇夏嘎、紫草茸、小蘗、白糖製劑含在兩腮，外敷紫白檀香膏，並適當針刺放血。培根型牙病可以先剝刮醫治，然後用天然鹼與蜂蜜製劑塗擦。牙瘡可用溪岸銀蓮花、硇砂、白胡椒製劑塗擦，無效時進行剝刮與火灸施治。齲齒可用阿魏、黑礬、廣木香、蔓荊子、黑粉菌、酥油製劑含在兩腮，煆燒白卵石罨敷。

　　治療各種舌病，隆型舌病可以口含鼻藥。赤巴型舌病可以口含甘味藥，並在舌根針刺放血。培根型舌病用芥子、三辛、蜂蜜製劑擦塗。舌下系帶腫脹症可以將白硇砂、狼毒、草藥三辛、溪岸銀蓮花、蒺藜、牛尾蒿煆灰、白芷、鵝不食草、草決明、冬葵子、黃鼠狼肉、離婁等研成細粉，與童便製劑，用文火烤熱後按捺患處，也可以在舌根針刺放血。

　　治療各種喉部疾病，可以服用訶子湯、甘藥湯，用魚湯薰療，並在肘面脈與前趬脈放血施治。

　　治療各種上顎疾病，懸雍垂膿腫可以上提頭頂頭髮並火灸百會穴，藥用廣木香、硇砂、水菖蒲、白胡椒、花椒粉製劑吹敷，並用魚湯進行薰療。咽舌漫腫出血時，可以用芒硝外敷。顎疹可以先進行剝刮施治，然後外敷天然鹼粉。水疱和硬顎腫兩種病症應先使其出血，然後藥用黑礬、小蘗膏、蜂蜜製劑搽塗。上顎肉瘤可以戳破後外敷斷除藥劑。

症在口：唇齒舌喉皆染病

唇病
- **唇腺腫** 嘴唇內生出黑色肉塊。
- **兔唇** 嘴唇豁裂。
- **培根型唇病** 唇色灰白，灼痛。
- **唇疹** 唇上生痘疹，又疼又熱。
- **唇充血** 唇色發紫，腫脹。
- **唇瘡** 嘴唇上布滿小疹。

牙齒病
- **隆型牙病** 痠痛，動脈內動，怕冷。
- **血與赤巴型牙病** 體溫高，脈象沉。
- **培根型牙病** 牙齦潰爛，味覺不靈。
- **牙瘡** 牙根紅腫，化膿。
- **齲齒** 寒熱不定，劇痛。

牙齦病
發癢，潰爛，流膿血

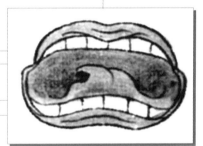

舌病
- **隆型舌病** 舌粗澀，味覺不靈。
- **赤巴型舌病** 紅腫灼痛。
- **培根型舌病** 舌色灰軟不適。
- **舌下系帶腫** 腫脹，疼痛。
- **喉瘡** 咽喉內外迅速腫脹、化膿。
- **腺瘤** 堅硬、微痛、不成型。

上顎病
- **懸雍垂膿腫** 腫脹堵塞喉部，飲食難下而逆流至鼻腔。
- **顎疹** 上顎後部生疹流黃水。
- **水皰症** 顎中心水疱穿漏。
- **硬顎腫** 無疼痛而腫。
- **顎膿症** 成型後上顎化膿。

喉病
- **隆型喉症** 耳朵和臉頰刺痛，喉部腫脹，發熱。
- **血與赤巴型喉症** 喉部紅腫，發熱，化膿。
- **培根型喉症** 顏色灰白，腫脹，污
- **合併症** 擴散後生疹粒。

3

各種頭部疾病的病因

頭痛

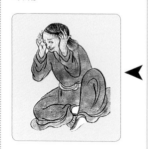

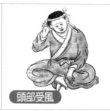
失眠

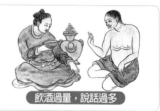
飲酒過量，說話過多

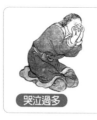
哭泣過多

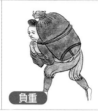
頭部受風

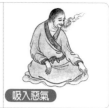
吸入惡氣

眼病

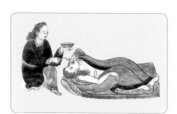

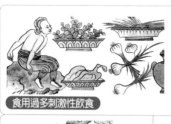
食用過多刺激性飲食

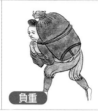
負重

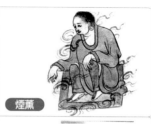
煙薰

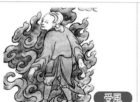
受風

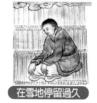
在雪地停留過久

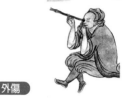
外傷

耳病

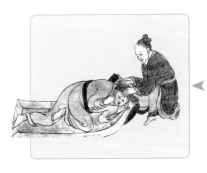

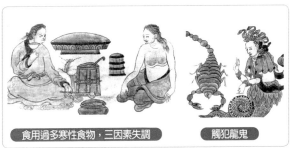

食用過多寒性食物，三因素失調　　觸犯龍鬼

鼻病

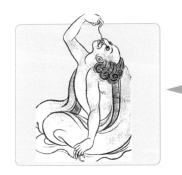

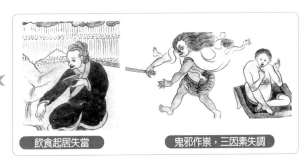

飲食起居失當　　鬼邪作祟，三因素失調

口腔病

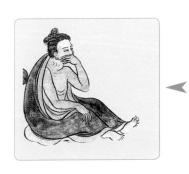

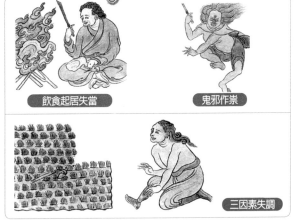

飲食起居失當　　鬼邪作祟

三因素失調

赤巴增盛致病
熱性疾病

所有的疾病都可以被歸結為寒性疾病和熱性疾病兩大類，其中熱性疾病種類繁多、病象複雜，診斷和治療都比較困難，因此，只要弄清熱性疾病，自然也就可以明白寒性疾病了。

● 熱性疾病的內因與外緣

熱症的內因有遠因和近因，其遠因是世人無明而引發嗔怒，這種嗔怒又生出赤巴，進而導致了熱性疾病。所以說，如果人們能夠擺脫無明、克服嗔怒，熱症也就無從產生了。近因是人體內未變化的赤巴性質油膩、銳利、辛熱、味濃、輕、溼潤、易瀉，一旦增盛就會引發熱性疾病，這是一切熱性疾病的病因。從外緣來說，未變化的赤巴要受季節、飲食、起居等因素的影響。季節方面，一年四季中，人體內隆、赤巴、培根三大因素的量是不斷變化的，春秋兩季熱，使得赤巴增盛，便導致熱症的發生。飲食方面，進食過量酸、鹹、辣味的飲食以及酒肉、糖類等熱性營養物，也容易引發熱症。起居方面是勞動時用力過猛、在炎熱的中午睡眠、急行疲勞、負荷過重、挖掘硬土、強拉硬弓、摔跤角力、被馬踢或踐踏、墜落山崖等等。

● 熱症的分類

熱性疾病的種類繁多，分別從患者年齡、患病時間、病症、部位、系屬、發展、種類等七個方面進行分析。患者年齡有少年、青壯年、老年之分；患病時間有新、舊之別；病症包括隆、赤巴、培根、血液、黃水熱等五種；部位可分為外部、內部、中層、肌肉、皮膚、脈道、骨骼、五臟、六腑等；系屬有本系與旁系之別，單一型且病象清晰的屬於本系，合併症和綜合症屬於旁系；從病症的發展來看，則有未成型熱症、擴散熱症、虛熱症、隱熱症、陳舊熱症、濁熱症等；種類方面，共有擴散症、紊亂症、疫癘、毒症等四種。

● 熱症的診斷：區分症狀，判斷生死

熱性疾病總體的症狀可以從外象、內象與密象三方面來觀察。外象是指

疾病初起的病因與病緣，要將疾病的外緣與患者實際的飲食起居情況進行對比。內象表現在：熱症脈象洪、數而緊實，尿色赤黃而臭味濃、蒸氣大，頭痛，身體發熱，口味酸苦，舌苔厚，鼻孔發乾，眼睛赤黃，疼痛集於一處，痰色赤黃、味鹹，劇渴，吐瀉血和膽汁，汗味臭，夜晚睡眠輕，白天不能入睡，中午及午夜消化食物時疼痛加劇，這些都是赤巴熱能增長的症狀。所謂密象，就是從利害觀察，即根據飲食、起居、藥物治療、手術外治及尿液等情況，觀察其是否適合。

　　具體來說，對於各種熱症可以通過其差別徵象來辨別。隆型熱症表現為呵欠、失眠、身顫；赤巴熱症表現為口苦、目黃、尿黃；培根熱症表現為身體沉重而眩暈、消化不良；血液熱症表現為目紅尿赤、刺痛集中；黃水熱症表現為浮動且腫、搔癢厲害、生癭瘡。對於合併熱症，如果是與隆病合併，兩者可互相協助，密切合作；如果是與培根病合併，則兩者一定會互相爭鬥，好像仇人狹路相逢；綜合的熱症猶如惡霸，恃強凌弱。各種合併熱症如果以涼暖的藥物和飲食調治，雖然短期內會有一定作用，但長久下去才知道有害。未成型熱症在黃昏時分常感關節痛；高熱症具備一切徵象；虛熱症如果以清涼藥物調治，將會使徵象加強；隱熱症如果以溫暖營養藥物醫治，則有害無益；陳舊熱症當患病時間長久以後便可知曉；濁熱症容易汗禁、鼻出血。疫癘熱症表現為頭痛、眩暈、惡寒；紊亂熱症表現為刺痛、痰多、氣喘；擴散熱症在劇烈運動後感覺疼痛；毒熱症的症狀是疼痛無定處，局部多處疼痛。

　　此外，根據熱症症狀的吉與凶，可以將其區分為容易治療的疾病、不易治療的疾病，以及無法治療的疾病，以使治療具有明確的方向。

● **熱症的治療：飲食、起居、藥物、手術四管齊下**

　　清除熱症可以從飲食、起居、藥物及手術外治四方面入手。飲食方面，應注意區分有益的飲食和有害的飲食。有益的飲食攝取法歸納起來有十一種：①促使未成熟熱症成熟的飲食；②促成正在擴散熱症的飲食；③補償擴散隆的飲食；④對可疑症應使用試驗性的飲食；⑤對虛熱症使用營養物進行補益；⑥熱症與隆相混合，應該用收斂的飲食；⑦隱熱症應該用透熱的飲食；⑧陳舊熱症用開胃的飲食；⑨寒盛應該用調養火熱的飲食；⑩隆盛浮游，用鎮隆的營養飲食；⑪耗盡體力的熱症，用增強體力的飲食。各種適合的飲食只要結合時令來

4

熱症的內因與外緣

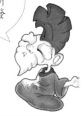

因為赤巴性油膩、銳利、辛熱、味濃、輕、溼潤、易瀉，所以增盛以後便會引發熱症。

內因

遠因

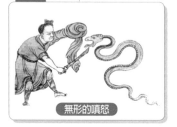

無形的瞋怒

近因

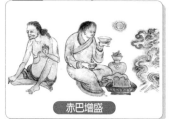

赤巴增盛

外緣

季節

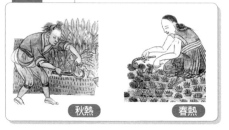

秋熱　　春熱

飲食

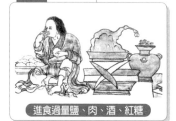

進食過量鹽、肉、酒、紅糖

起居

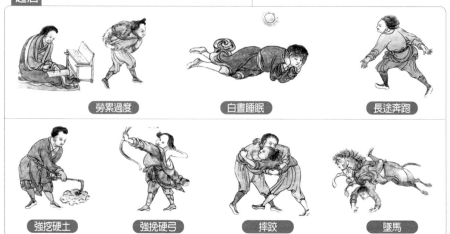

勞累過度　　　白晝睡眠　　　長途奔跑

強挖硬土　　強挽硬弓　　摔跤　　墜馬

容易治療的疾病與無法治療的疾病

脈	尿	痰	血	呼吸	病勢	痛處	體力	五官
								舌苔溼潤
							進食正常且食量大	
						僅有輕微刺痛		
					容易接受治療			
				呼吸和順				
			血色正常					
		痰易咳出						
	尿色照面							
脈象洪而實　變化不大								

吉　兆

脈	尿	痰	血	呼吸	病勢	痛處	體力	五官

死　兆

脈	尿	痰	血	呼吸	病勢	痛處	體力	五官
脈象顫動而不明顯、急促而有間歇	尿液內逆、尿閉、失禁、清長	痰液色如煙汁或腐肉，壅塞在喉頭難以吐出	針刺無血或血紅如銀朱，血液污濁	安靜時喘息不安，呼吸緊促	難以接受治療，病勢變化多端	胸口刺痛且痛處從不轉移	體力衰竭，臥床不起	眼睛翻轉下陷、兩耳向後緊貼、鼻腔發乾結垢、嘴唇向上翹起、牙齒發黑、舌根後縮、面如死灰、舌苔乾燥、

一種死兆不一定出現在所有疾病裡，一種疾病也不一定顯現所有的死兆。

79

運用，就會產生很大的益處。有害的食物，如適宜於熱症未成熟的食物不能給熱症已成熟的患者，若給了擴散熱症患者，則會產生丹毒，若給了風熱症已除的病人則會使熱擴散；隱熱症和濁熱症的降火食物、陳舊熱症的食物對虛熱症有害。這些不適合的飲食就像毒物，一定要區分清楚。

起居方面也有適合與不適合之分。對於各種併發的熱症，冷暖適中便符合病情；對於各種單一的熱症，只有涼性的治療才符合病情。衣著、居住、出行都要冷暖適宜，儘量選擇在日光與陰涼之間居住，住處宜安靜，忌受潮。應避免過度勞累，但可以適當地散步。白天儘量不要睡眠，常與朋友談心，保持精神舒暢。這些適宜的起居習慣都有助於疾病的康復，相反的起居行為則是有害的，應盡力避免。

藥物治療方面，主要有平息法和下瀉法兩種方法。平息的藥物又分為湯劑、散劑、藥油丸三種。其中湯劑又有成熟湯、分析湯、收斂湯、誅戮湯、試驗湯、勾攝湯、乾涸湯等七種。各種湯劑是清除熱症的良方。散劑藥物中有草藥方劑、膏藥方劑、混合方劑三種。熱症極嚴重時，用冰片君臣三味方[1]、冰片七味方[2]、冰片九味方[3]、來撲息熱症效果最好；中等熱症可藥用檀香十味方[4]；一般的熱症可藥用牛黃十味方[5]、施治。藥油丸主要用來治療熱症的後遺症，如三果藥油丸能根除虛熱症的後遺症；藏茵陳藥油丸能根除陳舊熱與隆的合併症；降眞香藥油丸能根除濁熱症的後遺症黃水病。

下瀉法是從根本上醫治疾病的一種方法。是否適宜採用下瀉法施治，需要視病情、患病時間以及患者體質來決定。在一切熱症成熟時使用下瀉法最為適宜，而對於未成熟的熱症，則要防止其擴散。對於熱症犯腑，在患者體力能承受的情況下，主要也是運用下瀉法施治。具體的實施過程包括先行準備、正式下瀉和善後處理三個內容。先行準備階段，對熱症尚未成熟的要使其成熟；對熱症已擴散的要進行收斂以壓住隆勢；隱熱的假象需要排除；火熱衰弱的需要調養；疾病的鋒芒要摧銳。正式下瀉時要將君王（狼毒）、后妃（離婆）、太子（藏黃連）、大臣（大黃、波棱瓜）、武器（鴉蔥）、騎乘（白糖）等藥物配伍齊全。下瀉以後，要選擇在河谷水邊居住，進食大米粥

或麵湯、乳漿等，以清涼的飲食來斷除後遺症。

手術外治主要包括：

針刺放血　可以清理脈道，分出病血。尤其是熱症成熟擴散時，以針刺放血調治最爲適宜。

發汗　可以通過毛孔排泄散熱。熱症未成熟而病勢嚴重時不可發汗，如果發汗不僅無汗，還會引起病情紊亂。熱症未成熟而病勢輕微時，也不適宜發汗。擴散熱症、隆型虛熱症、陳舊熱症、瘟疫熱症，以及肌肉皮膚骨骼熱症都適宜化成蒸氣向外逐出。

罨敷法　可以治療急性刺痛，有冷敷與溫敷兩種。用冷水石或犁鏵、溫酪、涼草藥等冷敷，能止血止痛，治療熱症，但是當熱症與未成型的隆病併發時，則不可用冷敷施治。溫敷如用酒浸漬的石子烤熱能鎮風痛，用火烤過的青磚罨敷胃腑能醫治未成熟的隱熱症與濁熱症，並可扶助胃火。但熱敷不能用於單一的擴散熱症。

藥水浸浴　包括五種甘露水浸法、束浸法、蒸氣浸浴法、五行水浸法等，可以治療熱症散於肌肉、皮膚、脈道、骨骼等。沾水涼敷或浸灑可以醫治表熱症，但不適用於未成型的併發熱症。

火灸法　可以封鎖熱症的逃路，如：赤巴熱症流竄於脈道，火灸可以封鎖流竄的狹路要隘；脈虛所致的熱症，火灸能在隘口放哨以截斷去路；由隆驅使的熱症也可用火灸法醫治；隆型疫症侵擾人體，火灸可迅速令其歸入本位；熾盛之熱尚在表面時，火灸可以險處制險；熱後反寒時，用火灸調養療效非常明顯。以上熱症採用火灸法，都是以熱治熱的良方。

〔1〕冰片君臣三味方：方劑組成爲冰片、竹黃、白檀香、檀香、牛黃、藏黃連、藏茵陳。
〔2〕冰片七味方：方劑組成爲冰片、竹黃、白檀香、紫檀、牛黃、藏黃連、藏茵陳。
〔3〕冰片九味方：方劑組成爲冰片、竹黃、白檀香、紫檀、牛黃、藏黃連、藏茵陳、哇夏嘎、川烏。
〔4〕檀香十味方：方劑組成爲白檀、紫檀、竹黃、紅花、綠絨蒿、藏黃連、牛黃、大株紅景天、藏茵陳、哇夏嘎。
〔5〕牛黃十味方：方劑組成爲牛黃、紅花、綠絨蒿、哇夏嘎、馬兜鈴、藏黃連、藏茵陳、大株紅景天、川烏、白糖。

4 平息法的方劑

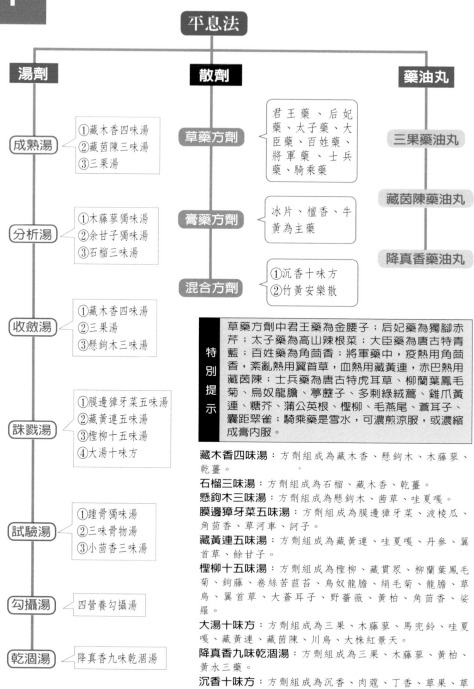

平息法

湯劑

成熟湯
①藏木香四味湯
②藏茵陳三味湯
③三果湯

分析湯
①木藤蓼獨味湯
②余甘子獨味湯
③石榴三味湯

收斂湯
①藏木香四味湯
②三果湯
③懸鉤木三味湯

誅戮湯
①膜邊獐牙菜五味湯
②藏黃連五味湯
③檉柳十五味湯
④大湯十味方

試驗湯
①踵骨獨味湯
②三味骨物湯
③小茴香三味湯

勾攝湯
四營養勾攝湯

乾涸湯
降真香九味乾涸湯

散劑

草藥方劑
君王藥、后妃藥、太子藥、大臣藥、百姓藥、將軍藥、士兵藥、騎乘藥

膏藥方劑
冰片、檀香、牛黃為主藥

混合方劑
①沉香十味方
②竹黃安樂散

藥油丸

三果藥油丸

藏茵陳藥油丸

降真香藥油丸

特別提示
草藥方劑中君王藥為金腰子；后妃藥為獨腳赤芹；太子藥為高山辣根菜；大臣藥為唐古特青藍；百姓藥為角茴香；將軍藥中，疫熱用角茴香，紊亂熱用翼首草，血熱用藏黃連，赤巴熱用藏茵陳；士兵藥為唐古特虎耳草、柳蘭葉鳳毛菊、烏奴龍膽、葶藶子、多刺綠絨蒿、雞爪黃連、糖芥、蒲公英根、檉柳、毛燕尾、蒼耳子、囊距翠雀；騎乘藥是雪水，可濃煎涼服，或濃縮成膏內服。

藏木香四味湯：方劑組成為藏木香、懸鉤木、木藤蓼、乾薑。

石榴三味湯：方劑組成為石榴、藏木香、乾薑。

懸鉤木三味湯：方劑組成為懸鉤木、茜草、哇夏嘎。

膜邊獐牙菜五味湯：方劑組成為膜邊獐牙菜、波棱瓜、角茴香、草河車、訶子。

藏黃連五味湯：方劑組成為藏黃連、哇夏嘎、丹參、翼首草、餘甘子。

檉柳十五味湯：方劑組成為檉柳、藏貫眾、柳蘭葉鳳毛菊、鉤藤、卷絲苦苣苔、烏奴龍膽、絹毛菊、龍膽、草烏、翼首草、大蒼耳子、野薔薇、黃柏、角茴香、娑羅。

大湯十味方：方劑組成為三果、木藤蓼、馬兜鈴、哇夏嘎、藏黃連、藏茵陳、川烏、大株紅景天。

降真香九味乾涸湯：方劑組成為三果、木藤蓼、黃柏、黃水三藥。

沉香十味方：方劑組成為沉香、肉蔻、丁香、草果、草豆蔻、紅花、竹黃、木香、木藤蓼、大蒜、白糖。

容易產生變質毒的飲食搭配

藏木香四味湯	藏木香、懸鉤木、木藤蓼、乾薑配伍	促使培根與隆病成熟
石榴三味湯	石榴、藏木香、乾薑配伍	分析培根熱症
懸鉤木三味湯	懸鉤木、茜草、哇夏嘎配伍	收斂由隆引起的擴散熱症
膜邊獐牙菜五味湯	膜邊獐牙菜、波棱瓜、角茴香、草河車、訶子配伍	醫治發展的疫熱症
藏黃連五味湯	藏黃連、哇夏嘎、丹參、翼首草、餘甘子配伍	醫治發展的擴散熱症
檉柳十五味湯	檉柳藏貫眾、柳蘭葉鳳毛菊、鉤藤、卷絲苦苣苔、烏奴龍膽、絹毛菊、龍膽、草烏、翼首草、大蒼耳子、野薔薇、黃柏、角茴香、婆羅配伍	醫治發展的毒熱症
大湯十味方	三果、木藤蓼、馬兜鈴、哇夏嘎、藏黃連、藏茵陳、川烏、大株紅景天配伍	誅戮陳舊的熱症
降真香九味乾涸湯	三果、木藤蓼、黃柏、黃水三藥（白芸香、草決明、茴麻子）配伍	醫治濁熱症
檀香十味方	白檀、紫檀、竹黃、紅花、綠絨蒿、藏黃連、牛黃、大株紅景天、藏茵陳、哇夏嘎配伍	平息中等熱症
牛黃十味方	牛黃、紅花、綠絨蒿、哇夏嘎、馬兜鈴、藏黃連、藏茵陳、大株紅景天、川烏、白糖配伍	平息一般熱症
沉香十味方	沉香、肉豆蔻、丁香、草果、草豆蔻、紅花、竹黃、木香、木藤蓼、大蒜、白糖配伍	治療熱症與隆病併發

熱症適用的外治方法

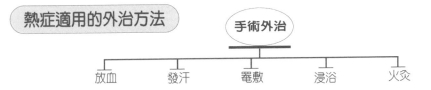

手術外治

放血　　發汗　　罨敷　　浸浴　　火炎

特別提示　有七種熱症不適於針刺放血治療，即未成熟熱症，針刺放血將轉為濁熱症；疫熱症針刺放血將使疾病墜入臟器之中；紊亂熱症惡血未分清時，針刺放血將使精血盡失；隆病產生熱症擴散，放血則使惡血留在體內，餘熱除不盡；虛熱症針刺放血，會引起隆浮游，身體疼痛；時疫熱症針刺放血將使遺血進入命脈；毒熱症針刺放血，會引起擴散，餘熱難除；體質衰弱的熱症患者，針刺放血將發生生命危險。

5

心、肺、肝、脾、腎、胃、腸

臟腑疾病

五臟六腑是人體的重要器官，各司其職，共同維持著機體的運行，無論哪一個部分染患疾病，都有可能會危及生命。對於五臟六腑的疾病一定不可以輕忽。

心病

● 不良的飲食起居導致心病

人們由於心情憂鬱及煩亂、飲食失調、失眠、易怒等原因，往往會導致心悸、心絞痛、心熱、心臟積水、心悶、心臟蟲病、心怒症等心病。

心悸的症狀是頭痛，健忘，神志錯亂，恐懼，胸悶，氣短，心慌。心絞痛可以分為隆型心絞痛和血型心絞痛兩種；前者主要表現為頭昏，上半身疼痛，氣短，眼脈突起，口乾舌燥；後者表現為舌乾，痛如針刺，易怒。心熱症可以分為熱擴散和熱滯留兩種；前者的症狀是神志不清，目赤，上半身刺痛，鼻唇乾燥，胸部前後如火燒一般；後者的症狀是熱痛，心臟劇痛如刀割，舌燥萎縮。心臟積水的症狀是多語，心前區有顫抖感，失眠，心臟有被擊感，呵欠，易怒。心悶的症狀是健忘，思慮多，食欲不振，嗜睡，心前區有堵悶感。心臟蟲病的症狀是眼前發黑，嗜睡，心悸發悶，心前區有拉鋸感。心怒症的症狀是脈象虛，發熱，少言語，易怒，偏頭痛，口眼歪斜。

● 內外夾攻，醫治心病

對於隆邪入侵引發的心病，可用三果藥油內服、外塗或者緩下瀉病，火灸第六、七節脊椎。治療隆型心絞痛，可以藥用肉豆蔻、小茴香、蔓荊子湯，火灸心窩前後穴位。治療血型心絞痛，可以藥用蔓荊子、木藤蓼、訶子湯。治療心熱擴散，可以在心脈穴針刺放血，藥用冰片七味方、冰片九味方或二十五味方。治療心熱滯聚，可以藥用冰片、蔓荊子、肉豆蔻、竹黃、熊膽、白糖製劑。治療心臟積水，藥用石榴散，在黑白際、腦戶穴、脊椎第七節等處火灸。治療心悶可以使用催吐法，多喝開水，藥用石榴、鐵線蓮、三辛湯、光明鹽、溫性藥、藏紅鹽湯等。治療心臟蟲病，藥用蔓荊子、阿魏、大蒜、肉豆蔻製劑，獨活湯煎服。用蔓荊子、廣木香、黃牛尿製劑，可治療心臟蟲病引起的發熱與疼痛。治療心怒症，可藥用余甘子湯，並火灸心脈。

心臟病的病因

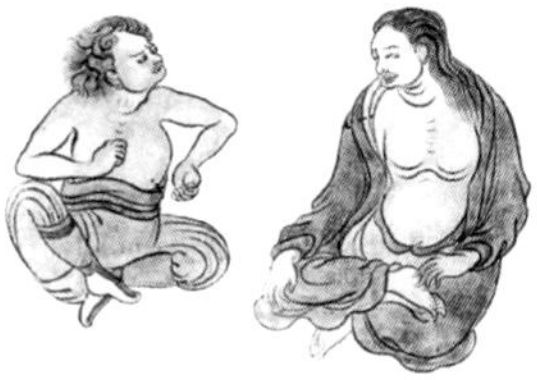

悲傷過度，飲食不周

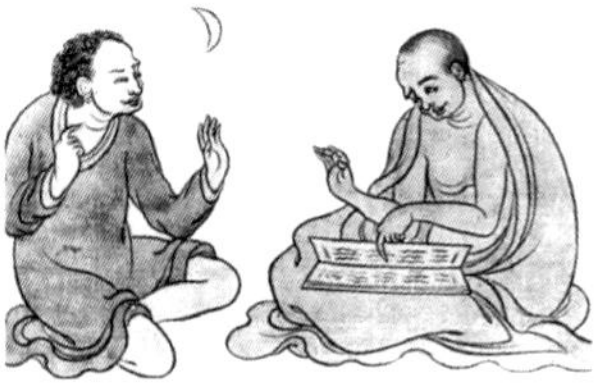

失眠

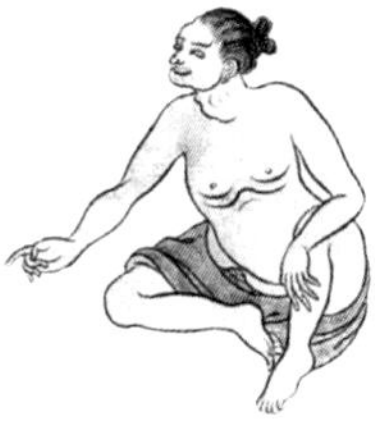

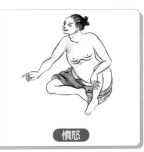

憤怒

各種心臟病的症狀

心悸
頭痛，健忘，神志錯亂，易怒，恐懼，胸悶氣短，心慌。

心絞痛
隆型心絞痛　頭昏，上半身疼痛，氣短，眼脈突起，口乾舌燥。
血型心絞痛　舌乾，痛如針刺，易怒。

心熱症
熱擴散　神志不清，目赤，上半身刺痛，鼻唇乾燥，胸部前後如火燒一般。
熱滯留　熱痛，心臟劇痛如刀割，舌燥萎縮。

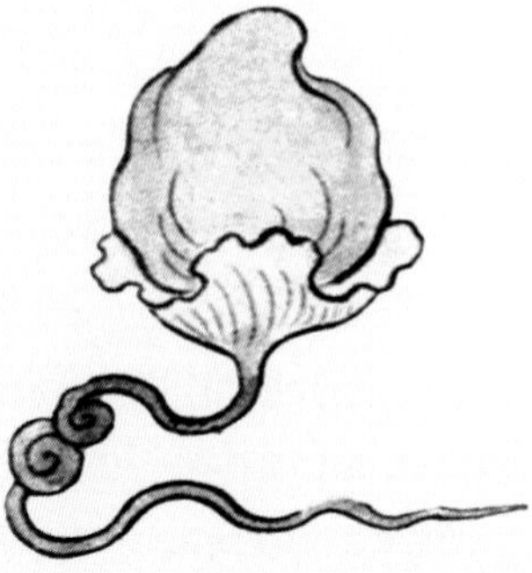

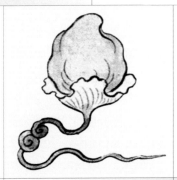

心臟積水
多語，心前區有顫抖感，失眠，心臟有被擊感，呵欠，易怒。

心悶
健忘，思慮多，食欲不振，嗜睡，心前區有堵悶感。

心臟蟲病
眼睛發黑，嗜睡，心悸發悶，心前區有拉鋸感。

心怒症
脈象虛，發熱，少言語，易怒，偏頭痛，口眼歪斜。

5 肺病

● 不良的飲食起居導致肺病

　　人們由於進食了酸腐的飲食、變質的桶酥及鹽類，或者由於煙薰、感冒、勞累過度等原因，造成體內隆、赤巴、培根、血液等的紊亂失調，往往就會導致乾咳、肺浮腫、肺熱、肺失水、肺癰、肺癆、肺擴張、肺膿腫等各種肺病。

● 食補、藥物、外治，三管齊下

　　染患隆型乾咳，應該進食涼性的營養食品，也可以藥用三甜藥膏和三果藥油滋補劑，還可以火灸脊椎第四節和第五節。患有肺浮腫症，可以用沙棘藥膏和竹黃藥膏來醫治，並火灸脊椎第五節和鴉眼穴。治療肺熱可以藥用檀香八味方、檀香十味方或茵陳蒿八味方，適宜進食鮮酥油與鮮肉類等。染患肺失水，可以先用甘草、薑黃製劑內服，然後催吐，再用甘草、沿溝草、大株紅景天、竹黃、紅花、熊膽、檀香、白糖製劑，與茜草煎湯服用。適宜進食煮熟的狐狸等動物的肺。治療培根侵入氣管導致的肺癰，應先用催吐法下瀉胃與氣管裡的培根，然後藥用沙棘五味方將痰引出，再用青木香五味方或者竹黃膏施治。肺癆症是由於痰液壅塞於肺所致，因此治療時可以先用茵陳蒿浸浴，然後再用沙棘五味方將痰液引出，如果痰色青灰，多而濃稠，才可以醫治。飲食方面適宜吃麞肉、黃羊肉、黃牛肉、麥酒、青稞酒等。治療肺擴張，可以在細頂脈和六頭穴多次針刺放血，藥用紫草茸、藏紫草、茜草、紅景天煎湯連續服用。適宜進食涼性的飲食，並避免過度勞累和用力。對於肺膿腫，如果膿液少而易乾且患者口渴，可以用茵陳蒿十味方、銅灰方、腦類方劑乾涸膿液，滋補肺腑。如果膿腫面積大或口乾不渴，可以用沙棘五味祕訣方向外引出膿液。此外，將竹黃、茵陳蒿、白糖，訶子、川烏、牛乳製成丸劑，或者用狐肺、牛乳、酥油、酪漿製劑，可以醫治咳血，補益肺臟。如果只有膿液而沒有血，應該用下瀉法施治。如果膿液像蛋清、蛙卵一樣，則應該補益肺臟，防止出血。

乾咳 長期咳嗽，痰不易咳出，夜晚與早晨病情嚴重。	**肺浮腫** 經常咳嗽，眼皮與腳背浮腫。	**肺熱** 熱塞則胸背發脹，痰鹹多泡，帶血色。熱痛則氣息壅塞，痰色紅黃，咳嗽時劇痛。
肺失水 上身發脹，頭痛，咳嗽，眼現黃色，食欲不振，氣息壅塞，後期痰似腐肉。	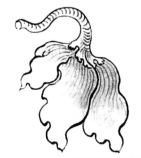	**肺癰** 咳嗽，痰色青綠，氣息壅塞，胸背脹滿。
肺癆 身體消瘦，體力衰弱，氣喘痰鳴。	**肺擴張** 眼睛赤紅，嘴臉發紫，氣喘聲嘶，上身發脹，痰色紅。	**肺膿腫** 痰液帶膿，惡臭，或者痰色青，泡沫裡有膿點。

肺病的病因

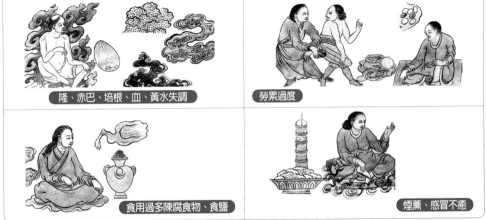

隆、赤巴、培根、血、黃水失調

勞累過度

食用過多陳腐食物、食鹽

煙薰、感冒不癒

5 肝病

● 飲食起居與肝病

由於吃了酸辣的食物或長期過度勞累等原因，就會染患肝臟腫大、慢性肝病、肝臟毒攻、肝臟失水、肝病水腫下落、肝病犯肺胃、肝病背僵、肝痛風症、肝病乾喘症、肝下白色橫膈膜症、肝上黑色橫膈膜症、肝脈擴散症、隆型肝病、肝臟萎縮、肝寒、肝偏僂症、肝寒浮腫等各種肝病。

● 食補、藥物、外治，三管齊下

治療肝臟腫大症，應先用牛黃余甘子湯催瀉，並在短翅脈針刺放血，然後用人膽、熊膽、岩精、訶子、鮮酥油製劑，以葡萄湯送服；注意睡覺時將枕頭放低，宜吃涼性的飲食。慢性肝病可用訶子湯下瀉，並用岩精、紅花、馬兜鈴、唐古特青藍、訶子製劑內服。治療肝臟毒攻症，需先用催吐法引出疾病，再用黃牛乳沖服牛黃八味散斷除後遺症。治療肝臟失水，可服用三角馬兜鈴湯[1]，並在短翅脈、細頂脈、肝膽脈穴針刺放血。治療肝病擴散，可在黃水脈針刺放血，然後進行下瀉施治。治療肝病水腫下落，需先行下瀉，並在腿脈和踝脈穴針刺放血，再用塘谷耳黃芪湯沖服三紅散。肝血溢於肺時，下瀉後在肺脈、短翅脈針刺放血，用涼性藥物施治。肝血溢於胃時，可在翅脈與匯合脈針刺放血，下瀉後服用穆坪馬兜鈴湯[2]。治療肝病背僵，應在翅脈、六頭、中脘穴針刺放血，罨敷脊柱兩側，並服用穆坪馬兜鈴湯。治療肝痛風症，可藥用三果湯發汗後，在細頂脈針刺放血，然後進行下瀉，服用鮮酥油蜀葵子膏，並火灸肌縫、關節。治療肝病乾喘症，先施行下瀉，在短角穴少許針刺放血，然後用浸浴療法施治，並可服用藥油丸，火灸脊椎第九節。對於肝下白色橫膈膜病，可在肝膽聚合脈針刺放血，服用穆坪馬兜鈴。對於肝上黑色橫膈膜疾病，應服用岩精湯，在短翅脈針刺放血後，再火灸脊椎第八節。治療肝脈擴散症，可在短角穴與細頂脈、聚合脈、阿索穴、脛尾穴、踝脈等處針刺放血，服用穆坪馬兜鈴湯，並用三果湯下瀉施治。

〔1〕三角馬兜鈴湯：方劑組成為三角、馬兜鈴。
〔2〕三紅散：方劑組成為茜草、紫草茸、藏紫草、岩精、人膽、熊膽。

肝臟腫大　肝臟腫痛，身體沉重，坐著有下墜感，肌肉發黃，膝彎筋脈蜷縮。

肝臟失水　腹脹，脊椎僵硬，肝臟浮動，胃與肝有空虛感。

肝佝僂症　全身腫脹，鼻腔潰瘍，舌唇發灰。

肝寒浮腫　內寒，面部浮腫。

肝痛風症　周身疼痛，腳跛，彎腰。

肝臟萎縮　進食後肝臟疼痛。

肝寒　膝瘍胸脹，乾咳，仰俯困難。

隆型肝病　疼痛浮懸，寒冷時噎氣。

乾喘症　體瘍顫抖，右側沉重，口渴。

白色橫膈膜症　心窩左右疼痛，嗜睡，口乾。

肝病水腫下落　入腰則劇痛，入足則足部麻木，腰及筋痛。

肝臟毒攻　目赤面青，肝腫肋疼，腹脹足腫，後期則肝臟腐爛，痰似煙汁。

肝脈擴散症　上半身及膊間疼痛，胸部脹滿，肝臟浮懸，咳嗽鼻喘，臉色發紫。

慢性肝病　失眠，貧血，食欲不振，身體消瘦，無疼痛感。

黑色橫膈膜症　命脈不適，心窩絞痛，胸脹。

肝病犯肺胃　入肺則胸部脹滿，肝下刺痛，咳血。入胃則有捆束感，不能俯仰。

肝病擴散　腳冷，上半身刺痛，胸滿肩痛，頸脈僵硬。

肝病背僵　手足僵硬，上半身及關節疼痛。

治療隆型肝病，可以吃煮製的羔羊肝臟，以及蔗糖、白糖、新鮮酥油等，並用三果藥油方施治，火灸脊椎第九節的三角點。治療肝臟萎縮和肝寒可服用石榴湯或者訶子核蒺藜藥油丸，染患肝寒還可以火灸肝竅。治療肝傴僂症，可用三果湯進行清瀉，用石榴五味方固澀，多吃穀類食物，再進行火灸，以斷除後遺症。

對於肝寒浮腫症，也可以用杜鵑方和石榴方施治，並火灸脊椎第五節、第六節和劍突穴的三角點。

對寒性肝病一定要熱治，適宜吃新鮮粥、新鮮綿羊肉等食物進行滋補。

脾病

● 飲食起居與脾病

人們由於飲食不消化、溼寒，或者勞累過度等原因，往往會染患熱性脾病、脾臟血脹、隆型脾病、培根型脾病、脾墜症等各種脾病。

● 食補、藥物、外治，三管齊下

熱性脾病的表現像飲酒後發熱一樣，患者舌苔斑駁，臉色發紫，手腳麻木，左側浮肋疼痛。治療時可以用丁香、草果、小豆蔻、藏紅花、藏茵陳、波棱瓜、木藤蓼、白糖製成散劑令服，也可以用草果、藏紅花、訶子、白糖製劑令服。並在脾脈針刺放血施治。

脾臟血脹的症狀與熱性脾病相似，患者臉色青黃，體內沉重，腹瀉，下嘴唇下墜；治療時可以用藏木香、蓽茇、小豆蔻、水菖蒲、良薑、白胡椒、藏紅鹽、肉桂、光明鹽、紅糖製劑令服，並在肘前骨凹陷穴和脾脈針刺放血施治。隆型脾病的症狀是身體腫脹，腸鳴，消化不良，打嗝時放屁會感覺舒適。培根型脾病的症狀是嘴唇上結痰液，受寒後或早起時腸鳴，身體左側劇痛。治療隆型和培根型脾病時可以服用阿魏、藏紅鹽湯，也可以用杜鵑、小豆蔻、肉桂、藏紅鹽、香旱芹、三辛、紅糖製劑令服，並火灸脾脈與第十一節脊椎三次。脾墜症又叫嘎肖嘎病，症狀是腹瀉，大便失禁；治療時可以服用光明鹽、藏紅鹽散，並火灸脾脈與第十一節脊椎三次，飲食方面適宜吃犏牛肉和犏犎雜交牛肉進行滋補。

肝病的病因

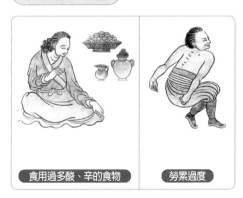

食用過多酸、辛的食物　　　勞累過度

脾病的病因

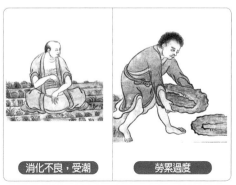

消化不良,受潮　　　勞累過度

各種脾病的症狀

熱性脾病
舌苔斑駁,氣喘,
嘴唇和臉都呈現紫色,
手足麻木,左側浮肋疼
痛。

脾臟血脹
類似於熱性脾
病,臉面呈現青黃
色,身體沉重,腹
瀉,嘴唇下垂。

脾墜症
腹瀉,
大便失禁。

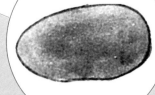

隆型脾病
身體腫脹,
腸鳴,消化不
良,放屁後感
覺舒適。

培根型脾病
嘴唇上結痰液,受寒或早
晨腸鳴,身體左側劇痛。

5 腎病

● 飲食起居不注意而導致腎病

人們由於跌打損傷、過度勞累、受潮、長期在水中作業等原因，很容易染患隆型腎病、腎癆症、腎下墜、腎熱、腎失水、腎痛風、腎病引起的佝僂病等腎性疾病。

● 食補、藥物、外治，三管齊下

治療隆型腎病，可以用蒺藜酒緩瀉，火灸脊椎第十四節及黑脈穴。

治療腎癆症，可以用酥油煮製兩歲羊羔的腎臟食用，將蒺藜、峨參、黃精、發酵的糌粑酒加薄酒、蔗糖、乾薑、酥油煎煮後趁溫熱服用。用油渣或酥油加入紫色雪蛙、蜥蠍、麻雀、鴿肉、天仙子、寒水石、三辛、三果、白刀豆、藏腰刀、木盍藤子、肉豆蔻、螃蟹、小豆蔻、菥蓂、蔗糖製劑，對尿頻症和遺精症都顯著的療效。

治療腎下墜，可以用臭當歸、降眞香藥油丸與各種鹽類、蜂蜜製劑令服。適宜吃驢肉、旱獺肉、馬肉、野驢肉滋補。用花椒、水菖蒲、薑黃、陳酥油、豬油製劑，塗抹身體後曬太陽，可以止癢。如果膝蓋、手背、腳背腫脹，可以用熱水洗浴。

治療腎熱，可以用白刀豆、藏紅花、小蘗皮、蠍子、白糖製劑內服，並在脛尾和踝脈針刺放血。

治療腎失水，可以用余甘子清血後放血施治，用牛黃、麝香、海金沙、三涼、螃蟹、蜀葵、三果、白糖等製成散劑令服。疾病擴散至上半身可以採用藥氣蒸浴療法，並在後頸脈針刺放血施治；疾病擴散至身體中部採取脈瀉施治；疾病下墜則採用針刺放血與藥氣蒸浴共同施治。

治療腎痛風，可以用刺芒龍膽湯下瀉，再用藥氣蒸浴療法施治。脈瀉後取三涼、白刀豆、藏腰子、木盍藤子、三果及三種治黃水的藥、金砂、螃蟹、蜂蜜等諸藥製成膏劑內服，在脛尾與大腸脈針刺放血。等到熱退以後內服降眞香藥油丸加蜂蜜，火灸黃水穴與腫門諸穴。

治療腎性佝僂病，可用甘露五味方[1]罨敷，脈瀉後用小豆蔻、香旱芹、蓽芨、廣木香、蔗糖製成丸劑內服，並在關節上下用四方形熱針施治。

〔1〕甘露五味方：方劑組成為寒水石、唐古特青藍、藏木香、訶子、余甘子。

各種腎病的症狀

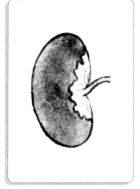

隆型腎病　腰部持續疼痛，聽力下降。

腎癆症　下淋，小便閉塞，遺精，腰部及髖骨疼痛，脊椎肌肉抽搐、疼痛。

腎下墜　腎腰皆痛，皮膚發癢，手背和腳背腫脹。

腎熱　腎腰疼痛，尿道口發炎，筋骨肌肉間疼痛無定處。

腎失水　擴散至上半身時，脖筋和面頰疼痛，頸部僵硬，肩背彎曲。擴散至身體中部時，腰部和髖骨疼痛，血管變粗，咳嗽，關節鬆弛，腰部彎曲。疾病墜於下體時，腳跛，麻木，關節疼痛。

腎痛風　腰部以下疼痛，咳嗽，髖關節疼痛，脊椎與後頸僵硬，前半夜病痛嚴重，飲酒和進食溫性營養食物後身體發熱。

腎性佝僂症　骨節外突，佝僂行走。

腎病的病因

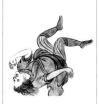
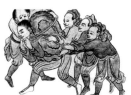
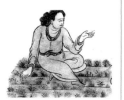
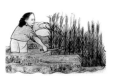

摔傷　　強負重物　　受潮　　水中勞動

5 胃病

● 飲食起居與胃病

人們由於過度疲勞、受潮或受寒、進食過量、飲食不當等原因，往往就會染患隆型、培根型、赤巴型、血型胃病，以及胃毒症、反胃、胃萎縮、胃緩痛等各種類型的胃病。

● 內服外治，食補居養

染患了隆型胃病，表現爲胃部脹滿疼痛，打嗝空嘔，有時會發生腸鳴腹瀉。治療時可用阿魏、藏紅鹽、黑胡椒、石榴、紅糖製劑令服，也可以將各種骨湯加阿魏、藏紅鹽、灰鹽製劑，罨熨胃腧，並火灸施治。用陳酥油、三辛、三種鹽類製劑，可以止吐。用蛇床子、良薑各一把，與白糖、牛乳、酥油製劑，可以止瀉。

培根型胃病表現爲食物不消化，打嗝，進食後出冷汗並疼痛，嘔吐黏液。治療時可將阿魏、藏紅鹽、山奈製劑，用良薑湯沖服，並在胃竅前後連續火灸。用石榴、小豆蔻、光明鹽、蛇床子、肉桂、香旱芹、乾薑、蓽茇、黑鹽、藏紅鹽、蔗糖製劑，可增強胃火，幫助消化，並有很好的鎮痛作用。將小茴香、白胡椒、藏紅鹽、白糖、蜂蜜製劑，可醫治培根型胃病的嘔吐。將蔓荊子、油松、三辛、芫荽煎湯服用，可止培根型胃病的腹瀉。

治療膽汁犯胃，可以先用金腰子催吐，然後用大黃、訶子清瀉。治療血型的胃病，可以內服竹黃安樂方或沙棘方，並在短翅脈針刺放血施治。

染患胃毒症的症狀是飲食不消化，食欲不振，吞咽時疼痛。竄肌後腹脈暴脹，進食嘔吐。治療時可以用狼毒、溪岸銀蓮花、卵葉橐吾、光明鹽製劑催吐，然後藥用藏木香、懸鉤子、小豆蔻、紅花、丁香、白糖製劑令服。

反胃症表現爲腹脹和腹陣痛。治療時可用草果、小豆蔻、肉桂、黃花杜鵑、蓽茇、香旱芹、白胡椒、白糖、藏紅鹽、焦角煎湯令服。

胃萎縮表現爲打嗝、不消化、嘔吐泡沫，治療時可以藥用訶子散施治。胃緩痛的表現是疼痛無定時，可以用杜鵑散進行治療。

胃是消化食物的根本，平時的飲食起居都要注意溫暖，石榴和冬青必不可少。

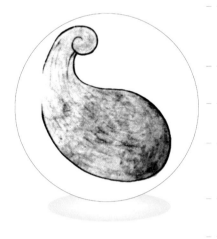

隆型胃病　胃部脹滿，疼痛，打嗝空嘔，有時腸鳴腹瀉。

培根型胃病　食物不消化，打嗝，進食後出冷汗並疼痛，嘔吐黏液。

赤巴型胃病　腹瀉或者嘔吐。

血型胃病　遇寒、熱皆疼痛。

胃毒症　飲食不消化，食欲不振，吞咽疼痛。竄肌後腹脹暴脹，進食即吐。

反胃症　腹脹，腹陣痛。

胃萎縮　打嗝，進食營養油膩食物不消化，嘔吐泡沫，酒後舒適。

胃緩痛　疼痛無定時。

胃病的病因

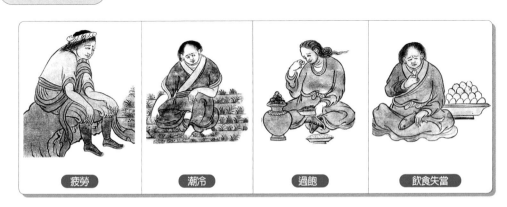

| 疲勞 | 潮冷 | 過飽 | 飲食失當 |

5 腸病

● 飲食起居與腸部疾病

人們由於不適當的飲食起居，造成構成身體的四大種發生紊亂與失調，往往就會染患腸道病和大腸病等各種腸部疾病，其中腸道病又可以分為腸洞泄、腸扭纏、腸臌脹、腸秘結、腸痛瀉等五種；大腸病又可以分為寒脹、寒臌、熱瀉、消渴、熱氣症等五種。

● 內服外治，雙管齊下

腸洞泄是由於隆侵入了腸道造成的，治療時可以服用溶化的酥油，將三辛、光明鹽、黑鹽、藏紅鹽、蔗糖、白糖製劑，用開水送服。也可以將鹽或新的磚瓦燒熱，罨敷腸道進行治療。

腸扭纏是由於隆侵入腸道而引起的扭結，治療時可以藥用阿魏、藏紅鹽、光明鹽、三辛、紅糖製劑，以煮過的青稞酒沖服，火灸腸竅前後穴。

腸臌脹是由於腸內培根充斥造成的，治療時可以用石榴、桂皮、小豆蔻、蓽茇、乾薑、各種鹽類製劑內服，並可用大黃下瀉治療。

腸秘結是由於血熱和赤巴熱一同侵入腸道所致，治療時可以用導劑灌腸引便。對於腸痛瀉，可以使用膽粉七味方進行醫治。

對於寒脹，藥用芒硝、藏紅鹽、光明鹽、沙棘製成散劑，以酪汁沖服，可以醫治腹脹疼痛及便秘。用芫荽、沙棘、甘草、芒硝、秦艽和溫性藥物製成散劑，開水沖服，可以醫治腸鳴、疼痛及腹瀉。

治療寒臌，可以用石榴、三辛、四種鹽類、蔗糖、白糖製劑內服。此外，藥用阿魏、藏菖蒲、廣木香、硼砂、藏紅鹽製劑令服，可以醫治寒性腹脹、腫僵等。用訶子、香附子、水菖蒲、小米辣、石斛、黃牛尿製劑令服，可以醫治便秘。

治療熱瀉，可以藥用三果湯或穆坪馬兜鈴湯，並在大腸脈針刺放血施治。治療消渴症，可以藥用杜鵑七味方下瀉。治療熱氣症，可以藥用石榴散，並火灸脊椎第十六節、大腸頭和氣海穴。

各種腸部疾病的症狀

腸洞泄 腸痛，有時腸鳴、瀉水。

腸扭纏 放屁不通，在腸道內盤旋，腸道陣痛。

腸臟脹 裡急後重，欲解不得，有時疼痛，下瀉膿血。

腸秘結 便秘絞痛，大便惡臭。

腸痛瀉 腹痛下瀉。

寒脹 腸鳴，飽食後肚臍附近疼痛。腳進水後，腹瀉灰色泡沫，有時大便乾燥、便秘。

寒臟 腹脹，裡急後重，欲解不得，有時腹瀉灰色食物殘渣。

熱瀉 口中乾渴，腹脹，發汗，便秘。

消渴 腸鳴，體弱無力，口渴，腰痛。

熱氣症 脊椎僵硬、疼痛，腰部活動不靈。

腸病的病因

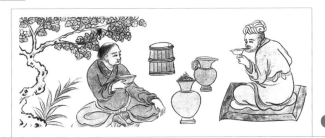

飲食、起居失當

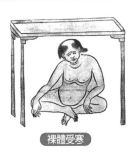

裸體受寒

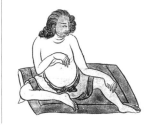
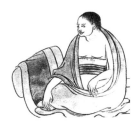

三因素失調

6

內科疾病

消化不良症

內科疾病是痼疾之症，它可以分為新痼疾與舊痼疾兩種，主要是由於飲食不消化而造成的，這裡就來談一談不消化的痼疾之症。

● 消化不良的病因、病緣與形成過程

導致消化不良的內因是人體內部的培根因素，其性重而涼。外緣方面，寒性隆成分過大的人，體質瘦弱，飲食粗糙，缺乏運動，憂慮勞心，年老力衰，半夜進食不習慣的飲食，或者過量進食乳類和魚肉，前面的飲食尚未消化又接著進食，混同進食，進食酸腐食物、生肉生乳、冷煉食物、燒焦的食物、摻水的飲料、飲食無規律等等，都容易造成消化不良。

其疾病的變化過程是這樣的：當內因與外緣同時具備時，人體內的培根、赤巴、隆將發生失調，使得培根尼牙切不能發揮其磨碎食物的功能，赤巴久切不能進行消化，麥娘姆隆不能在人體內正常運行，最終導致消化力減弱，食物的清濁不能分離，稱為消化不良症。同時由於食物不消化，又造成胃內的培根激增，胃涎阻塞了隆通行的脈道，導致培根淤積於胃、培根積垢、培根熱能衰弱等疾病。人們在青春年少時體力正旺，胃火強盛，活動較多，對於不適當的飲食也養成了適應的習慣，因而不容易產生消化不良。

● 消化不良症的種類

從飲食的性質來看，飲食有硬、溼、油膩三種，糌粑、蔬菜、瘦肉等為硬食，酒和水、牛乳、茶水等是溼性飲料，植物油與酥油、脂肪、肉、髓等為油膩食物。其中溼性與油膩飲食不消化，一般將造成嚴重疾病。從痼疾症的性質來分，有濁痼疾症與清痼疾症兩種。飲食不能完全消化，停留在腸胃之中，致使培根胃涎激增聚聚，日久濁垢淤積，便形成食痞塊，這屬於濁痼疾症。麥娘姆隆不能將精華與糟粕分離，糟粕流向精華的脈道，致使赤巴久切不能製造精血，長久在肝臟中蓄積，日久精華便形成聚聚、滴漏、潰散、蔓延等四種情況。精華滯聚會形成痞塊症；精華滴漏會形成臌脹與水腫疾病；精華潰散則形成毒癩、溼疹、水腫、硬核大瘡、內臟膿瘍、痛風、黃疸等許多疾病；精華蔓延時會產生紫症，擴散後潛伏於脾臟。這些都屬於清痼

疾症。從相伴隨的疾病來分，有隆病、赤巴病、培根病三種。

● 消化不良的症狀

總體來說，染患消化不良後將發生大便秘結或大便頻繁，難以放屁，迴旋於腹內形成腹脹，有時在積滯腹內後即大量排出，直瀉急下。由於體內精華與濁渣混合，因而所排糞便和尿液混濁，身體沉重，懈怠，反胃，進食時感覺疼痛，打嗝，頭痛。

具體來說，濁痼疾症由於濁渣沒有消化淨盡，形成口臭，胃脹，嘔吐，打嗝，進食沒有消化的飲食更加有害，進食習慣的飲食則沒事，眼睛、面頰及腳背顫動。清痼疾症表現為身體懈怠，食欲不振，嘔吐，嘔逆，身體消瘦，胸口與兩肋疼痛。任何不消化症與隆病合併時，表現為腹脹、顫抖、頭暈、四肢僵硬等。與赤巴病合併時，表現為胸痛、瀉出物色黃、氣味大、打嗝、嘔吐、劇渴欲飲等，並形成疫癘熱症。與培根病併發時，表現為唾液稠而多、身體沉重、神志昏迷、嘔吐、打嗝、飲食無味。

● 消化不良的治療

總體來說，一切消化不良症都可以從藥物、手術、飲食、起居四方面進行治療。

消化不良按病情輕重可分為三個等級。輕微的消化不良可以用飢餓療法施治，並早晚飲用光明鹽開水；飲食方面應避免進食難消化的飲食，可少量進食加入薑粉的麵食、綿羊肉、魚肉、野牛肉、酒、熱麵等性輕溫易消化、有益於腸道的熱食；起居方面忌受潮、受寒及白天睡眠，適宜在乾燥處生活，注意保暖，適當活動，以出汗為宜；但是消化不良症初期禁食及晝寢有益處。中等消化不良應內服光明鹽四味湯；用光明鹽、藏紅鹽、三辛煎湯熱服，可以提升胃火，消化食積；或者用石榴、桂皮、縮砂、蓽茇、乾薑、三鹽、紅白糖等製成散劑，減量以開水沖服，劑量過大將難以消化；還可以用石頭、青磚、鹽等加熱後罨熨，或者用狗毛、狼毛、猞猁毛薰熱後纏在腰間。對於嚴重消化不良症，可以下瀉施治；如果病患在上半身，要實施催吐；病患在下半身，應該灌

6 消化不良形成的原因及過程

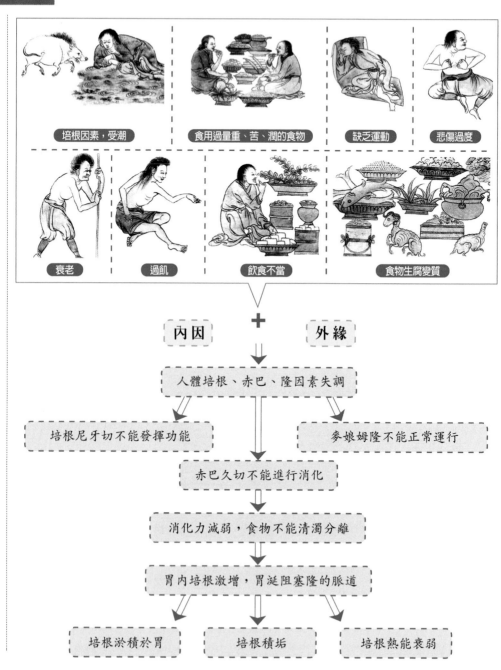

培根因素，受潮　　食用過量重、苦、潤的食物　　缺乏運動　　悲傷過度

衰老　　過飢　　飲食不當　　食物生腐變質

＋

內因　　　　外緣

人體培根、赤巴、隆因素失調

培根尼牙切不能發揮功能　　　　麥娘姆隆不能正常運行

赤巴久切不能進行消化

消化力減弱，食物不能清濁分離

胃內培根激增，胃涎阻塞隆的脈道

培根淤積於胃　　培根積垢　　培根熱能衰弱

日常飲食的分類

日常的飲食可以分為硬、溼、油膩三種。

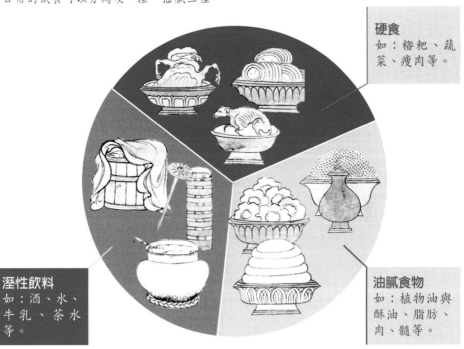

硬食
如：糌粑、蔬菜、瘦肉等。

溼性飲料
如：酒、水、牛乳、茶水等。

油膩食物
如：植物油與酥油、脂肪、肉、髓等。

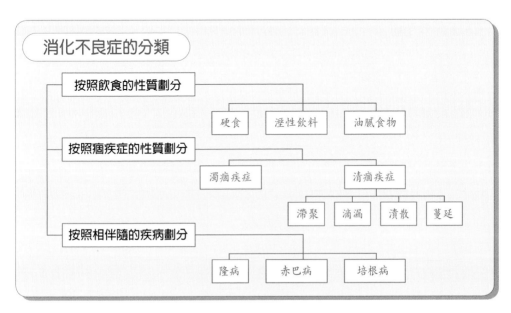

消化不良症的分類

按照飲食的性質劃分

- 硬食
- 溼性飲料
- 油膩食物

按照痼疾症的性質劃分

- 濁痼疾症
- 清痼疾症
  - 滯聚
  - 滴漏
  - 潰散
  - 蔓延

按照相伴隨的疾病劃分

- 隆病
- 赤巴病
- 培根病

腸；病患在中部時，以下瀉施治。實施治療過程中如果飲食起居失當，將導致疾病復發。因此，飲食起居一定要謹慎。如果各種方法都不能從根本上除病，則可在胃竅針刺或火灸施治。

具體來說，對於濁痼疾症，首先要用石榴、三辛製劑提升胃火；再以光明鹽、藏紅鹽、硇砂、白糖等爲主藥，針對具體病情加入對症藥物施治。如果服藥後仍然不消化，可以與解毒丸交替使用；藥物醫治後應以婆羅子、水菖蒲、蓽茇、山奈、山羊乳等製劑催吐。嚴重的消化不良症應先行催吐，然後再使用藥物醫治。總之，濁痼疾症使用熱罨敷、適當的活動、開水飲料等施治，療效最爲顯著。

對於清痼疾症，可用等分四味湯令服。如果精華已經蔓延潰散，可在牛乳中加鹽令服以收斂。精華未蔓延而聚攏的，可藥用離婁、釋坎桼膏、廣木香、光明鹽、水菖蒲、蔗糖、熱水、酵酪等與大米煎粥令服，以斷除後遺症。也可將石榴、桂皮、縮砂、蓽茇、乾薑散用開水沖服。

消化不良與隆病併發時，可用熱罨與緩瀉兩種方法施治；與赤巴病併發時，可以用下瀉法除病；與培根病併發時，最好用催吐法施治。治療的同時應以適當的飲食與藥物相結合。當消化不良症遷延日久，轉爲其他疾病時，首先仍是消化不良的病因所致，可用石榴五味散，熱性疾病用白糖，寒性疾病用紅糖製劑，以開水沖服，提升胃火。當胃火升起後，消化不良症自然清除，精華自然回歸本位，這樣其他疾病也就容易治療了。

總之，一切內科疾病都是由消化不良症所誘發。因此，作爲一名醫生一定要精通消化不良症的治療。

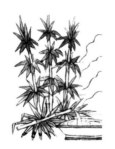

治療濁痼疾症的一種方劑

主藥　光明鹽　│　藏紅鹽　│　硇砂　│　白糖

糌粑不消化	+	酵母、天然鹼。
食肉不消化	+	狼胃或水鷗、鷲鳥的喉頭，以肉湯、肩胛骨湯交替沖服
蔬菜不消化	+	蕁麻、鐵線蓮
飲酒不消化	+	酵母、煮沸的酒或秸稈湯
飲茶與飲水不消化	+	鹽或童便
飲乳酪與牛乳不消化	+	酪漿
進食酥油與脂肪不消化	+	煅寒水石
進食植物油不消化	+	豆麵
進食石類藥物不消化	+	白礬、火硝

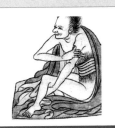

用狗毛、狼毛、猞猁毛薰熱後纏在腰間，可以治療消化不良症。

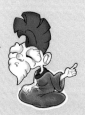

有人認為新、舊消化不良症都適宜散步，這實際上是無知亂說。只有濁痼疾症在初期散步才有益處，清痼疾症在陳舊後會轉化成毒症。

103

7

血潮與風潮
婦科疾病

> 婦科的主要疾病共有三十二種，一般婦科病有八種，總共是四十種。但總體來說，婦科總症可以分爲血潮與風潮兩種。

一切婦科疾病歸根結底都是由月經引發的，患病初期稱爲血潮，也就是血崩；陳舊以後與隆型疾病併發，稱爲風潮，也就是月經不調。

● 婦科疾病的診斷：了解症狀

婦女染患血潮時，將感到腰部以下骨蒸、潮熱、疼痛，小腹有灼熱感，背部及橫膈膜處皆疼痛，此外，還表現爲脈搏熱而弦，身上生出皰疹，月經滴漏、積聚或積血化膿。轉化爲風潮以後，其症狀表現爲骨蒸，頭暈，煩躁，頭骨發涼，全身發冷，下身肌肉疼痛，肉跳，腫脹，麻木，眼花，健忘，陰道口與小腹緊縮，白帶增多，月經紊亂，淋漓不盡。

● 婦科疾病的治療

婦科疾病的治法大體上可分爲洗潤法與營潤滋補法兩種，治療血崩常用洗潤法。洗潤法又分潤腹法與潤脈法兩種，潤腹法又有大潤與小潤之分，潤脈法也有內潤和外潤之別。實施洗潤法可採用洗浴和油療。潤腹時可將訶子、大黃、肉桂分別煎湯，待涼後混合在一起，再加入鮮薑、桂皮、牛膝、澤漆、光明鹽、離婁等，可以下瀉疾病。小潤時，可藥用牛膝、離婁、訶子、桂皮、光明鹽、鮮薑等各等份共同研末，加入大黃湯令服。下瀉法可用於治療月經滯留、子宮痞塊、死胎化膿、血崩、子宮缺陷等婦科疾病。潤脈時，內潤的準備階段是先內服鮮薑湯，然後將苦蘇、油渣、鴿糞等用酒煮後罨敷小腹。洗浴與按摩施治後，藥用斑蝥、桂皮、小豆蔻、白土、丹青木外皮與八歲童便製劑，此方的用法與脈瀉的總治法相同。外部潤脈法也分大、中、小三種。大潤可藥用硇砂、桂皮、藏紅鹽、犀牛角、羚羊角、藏羚羊角、鹿角、巴豆、離婁、膜邊獐牙菜、繡線菊、蛤蚧、蝙蝠尾、小豆蔻、石花、煙絮、天然鹼、紅糖製成丸劑，放入子宮。中潤可藥用小豆蔻、硇砂、三辛、巴豆、離婁、芒硝、喜馬拉雅紫茉莉、刺柏、蜂蜜製劑。小潤可藥用

婦科疾病的內因

婦科疾病是由貪、嗔、癡三毒的相互作用，以及地、水、火、風四大物質的紊亂失調引起的。

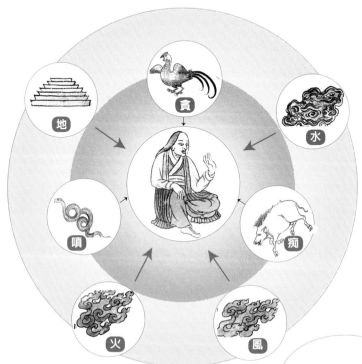

血潮也就是血崩，風潮也就是月經不調。

婦科疾病的分類及症狀

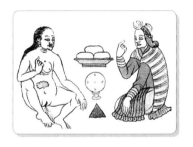

前期 血潮	後期 風潮
骨蒸、潮熱、疼痛，小腹灼熱，背部及橫膈膜處疼痛，脈搏熱而弦，生出疱疹，月經滴漏、積聚或積血化膿。	骨蒸，頭暈，煩躁，頭骨發涼，全身發冷，下身肌肉疼痛，肉跳，腫脹，麻木，眼花，健忘，陰道口與小腹緊縮，白帶增多，月經紊亂、淋漓。

紅花、硇砂、小豆蔻、斑蝥、離婁、天然鹼、蔗糖製成丸劑或煎湯，用灌腸器送入子宮。用藥後溫熨小腹，並用手按摩，起痛時不要害怕，等候片刻，即可用灌腸器吸出子宮淤血。對於宮血滯留、胎盤不下、子宮出血等症，皆可用下瀉法施治。

治療月經不調常用營潤滋補法，營潤滋補法分肉營滋補法、酒營滋補法和藥營滋補法三種。肉營滋補的方劑是將肥碩的兩歲公羊羔的肺、心、肝、脾、腎、肥腸、肛、舌、喉、甲狀腺、尾椎骨、胸叉、後頸、肋條、尾椎骨後三節、睾丸、眼睛、髀肉、四肢魚形肌等搗碎，加入四兩的犛牛奶陳酥油煮沸，再加入各種肉稍煮片刻，依次加入四兩的醇酒、三辛、阿魏水、純羊血，邊煮邊加邊攪，然後再加入全部羊肉混熬成羹，每天食用三次。口渴時要喝醇酒，身體避免受寒冷，依照此法可以治療月經不調。

酒營滋補的方劑是蜂蜜酒、紅糖酒、蒺藜酒、酥油酒、骨酒等。藥營滋補的方劑又分血營滋補與酥營滋補兩種。

血營滋補就是將牛、羊、鹿的脂肪、血、骨三者混合，與肉桂一起煎煮，待涼後再加入竹茹、大黃、光明鹽、三辛，以文火煎熬服用。或者用純驢血加肉桂、小豆蔻、木藤蓼、蒲桃、螃蟹、光明鹽、大黃等煎煮，時時攪拌，煮沸後再加入骨湯煎煮，作為零食服用，每次一勺。

酥營滋補就是將黃精、天門冬、峨參、喜馬拉雅紫茉莉、蒺藜藥油，加入蜂蜜、蔗糖、辛味藥物製劑，早晚服用，月經不調則可痊癒。

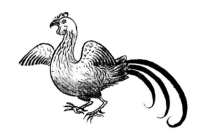

洗潤法與營潤滋補法

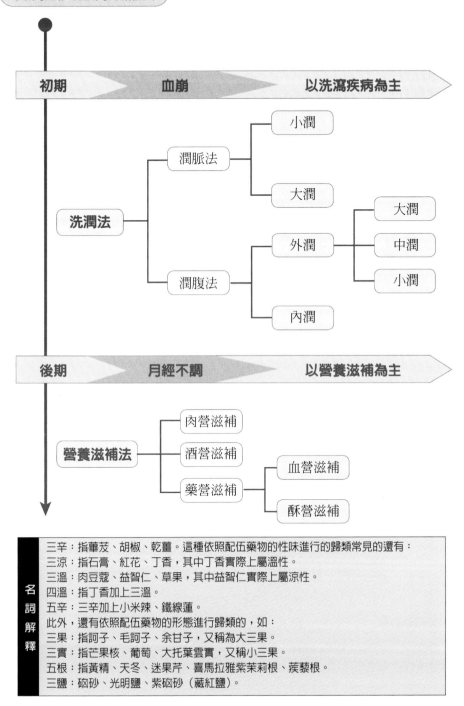

初期　　血崩　　以洗瀉疾病為主

洗潤法
- 潤脈法
  - 小潤
  - 大潤
- 潤腹法
  - 外潤
    - 大潤
    - 中潤
    - 小潤
  - 內潤

後期　　月經不調　　以營養滋補為主

營養滋補法
- 肉營滋補
- 酒營滋補
- 藥營滋補
  - 血營滋補
  - 酥營滋補

名詞解釋

三辛：指蓽茇、胡椒、乾薑。這種依照配伍藥物的性味進行的歸類常見的還有：
三涼：指石膏、紅花、丁香，其中丁香實際上屬溫性。
三溫：肉豆蔻、益智仁、草果，其中益智仁實際上屬涼性。
四溫：指丁香加上三溫。
五辛：三辛加上小米辣、鐵線蓮。
此外，還有依照配伍藥物的形態進行歸類的，如：
三果：指訶子、毛訶子、余甘子，又稱為大三果。
三實：指芒果核、葡萄、大托葉雲實，又稱小三果。
五根：指黃精、天冬、迷果芹、喜馬拉雅紫茉莉根、蒺藜根。
三鹽：硇砂、光明鹽、紫硇砂（藏紅鹽）。

先天不足，後天失養
小兒疾病

小兒疾病有從母親方面遺傳、繼承來的疾病與後天遭遇各種病緣而引發的疾病兩種。

● 小兒疾病的病因與病緣

從根本上說，小兒病也是由於隆、赤巴、培根三大因素的紊亂失調造成的。其病緣有來自母親方面和小兒本身兩種。從母親方面來說，由於孕婦飲食起居不當而誘發了隆、赤巴、培根，這些疾病由母體傳染給小兒，就會導致小兒先天性的聾、啞、盲、兔唇、駝背等疾病；從小兒本身來說，不當的飲食、起居等都可能成為病緣，起居不當、飲食過熱或過寒、養育不夠周全，都能誘發各種後天的小兒疾病。

可見，小兒疾病可以分為先天疾病和後天疾病兩類。所謂先天疾病，就是在懷孕期間由母親遺傳給胎兒的疾病。後天疾病也稱急性病，又可分為粗病八種、細病八種、精微病八種共二十四種疾病。

● 小兒病的診斷：了解症狀，判斷吉凶

小兒患病後常表現為哭鬧不止，眼睛不睜，面色發黑，食欲不振，不愛玩耍，呼吸困難，聲音低微，有時呻吟，指甲尖削下陷等。

此外，根據某些症狀還可以預先判斷出吉凶。如果小兒出現手心、腳心發白，耳朵乾枯貼於頭部，鼻腔乾燥結出鼻痂，眼睛失神下陷且總向後看，不能微笑，舌燥變短，牙齒生垢，胃硬如石，進食即吐，氣短，咽喉梗塞，腹瀉如水，回吐乳汁，頭有裂縫，皮膚腫脹色黃，胃積水，肝下墜至臍等情況，都是死亡的徵兆 [1]。相反，如果小兒五官功能並未消失，呼吸順暢，脈象遲，手心、腳心發紅，胃口還好，指甲紅潤，則是吉兆，應該抓緊醫治。

● 小兒病的治療

治療小兒病要從飲食、起居、藥物、手術四方面入手。飲食方面，哺乳期嬰兒所需的藥物可以由母親服用。既吃母乳又吃牛奶的嬰兒出現疼痛時，則母子都應忌食酪漿，而進食性輕且容易消化的飲食，直接醫治嬰兒。起居

方面，一定要注意小兒保暖，避免受涼，不要讓小兒啼哭。藥物治療方面，分平息法與下瀉法兩種。平息法應採用溫和且易消化、甘味大的藥物。草藥湯劑藥性銳、糙，配伍時一定要妥善處理。實施下瀉後可進食大米茶粥。手術治療可採用針刺放血、火灸、水療和灌腸。針刺放血以開啓脈竅為宜。不滿一歲的嬰兒只能在指尖放血。火灸時艾丸大小應如豌豆，每丸灸三次，燒完為度。水療應採用星光照射過的水施治。實施灌腸時，不滿一歲的嬰兒只能用藥錠施治，滿一歲的嬰兒灌腸劑量應為一兩，以後按年齡每增長一歲增加一兩，藥劑以溫和導劑為宜。

〔1〕 本書誕生於一千多年以前，隨著現代醫療技術的發展，許多死兆已不再是死兆了。

母體原因造成嬰兒缺陷

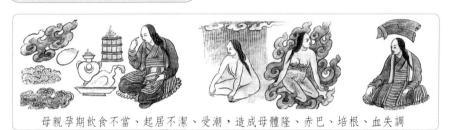

母親孕期飲食不當、起居不潔、受潮，造成母體隆、赤巴、培根、血失調

導致小兒先天性聾、盲、啞、跛、駝背、唇裂、斜頸等疾病

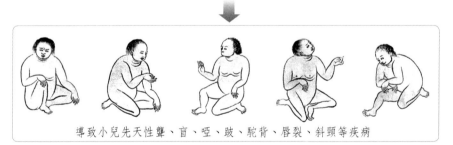

後天的小兒疾病共有24 種

粗病	細病	精微病
胸部疾病　肺疾病	頭部腫大　咽喉梗阻	眼病　耳病　口腔疾病
肝疾病　腹瀉　嘔吐	膽疾病　脾疾病　腸道疾病	淋巴疾病　命脈疾病
瘟疫　臍部疾病　結石	胃疾病　吃土病　奶病	肌肉疾病　疔瘡　有頭疽
共8種	共8種	共8種

8＋8＋8＝24種　109

難言之隱
男女生殖器疾病

男女生殖器都是非常容易感染疾病的部位，染病以後痛癢難忍卻又無法言說，因此，我們每一個人都有必要了解一下相關的知識。

男性生殖器疾病

●起居不慎導致疾病

由於性交過度、憋尿、憋精液、強迫小便、強迫射精、生殖器受外傷等原因，往往會導致陽挺、疹粒、結腫、管黏、芒刺症等各種男性生殖器疾病，其中，陽挺又可以分為隆、赤巴、血、培根四種類型。

患有隆型陽挺的人，會有生殖器經常舉起、皮膚破裂的現象。患有赤巴型陽挺的人，則會出現生殖器紅腫發熱。血型陽挺病人的生殖器上布滿了黑色的疹粒，且時常會有滴血的現象。培根型陽挺病人常會感到生殖器發癢、腫脹、沉重。各種陽挺合併症患者的睪丸腫脹，並且同時具備上述各種類型的症狀。生殖器上布滿疹粒的疾病稱為疹粒症。結腫的外在表現就是包皮外翻並且腫脹。患有管黏時尿道口緊閉，致使小便阻塞不通。患有芒刺症則表現為生殖器強烈刺痛，感覺就像是充滿了穀芒一樣。

● 內服外敷，共同施治

治療一切陽挺症，初期可以針刺放血，用猛烈導劑下瀉，並用涼性藥物製劑外敷；成型穿刺以後，可以將酥油、芝麻、蜂蜜煎煮取汁，外用清洗。此外，將新磚坯、三果鍛灰、酥油製劑外敷，可以治療陽挺疹粒。隆型陽挺，可藥用檳榔葉、酥油製劑外敷。赤巴型陽挺，可用冰片、檀香膏外敷。血型陽挺，藥用廣木香、哇夏嘎製劑外敷。培根型陽挺，藥用余甘子、蜂蜜製劑外敷。合併症陽挺，可依照瘡傷的療法醫治。對於疹粒，可以按照陽挺症的治療方法施治。治療結腫，可以使用塗油按摩法和油療法。治療管黏，可以用導管導尿施治。對於芒刺症，可以將青稞面、小茴香、酥油煎煮後外敷包紮施治。

男性生殖器疾病的病因

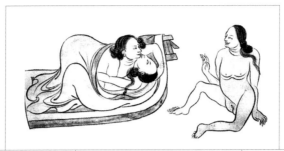

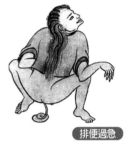

貪淫過度

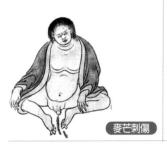

麥芒刺傷

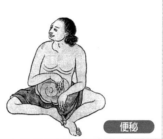

便秘

排便過急

各種男性生殖器疾病的症狀

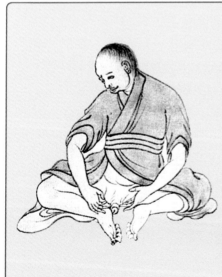

隆型陽挺　生殖器經常舉起，皮膚破裂。

赤巴型陽挺　生殖器紅腫發熱。

血型陽挺　生殖器布滿黑色疹粒並滴血。

培根型陽挺　生殖器發癢、腫脹、沉重。

合併症　睪丸腫脹，同時具備上述症狀。

疹粒　生殖器上佈滿疹粒。

結腫　包皮翻轉且腫脹。

管粘　尿道口緊閉，小便不通。

芒刺症　生殖器感覺像被穀芒充斥

9 女性生殖器疾病

●飲食起居不當導致疾病

女性由於性交過多、月經淋漓、產後飲食起居不當等原因，往往會染患隆、赤巴、血、培根，以及合併症等各種類型的生殖器疾病。

患有隆型生殖器疾病，則會出現子宮無知覺、月經少而帶有血塊或瘀血及尿頻等類似於懷孕的感覺，且子宮口緊閉，可能引發各種子宮疾病。

患有赤巴型生殖器疾病，則會出現月經顏色黑黃、發臭、發熱、流膿等症狀。

患有血型生殖器疾病的人月經淋漓不盡。

患有培根型生殖器疾病的人陰道發癢，寒冷，略感疼痛，且經常會有水流出。

如果同時出現了以上各種症狀，則屬於幾種生殖器疾病的合併症。

● 滴劑治療

大部分子宮疾病都屬於隆型疾病，治療時可以將油松、蒺藜、哇夏嘎煎湯服用，將草木犀、懸鉤子、廣木香、光明鹽、松脂、酥油等煎煮取汁，用吸角滴入子宮施治。治療赤巴型疾病可藥用山礬葉、廣木香、哇夏嘎煎汁，用吸角滴入子宮。治療培根型疾病可以用紅糖酒、訶子酒、蓽茇、訶子、鐵粉、黑礬、光明鹽、旋覆花、三果、蜂蜜製劑服用，並將石榴、桂皮、縮砂、蓽茇、乾薑、黃牛尿製劑，滴入陰道施治。治療赤巴型疾病可以用甘草、牛乳等製劑施治。當各種疾病合併發生時，則應按照治療合併症的方法進行治療。

總之，各種女性生殖器疾病是造成婦女不孕的原因，應該及時醫治。

女性生殖器疾病的病因

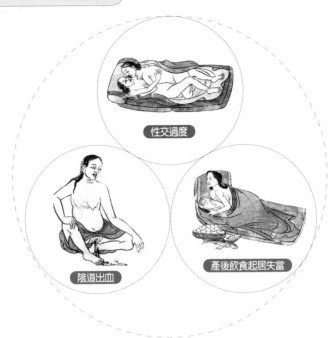

性交過度

陰道出血

產後飲食起居失當

各種女性生殖器疾病的症狀

隆型生殖器病
子宮無知覺，月經少而帶有血塊或瘀血，尿頻，感覺類似於懷孕，子宮口緊閉，能引起各種子宮疾病。

赤巴型生殖器疾病
月經顏色黑黃，發臭，發熱，流膿。

血型生殖器疾病
月經淋漓不盡。

培根型生殖器疾病
陰道發癢，寒冷，微痛，經常流水。

合併症
同時具備各種症狀。

凡患有這五種疾病的人，都不能懷孕。

10

痔瘡……
天然毒瘡

天然的毒瘡有許多種，包括痔瘡、癰疽、丹毒、內臟膿瘍、淋巴疾病、疝氣、腿腫病、肛門瘻管等，這裡主要來介紹比較常見的痔瘡。

● 痔瘡的病因與病緣

人們由於腹瀉過度，或被灌腸器械損傷肛門、經常抑制大小便排泄、大小便被阻不通、長時間騎乘、久坐硬席、吐塞隆紊亂等原因，往往會誘發隆型痔瘡、赤巴型痔瘡、培根型痔瘡、血型痔瘡，以及乾型痔瘡、溼型痔瘡等各類痔瘡疾病。

● 痔瘡的診斷：瞭解症狀

得了痔瘡以後，總體的症狀是痔瘡阻塞肛門，吐塞隆返逆，隆、赤巴、培根三因素紊亂失調，體溫下降，四肢疼痛，隆滯聚，腹臟脹，頭部眩暈，胃口喪失，身體消瘦，體力衰弱，口涎多，關節疼痛，小便多而大便少，腹瀉或大便乾燥，小便淋漓，大便帶血而腐臭，生殖器與肛門刺痛，呈現寒象。

具體來說，培根型痔瘡表現爲腹脹，體溫下降，食欲不振，感冒，口涎多，小便淋漓，尿道口刺痛，瀉出物呈灰白色且帶有黏液，無血，無黃水，瘡面白色，發癢，知覺差，皮膚、指甲、眼睛及臉都顯蒼白。隆型痔瘡表現爲有時大便乾燥，有時腹瀉，頭部、肩膀、大腿及肋際、輸尿管口皆疼痛，氣喘，體溫下降，皮膚、指甲、眼睛、臉色以及瘡面都發黑。血型痔瘡表現爲形狀如珊瑚或小葉蓮果，發熱，劇烈疼痛，流血。赤巴型痔瘡表現爲發熱，口渴，身體出汗，肛門呈現黑色，瀉出物赤黃，瘡面紅黃且流血，皮膚、指甲、眼淚皆呈青黃色。此外，在肛門四指半處有三層褶紋，紋外新生的痔瘡容易治療，中層痔瘡逾年則難以治療，內層痔瘡逾年治癒的很少。

● 痔瘡的治療

總治法可藥用訶子、蔓荊子、止瀉木、小米辣、酪汁製劑令服。也可以將訶子、懸鉤木、小米辣配伍外敷和內服，或者用肉豆蔻、木香、沉香、龍

痔瘡的病因

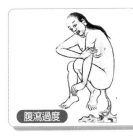
腹瀉過度

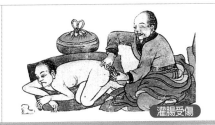
灌腸受傷

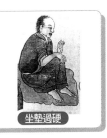
坐墊過硬

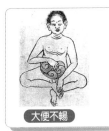
大便不暢

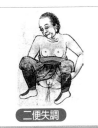
二便失調

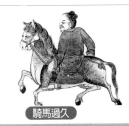
騎馬過久

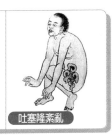
吐塞隆紊亂

各種痔瘡的症狀區分

培根型痔瘡 發冷，瀉出物灰白，瘡面白色，皮膚、指甲、眼睛及臉色蒼白。

隆型痔瘡 發冷，皮膚、指甲、眼睛、臉色以及瘡面都發黑。

血型痔瘡 發熱，形狀如珊瑚或小葉蓮果，劇烈疼痛，流血。

赤巴型痔瘡 發熱，肛門黑色，瀉出物赤黃，瘡面紅黃，皮膚、指甲、眼淚青黃色。

舌草、青芫荽、木瓜、油松製劑塗敷下身。大小便不通時可用牛奶、新酥油塗敷，用蒺藜、油松、喜馬拉雅紫茉莉煎湯內服。在溫泉中沐浴，用杜松藥油塗敷。還可以將雞糞、蓽茇、小葉蓮、薑黃與黃牛溲製劑，外敷或制成藥錠納入肛門。

將人頭、貓皮、蛇蛻、沒食子、酥油製劑煙薰，可以破除痔瘡。手術方面刮取瘡疹，然後放血以使惡血流出，如果不破，再用下瀉法施治。同時在太陽下用取彈丸的方法施治，或用銀針刺破小膿皰，或用刀剔除小膿皰，將鐵和酥油燒燙，在下身按左右前後的順序依次刮治，七天之內可以刮除痔瘡。同時外敷小米辣粉，塗敷乳酪。飲食方面應進食肉湯或豆漿、酪漿，特別是酪漿潤糙適中，胃火相宜，能夠根治痔瘡，有使其不再復發的療效。

具體來說，治療培根型痔瘡，可藥用果瑪卡散，同時用娑羅子、煙絮、蓽茇、酥油製成藥錠或加植物油納入肛門中。治療隆型痔瘡，可藥用石榴汁、香旱芹、箭頭葉唐松草、蛇床子、木香、乾薑製劑令服。或者將訶子、黃牛尿制訶子粉製成散劑，用紅糖水沖服。治療血型痔瘡，氣味惡臭的，要注意保護體內元氣，不可割治；色如朱砂的，要進行割治，藥用海桐皮、檳榔葉、茜草、藏黃連、止瀉木、檀香、甘草、有爪石斛、木棉花等，研為細末後與米泔水配製成丸劑令服。或者用止瀉皮、止瀉果、旋複花、木棉花、毛瓣綠絨蒿、檳榔葉等制成藥油令服。或者用密陀僧、檀香、有爪石斛、山羊血、白糖、米泔水配伍內服。將五倍的黑芝麻和砂糖、牛乳製劑令服。治療赤巴型痔瘡，可以藥用止瀉木子四味湯內服。或者用止瀉果、川烏、小蘗膏製劑內服。或者用白芸香、木香、訶子、澤漆製劑下瀉施治。治療溼型痔瘡時加入止瀉皮；治療乾型痔瘡時加入石榴。飲食方面，一切痔瘡都適宜飲用酪漿。起居方面則應注意避免大便秘結，大便時用力不可過猛；此外，久坐硬席、騎乘、潮溼、酷熱、烤火、曬太陽等，也都一定要避免。

多種方法治療痔瘡

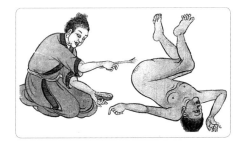

內服藥劑	如：內服止瀉木子四味湯。
外敷藥油	如：訶子、懸鉤木、小米辣配伍外敷。
內置藥錠	如：雞糞、蓽茇、小葉蓮、薑黃與黃牛溲制成藥錠。
煙薰治療	如：人頭、貓皮、蛇蛻、沒食子、酥油製劑煙薰。
刮治法	如：鐵和酥油燒燙刮治。
浸浴法	如：溫泉浸浴。
飲食療法	如：肉湯、豆漿、酪漿。

酪漿潤糙適中，胃火相宜，具有根治痔瘡，抑制復發的神奇療效。

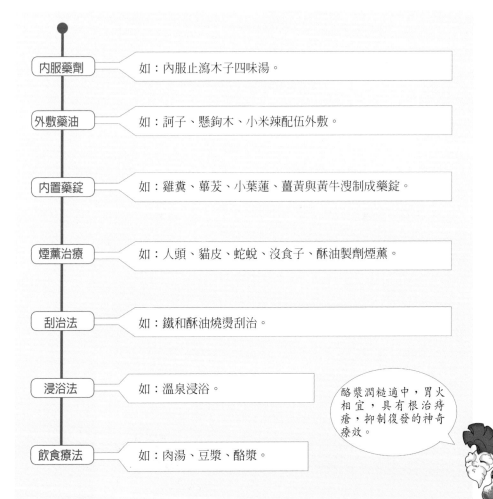

11

男女大事
滋補強壯

在諸妙欲中，情欲是最高尚的。健康和諧的性生活不僅可以滿足人們正常的生理需要，而且能夠使身體強健，心情舒暢。

人體臍下有三脈相匯聚，形成脈結，這就是所謂的「三木賽」。三木賽是儲存精血的地方，對男性來說是指精囊，對女性而言則是指子宮和卵巢，它是人類代代相續的根本，一旦發生缺陷，就會給人帶來極大的苦惱。因此，了解一些壯陽與滋陰的知識是十分必要的。

補精壯陽

所謂「陽」，是指進行情欲的能力，也是繁衍後代的根本。男性是壯陽的主體，如果男性沒有進行情欲的能力，即使有婦女在身邊，也是徒勞無益；如果男性的精液健康而且旺盛，女性便能夠繁衍後代。

要想補精壯陽，提高性生活的品質，不妨從居住環境、情侶選擇、先行準備、榮養滋補四個方面著手。

居住環境　環境是影響情欲的重要因素，因此，優美的居住環境對激發情欲是必不可少的。住宅的周圍最好有池塘、樹蔭，鳥兒清亮的鳴叫聲縈繞於耳，和風送來陣陣花香。身處於這樣優美、怡人的景色環境中，定會使人心情舒暢，情欲頓生。

情侶選擇　選擇年輕嬌媚、惹人喜愛的姑娘，最重要的是雙方之間要有真摯的感情，兩人甜言蜜語、柔情蜜意，這也是增強情欲的重要條件。

先行準備　在行房事之前，可以先行油搓沐浴，或用緩性導劑灌腸，這些都是增強情欲的必要準備。

榮養滋補　具體的滋補方法可分為飲食、起居、藥物、手術治療四種。飲食方面，進食紅糖、蜂蜜、白糖、肉湯、牛乳、融酥、酪皮等味甘精白的飲食，最能滋補壯陽，增強體力。起居方面，可以通過目送秋波、談情說愛、擁抱接吻等方式來含蓄地表達愛意。藥物方面，雪蛙是強身增精的良藥，主要配方有雪蛙九味方、雪蛙十三味方、雪蛙五味方等。藥用雪蛙、五根，三果、紫雪蛙、貓眼草、種綿羊的睪丸、牛乳、酥油等，用水濃煎取

滋補壯陽的佳品——雪蛙

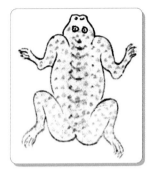

雪蛙就是蟾蜍科動物西藏蟾蜍，它被人食用以後可以迅速生化成精液，是強身增精的良藥。

雪蛙九味方

配方：將紫雪蛙、肉豆蔻、貓尾、水獺尾、寒水石、硫磺、岩精、莨菪等搗碎，裝入麻雀的體腔，然後用絲線縫合，放入酥油裡煎煮，再加入紅糖和乾肉配伍，當作零食服用，每次一匙。

功效：增強體力，暖腎滋精。

雪蛙十三味方

配方：將紫雪蛙、黃雪蛙、水獺肉、岩石蜥蜴、雞肉、鴿子、麻雀頭、山雀頭、厚唇重唇魚肉、莨菪、手掌參、天門冬、寒水石十三味藥與紅糖配伍令服。

功效：增生精液，增強性能力。

雪蛙五味方

配方：將紅色寒水石用黃牛乳潤研成粉，再與手掌參、麻雀頭、莨菪、黃雪蛙、紫雪蛙、紅糖配伍，當作零食用酒沖服。

功效：增強體力，提高性生活品質。

特別提示 雪蛙有黃色、紫色兩種。紫雪蛙頭短，眼紅，上有青、紫、紅、綠各色斑點，身子切開後為脂肪性；黃雪蛙身長，頭長，有淡黃色或淡紅色光澤，脂肪比紫雪蛙略少。無論哪種雪蛙，鱗（疙瘩）和眉骨粗大，身材苗條者為雄性；鱗和眉骨小，身材粗胖，頸短者為雌性。交配前雄雪蛙功效大，交配後雌雪蛙功效大。

汁，再加入硇砂、小豆蔻、乾薑、蓽茇、蔗糖令服，可以增強生育能力。或者將紫雪蛙、黑芝麻、白芝麻放入麻雀的體腔內，縫合以後用酥油煎煮，再晾乾研細，放入前面的酥油汁中，加入紅糖令服。又一方，用蓽茇和余甘子浸汁，與白糖、蜂蜜、酥油配伍，並以牛乳送服，即便是八十歲的老翁，也能行房事。外治方面，可以進行沐浴和按摩。

總之，遺精、陽萎要及時滋補；身體強壯、精液充盈，可以行房事來平息欲火；疾病的寒氣使胃火衰退、脈口失束，尿液和精液相混滴漏，可以火灸脊椎第十三節、十九節以及內踝面，並內服驢肉、水獺肉、雪蛙藥油；出現熱象時，可用酒送服各種鹽藥丸。

滋陰調理

女性滋陰的重點，在於月經失調、死胎、不育症等。

月經失調包括隆型、赤巴型及培根型三種。治療隆型月經失調，可在早晚內服鮮薑湯，用油渣、穀物在小腹部罨熨，續用潤脈藥錠施治，同時以榮養小腸營養蒺藜湯配合內服，最後再用酥油營養劑斷除後遺症。治療赤巴型和培根型月經失調，可用各種花朵配方薰療，用大滌潤方清內後，再以潤脈大劑施治，清除子宮疾病，內服榮養小腸營養蒺藜湯滋補，斷除後遺症。

死胎就是嬰兒死在胎內，包括胎內遺留下胎盤、病血，產後子宮內遺留下病血，子宮部位歪斜有血痞塊。死胎的症狀類似懷孕，有時小腹、腎臟、關節會感覺疼痛，陰道有紅色或黑色血水流出。治療時，可在早晚服用三奈湯，並用鴿子糞、苔蘚溫熨小腹，然後將訶子、肉桂、大黃分別濃煎取汁，三汁混合後加入離婁、澤漆、牛膝、硇砂、肉桂製劑，經常服用。如果不能治癒，可藥用硇砂、鍋墨、牛膝、骨肉煆灰，藥量依次加大，與酒配伍令服。產生疼痛時，可用石粒與穀物溫熨。仍然不下，可用硇砂與酒配伍令服。用潤脈大劑清瀉施治，然後用榮養小腸蒺藜酒內服，可斷除後遺症。起居方面，一年以內須注意保暖。

治療不孕症可服用育兒藥物，要定期或經常使用滌瀉和表裡潤脈劑，然後內服蒺藜酒與養血藥劑。

女性月經失調的症狀

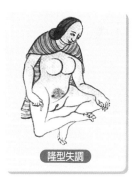

隆型失調

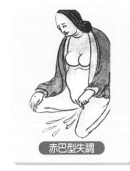

赤巴型失調

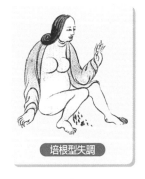

培根型失調

月經呈現黃色，經期紊亂，子宮有開口感，腫脹，有時有堵塞的感覺。

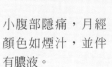

小腹部隱痛，月經顏色如煙汁，並伴有膿液。

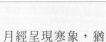

月經呈現寒象，猶如水一樣地流淌。

情侶生活的訣竅

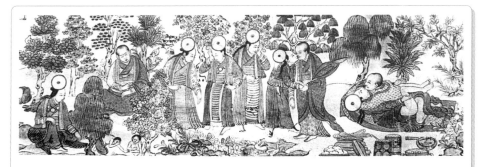

要選擇一位年輕美麗的姑娘，進行油搓沐浴，然後帶她到一處鳥語花香、環境優美的地方，先唱情歌、談情話，再擁抱接吻，激發感情，然後歡快地交合。交合後，要進食蜂蜜、冰糖、肉湯、牛奶、優酪乳、酥油等補品。

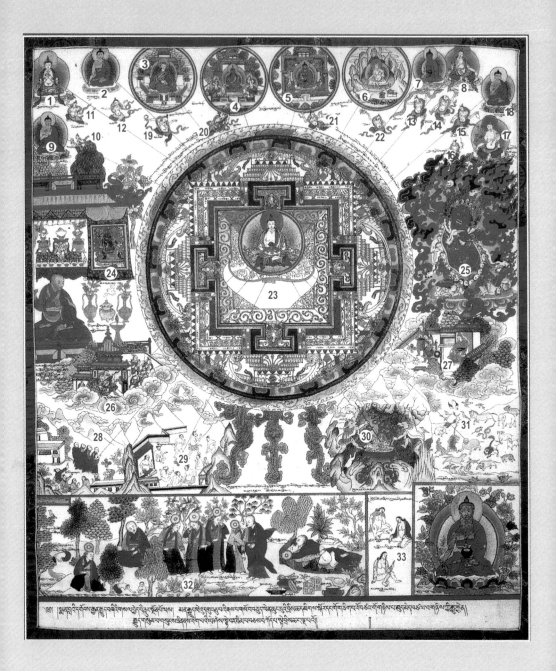

性養生圖

本圖描繪了無量宮、諸神佛及六道的景象，同時還包括補精壯陽、情侶生活，以及患月經疾病的婦女等內容。

（1）無垢菩薩（2）釋迦牟尼佛（3）蓮花生大師（4）無量光佛

（5）藥師佛（6）班旦赤旺（7）阿彌陀佛（8）普賢菩薩

（9）燃燈古佛（10）司燈仙女（11）司花仙女（12）司舞仙女

（13）司觸仙女（14）司樂仙女（15）司寶仙女（16）司香仙女

（17）觀音菩薩（18）彌勒菩薩（19）司視仙女（20）司聽仙女

（21）司嗅仙女（22）司味仙女

（23）無量宮　製成補藥以後，要誦經祈求神佛保佑。誦經時，應設想藥瓶就是無量宮，各方神佛的庇佑、五方歡喜佛的淫水方能進入藥瓶，使補養藥變為甘露。服藥後，可以返老還童，長生不老。

（24）金剛持（25）馬頭明王（26）天道（27）阿修羅道

（28）人道（29）餓鬼道（30）地獄道（31）畜生道

（32）情侶的生活：年輕美麗的姑娘、幽雅的環境、唱情歌、談情話、擁抱親吻、歡快交合、補養藥品（33）患月經疾病的婦女

12

外部創傷

由箭簇、石頭、刀槍、牛角、狗咬、火燒等導致的外傷，也被稱作急性創傷，外傷往往會造成身體衰弱、皮膚破裂、肌肉撕傷、滴漏惡臭等痛苦。

外部創傷可依種類和患病部位進行區分。從種類來看，有皮膚剝裂傷、割裂傷、砍擊傷、中度斷傷、重度斷傷、脫臼傷、破碎傷、戳刺傷等八種；從患病部位來看，則有頭部傷、頸部傷、體腔傷、四肢傷等四種。

首先來看頭部，人的頭型大致可以分為隆型、赤巴型、培根型、隆赤混合型、赤培混合型、隆培混合型以及隆赤培混合型七類。腦髓的生理形態也可以區分為肉狀腦髓、酥油狀腦髓、蜂窩狀腦髓、稀酪狀腦髓、酪狀腦髓、乳狀腦髓、水狀腦髓等七種，在這七種腦髓中，依次前者優於後者。人的頭型和腦髓的形態互相適應，彼此相連。腦髓表面呈紫紅色，被網狀脈絡包裹著，光滑明淨，好像熟透的獐子皮一樣。但是外觀上頭形圓、眼珠色黑、鼻翼扁凹、鼻涕與口涎少的人更好一些。頭部受傷以後如果沒有跌倒，不昏迷，不嘔吐，不啞，不癡，不胡言亂語，則是吉祥的徵兆，否則有可能會出現酪狀、乳狀甚至水狀腦髓。

其次來看頸部，頸部不包括頭部、體腔和四肢。頸項是骨骼之城、血脈之隘，也是肌肉、水脈、筋腱的匯集之處。頸部的骨骼要害軟骨逸散如頭部，脈絡要害脈精如胸腔，肌肉水脈筋腱要害如四肢。因此，對於頸部骨折應按照頭部骨折的治法施治；對於頸部脈道斷裂應按照體腔脈道的治法施治；對於頸部肌肉與筋腱斷裂，應按照治療四肢的方法施治。

再來看體腔，人的體腔是由骨骼、肌肉、臟腑要害、脈絡等組成的。其中骨骼又包括脊椎骨、胸椎骨、肋骨、軟骨尖、鎖骨、髖骨、肩胛骨、椎尾等八個部分，是身體的支柱。肌肉包括依附在脊椎上的內外里脊肌肉、胸部乳房肌、臀部斜肌，以及腋部的黑白二肌、肩窩頸肌、頸項轉動肌、肩胛骨走行肌等九種，是腫脹與疾病潰散的要害處。五臟六腑是指心、肺、肝、脾、腎五臟，以及胃、膽囊、大腸、小腸、膀胱、精囊卵巢六腑，這些部位都是生死攸關的要害。脈絡分內脈與外脈兩種。內脈主要是指黑白命脈，外脈則包括心脈、肺脈、肝脈、脾脈、腎脈、胃脈、膽脈、大腸脈、小腸脈、

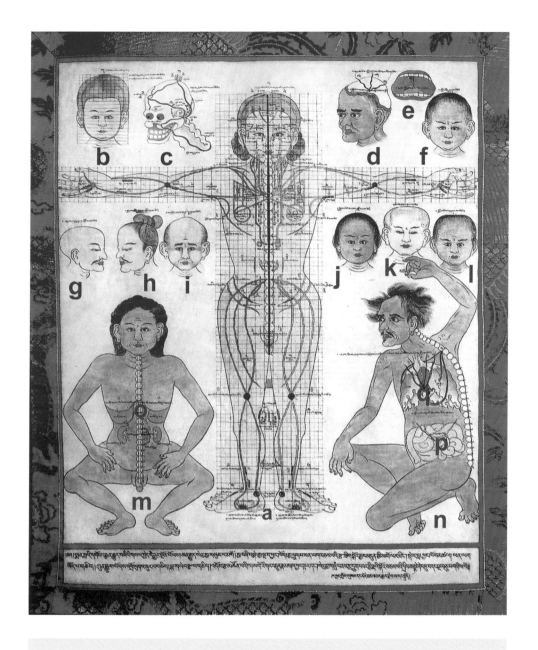

人體脈絡的正面及頭型

a.人體脈絡的正面 b.頭部測量 c.頭部脈絡 d.頭頂脈絡 e.上顎脈絡 f.隆型頭：長型 g.赤巴型頭：後腦突出型 h.隆赤混合型頭：四方型 i.隆培混合型頭：橫臥型 j.赤培混合型頭：圓型 k.培根型頭：肩胛骨型 l.隆赤培混合型頭：頭頂平型 m.臟腑黑脈 n.臟腑白脈 o.肝、脾、腎、生殖器官脈 p.十二指腸和腸脈 q.心臟智慧脈、肺脈和膽脈

精府脈、膀胱脈等。各脈道都是要害部位，一旦斷裂將會導致死亡，如果遭受強擊，也能致殘。

最後來看四肢，四肢的要害包括腓脛肌、腺體、脈絡、骨、韌帶等五個部分。其中脈絡要害和腺體要害最爲重要，骨關節屬中等要害，筋腱韌帶屬末等要害。脈絡要害中又以心脈最爲重要，膽脈與隆脈運行的脈道次之，其他脈道屬末等要害。諸肌的要害中脛心黑蛙肌最爲重要，大腿肌次之，其他肌肉屬末等要害。關節要害裡膝關節與臂關節最爲重要，胯關節與肘關節次之，其他關節屬末等要害。小骨要害裡踝骨是最重要的要害，胯骨、肩胛骨次之，其他屬末等要害。筋腱韌帶要害裡膝關節的韌帶最爲重要，肘部韌帶次之，其他韌帶屬末等要害。此外，關節和韌帶、水脈等是隆的要害，心、肺和膽脈是赤巴的要害，大脈與肝脈是血的要害。只有了解這些要害部位，才能在治療時心中有數，做出正確的診斷。

● 外部創傷的症狀

外傷的症狀因受傷部位不同而有一定的差別。一般說來，如果是身體的要害處受到創傷，則很難救治。身體要害包括肌肉、脂肪、骨骼、筋腱、臟器，腑器、脈絡等七處。肌肉要害受創時腫脹劇烈；脂肪要害受創時如癱腫；骨骼要害受創時，疼痛發熱暗生骨熱病；筋腱要害受創時，會造成跛腳或僵硬；臟器要害受創時，會感到劇烈疼痛，容顏蒼白失去光澤；腑器要害受創時，會導致嚴重腫脹、腸鳴、小便禁閉；脈絡要害受創時將導致脈熱、和合紊亂。相反，只要不是要害處受創，元氣不喪，就不會感到疼痛，同時胃口平順，身體舒適，不會影響工作。

受到外傷後如果處理不當，往往會引發創傷感染。總體來說，創傷感染的症狀包括創傷面擴大，模糊，特別軟或特別硬，創傷面突起或下陷，有時發熱，膚色青紫，腐爛惡臭，創傷難以癒合。具體來說，創傷感染的症狀又可分爲感染、擴散、潰散、隱匿、狂發、骨蝕等六種。

● 外部創傷的治療

治療外傷的重點在於消腫、防止感染和培育新肌。

消腫　首先，對於新的創傷，頭三天要用酒糟調理罨敷。酒糟能抑制隆病、乾涸黃水；淡酒糟能醫治創傷處的培根病；水出物冷敷則能撲息血熱和

赤巴熱。其次，發生腫脹時應採用抽吸法調理，大部分創傷都屬於熱性，因此可用寒性藥物注入，或用外敷、罨敷等方法醫治，就好像用水來滅火一樣，腫脹很快就會消失。此外，筋絡與赤巴依賴於血液，治療時可就靠近的脈道放血，以降低其血力。對於要害部位，要經常塗敷膏劑藥。黃水集中的患處應採用充注或抽空的方法施治。充注液體時，須緩慢進行，然後再用涼藥化開壓敷。或者用抽血器或刺針穿刺吸出黃水，抑制疼痛，並可防止化膿，但需注意抽吸的時機，腫脹擴散後不可使用此法。總之，所有難消腫的病症都可用腹瀉或脈瀉施治。腫脹堅硬而無痛是隆的成分大，用水棲動物的肉製劑藥浴施治，有很好的療效。腫脹堅硬而微痛屬於隆培合併症，可以用藥物外敷後溫熨，然後煎煮穀物製成膏劑，可袪除疾病。如果腫脹處劇烈疼痛，則可用等量的胡麻與芝麻炒熟研末與牛乳製劑外敷；或者藥用側柏、廣木香、光明鹽、胡麻、芝麻、酒麴、生麵粉等與酪漿煎煮製劑外敷，能使一切難消的腫脹化膿。

防止感染 先用油渣藥浴和骨頭湯化淤，或者用大戟、卵葉橐吾、秦艽、酒糟、生麵粉、芝麻油製劑洗浴熱敷，或者用土糊調理陳舊的創傷；然後藥用大戟、巴豆、薑黃、小檗、山豆根、甘草、蒲公英、光明鹽、芝麻製成膏劑外敷防止感染。藥用廣木香四味方、銀灰六味方，或者鉛藥、酒糟除去死肌，長期難除的死肌可用鐵燒熨。飲食起居方面，要注意區分對創傷有益還是有害。創傷初期，由於失血腫脹，因此應限量少食水和糌粑。對於不觸及要害部位的創傷，可以食用酒類和酥油，以使創傷慢慢自癒。如果創傷發熱且身體虛弱，則應進食新鮮有營養的飲食來滋補身體。乳酪可以清熱和幫助消化，但是如果化膿面過大，進食乳酪則會產生危害。新鮮的駝羔肉雖然能生新肌，但是對胃弱與泄瀉的人卻有危害。酥油能防止創傷感染，並可收斂脈口。酒雖然會使血、黃水和膿增劇，但對創傷隱匿、筋絡僵硬卻十分有益。水能清熱、開胃，但對鬼魅腫脹症、胃病卻有危害。魚肉、豬肉對所有創傷都有破穿作用，但是對箭簇傷及癰疽卻有益處。兔肉與禽肉能防止創傷潰散與生骨瘤。陳肉與陳酥油、內臟肉、生雞蛋對所有的創傷都有害處，一定要避免。當創傷腫消熱退、膿出肌生以後，還應該繼續進食有營養的食物進行調理。

總之，對於皮膚剝裂的傷口要進行捏合；割裂傷要實施束紮；砍擊的傷口須包紮；骨折以後必須接骨施治；脫臼要先矯正再靜養；破碎傷在包紮以後還要及時排除黃水。

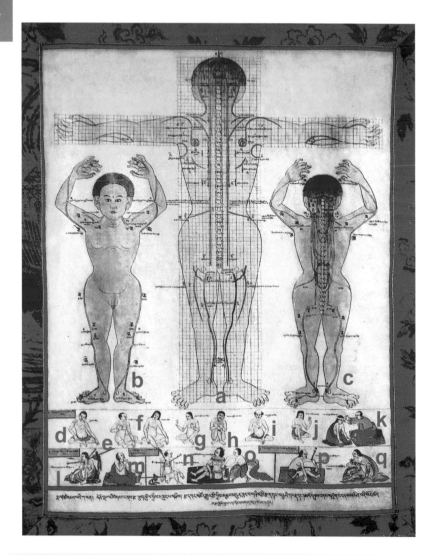

人體脈絡背面及外傷

a.人體脈絡的背面 b.人體黑脈的要害部位 c.人體白脈的要害部位 d.隆型頭 e.赤巴型頭 f.培根型頭 g.隆赤混合型頭 h.赤培混合型頭 i.隆培混合型頭 j.隆赤培混合型頭 k.頭部傷患者 l.頸部傷的原因 m.頸部傷患者 n.胸部傷的原因 o.胸部傷患者 p.四肢傷的原因 q.四肢傷患者

骨骼、肌肉、臟腑
要害部位的正面

傳統的臟腑解剖圖由於受宗教觀點影響，　骨骼、肌肉、臟腑
將心臟畫在胸部正中，且心尖向上，其他　要害部位的背面
內臟器官的形態和位置也有失真。

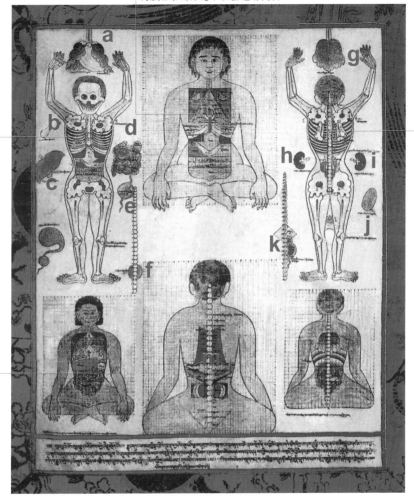

洛劄·丹增諾布觀察的幾具屍體臟腑解剖形態和位置的正面及背面，他依據屍體解剖
的實際情況如實繪製，將心臟繪在人體胸腔中間偏左的位置，心尖朝向左下方，對氣
管與肺、腹腔內各臟器的解剖位置及形狀的描繪也更符合實際情況。

人體臟腑解剖形態

a.心和肺的正面 b.膽囊 c.肝臟和膽囊 d.胃和腸 e.膀胱 f.脊柱的形態和糞便腸子的位置
g.肺的背面 h.左腎 i.右腎 j.脾臟 k.生殖器官的位置 l.臟腑的解剖形態和位置正面 m.臟
腑的解剖形態和位置背面。

創傷感染的症狀

感染	隆型感染		膚色青紫，皮膚粗糙、皺裂，膿液少。
	赤巴型感染		口渴，膚色發紅，劇烈疼痛，迅速腐爛，膿液多。
	血型感染		膚色紅且發熱、出血。
	培根型感染		微痛，拖拽，膚色灰白。
	食物感染		創傷口乾而腫脹、潰爛。
	飲料感染		身體出汗，創傷口溼潤，膿液多。
	起居感染	太陽感染	膿液青色，創傷口軟而皺紋多。
		冷風感染	膚色青灰，生寒性痘瘡。
		睡眠感染	器官功能不強，不思飲食。
		貪欲感染	創傷口裂開，精液減少，精子死亡，或者患梅毒病。
		驚恐感染	創傷口發乾，腫脹，希望有人陪伴。
擴散	嗔恚擴散		發怒誘發了黃水，發熱。
	勞損擴散		腫脹嚴重，血熱。
	太陽引起擴散		創傷口發乾而有水泡，腫脹處呈現紫色，膿液紅色有絲狀物。
	騎馬誘發擴散		皮膚呈現灰白色，身體出汗，發熱。
	食物引起擴散		傷面復發，發熱。
	魔鬼作祟擴散		易怒，生丘疹。
潰散	潰散淤皮膚		皮下生出膿液。
	潰散至肌肉		小腿皺紋處裂開而流膿。
	潰散至脂肪		皮膚滿布污垢。
	潰散至骨		肌肉與骨之間生膿液。
	潰散至關節		內外關節扭轉。

	潰散至脈道	黃水蔓延後，腫脹遊動而生脈痘病。
隱匿	隱匿於肌肉	骨肉皆不發育生長。
	隱匿於骨	骨上不生肌肉。
	熱性隱匿	創傷口肌死而冒熱氣。
	寒性隱匿	創傷口失溫肌死。
狂發	肌肉暴發	創傷口新肌厚而且突起外翻。
	傷口暴發	顏色黑紫，觸時流膿血。
	骨骼暴發	骨上生出新肌肉瘤。
	膿液暴發	膿液多，創傷口突起。
骨蝕	殘骨骨蝕	傷口突起膿腫，膿液不斷，膿滴如虱子。
	疼痛骨蝕	傷口裂開，狀如雀肛，膿液帶血，色如紫檀，淋瀝不斷。
	膿肌未出	腫脹，麻木，生膿液，惡臭。
	創傷骨蝕	創傷面不吸藥而生膿液，或者傷口裂開而溼潤。

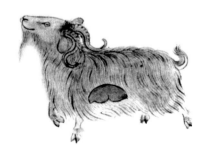

13

熱瀉、痛風、黃水病……

雜病

雜病包括音啞、胃呆、渴症、打嗝、哮喘、痧症、蟲病、吐逆症、泄瀉症、便秘、尿閉、遺尿症、熱瀉、痛風、淫痹、黃水症、白脈病、皮膚病、零星病等，這裡主要介紹熱瀉、痛風和黃水病。

熱性腹瀉

● 氣候、飲食共同致病

由於人們自身的火熱不平衡，飲用過多淫重地方的水，飲食粗糙缺乏營養而驅動體內的火熱，或由於外界氣候的炎熱，致使肝火上升，水分下行，就會導致隆型熱瀉、赤巴型熱瀉、血型熱瀉、培根型熱瀉等各種熱性腹瀉。

● 內服、外治、食補，三管齊下

一旦染患熱性腹瀉，通常劍突下部及胸肋、肛門會疼痛，以及四肢乏力、腹脹、不消化等。當疾病尚未成型時瀉水，成型後則相反。在治療時，熱瀉未成熟需在早晚飲用熱水，禁食守飢，並藥用石榴、雌葫蘆、五味子、木香、乾薑、芫荽煎湯內服，以促使其成熟，同時也有一定的止瀉作用。當大便變硬後，藥用蔓荊子、三實、蓽茇煎湯，並實施沐浴、灌腸，以向外引出疾病。可進食大米或麵粉糊、泡薑、綿羊肉、黃牛肉、乾旱地區出產的各種新鮮肉、鮮酪漿、薄酒等，以提升胃火。飲食、起居方面，一定要注意涼熱適宜，飲食有限度，尤其是熱瀉未成型時，如果不及時止瀉，會有很大危險，體力衰弱的人需格外注意。

具體來說，對於隆型熱瀉，可用木橘、乾薑、蓽茇、蔗糖、芝麻油製劑，以牛乳溫服。對於赤巴型熱瀉，可藥用止瀉果、船形烏頭、米粥、蜂蜜製劑令服。對於血型熱瀉，可藥用黑芝麻、白糖、牛乳，或者檀香、米粥、蜂蜜製劑令服。此外，用藏黃連、小蘗、紫草茸、蓽茇製成藥油丸，與大米粥同服，也有很好的止瀉作用。對於培根型熱瀉，可藥用木橘、訶子、乾薑、香附子煎湯令服。

各種方法施治後，如果出現小便頻多、大便少而稠、放屁、有飢餓感等現象，則表明症狀已有所緩解，但飲食起居方面還需謹慎小心。

熱瀉的病因

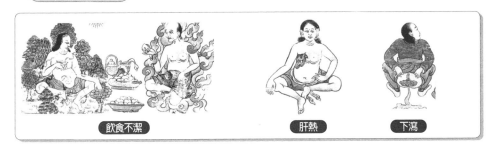

飲食不潔　　　　　　　　　　　肝熱　　　　下瀉

總症狀	劍突下部、胸肋處以及肛門等處疼痛，身體疲倦無力，腹脹，不消化。疾病未成型時瀉水，成型後與此相反。	
具體症狀	**隆型熱瀉**	**赤巴型熱瀉**
	排泄物呈泡沫狀，猶如紅糖汁，瀉入水中時呈塊狀。	疼痛，口乾，汗毛豎立。排泄物呈黃黑青色而有惡臭，肛門灼熱，身體出汗，極度口渴。
	血型熱瀉	**培根型熱瀉**
	大便帶血，肛門周圍糜爛。	大便乾燥而有黏液，嗜睡，胃呆。

兩種治療熱瀉的藥物

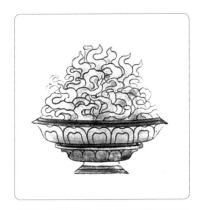

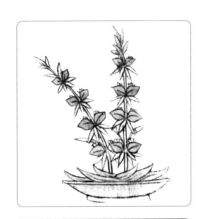

船形烏頭 是毛茛科植物船形烏頭的全草，性味苦、寒，有小毒。功效在於清熱利澀。可用於治療胃炎、肝炎、腎炎、腸炎。

止瀉木 屬夾竹桃科植物，其種子曬乾後可以入藥。功效在於清熱、利膽、止瀉。可用於治療赤巴病、肝膽病、發燒、熱性腹瀉、痢疾。

13 痛風

● 起居失當導致痛風

人們由於勞累損傷，或者過於安逸、白天睡眠過度等不適當的起居行為，往往會產生氣血紊亂，進而染患隆型痛風、赤巴型痛風、血型痛風及培根型痛風等各種類型的痛風症。發病的初期，只是在腳的大腳趾及手肘部位出現病痛，久而久之發生遷延以後，疼痛就會蔓延到全身各處。

● 內服外治，雙管齊下

對於隆型痛風，應該以驅風為主，多進行針刺放血，少施行清瀉。對於零星的疼痛紅腫處，可以使用吸角進行吸治，大片紅腫處則可以用刺針刺治。用藥方面，可以使用黃牛溲、白芸香、牛乳下瀉，然後再用木藤蓼汁與牛乳調和煎湯，加入白糖令服。也可以用葡萄、甘草、白糖、酥油共同煎湯令服。

治療赤巴型的痛風，可以將天門多、藏黃連、三果、木藤蓼、鴉蔥、牛乳、酥油煎湯令服，或者用紅花、小蘗煎湯，加入蜂蜜後令服；然後再將離婁、葡萄、牛乳製劑令服。

治療培根型的痛風，可以藥用三果、蜂蜜製劑內服，或者取香附子、紅花、小蘗煎湯，加入蜂蜜後令服。如果病勢十分嚴重，可以先進行催吐，然後再用澀糙的藥物施治。此外，用懸鉤子、甘草、茜草、小蘗、檀香、側柏葉、有爪石斛、小豆、白糖製成膏劑冷敷，可以治療血型及赤巴型的痛風。用水菖蒲、廣木香、煙絮、二黃、薑黃製成膏劑，可以治療培根型及隆型的痛風症。當疾病陳舊以後，便可以用瀉藥灌腸，或者採用油潤療法施治。

總之，對於一切痛風症，都可以藥用三果、石榴、桂皮、縮砂、蓽茇、乾薑、乳白香青、木香、肉桂、哇夏嘎、蓽茇根、竹黃、蔓荊子、水菖蒲、甘松、鐵垢製成膏劑實施治療。此外，用離婁、訶子、光明鹽、蓽茇以及緩瀉藥製劑，也是醫治痛風症的良方。內症既除，則可用外敷藥繼續醫治，將芝麻油、蜂蜜、安息香、馬藺子、茜草共同煎煮，製成膏劑外敷，可以祛除痛風症。對於所有的痛風症，都應該以醫治培根油脂、隆、血為主。

痛風的症狀

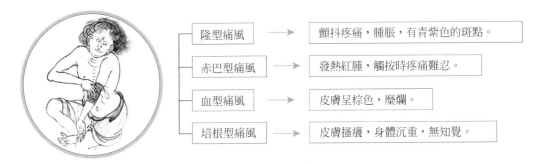

隆型痛風 → 顫抖疼痛，腫脹，有青紫色的斑點。

赤巴型痛風 → 發熱紅腫，觸按時疼痛難忍。

血型痛風 → 皮膚呈棕色，糜爛。

培根型痛風 → 皮膚搔癢，身體沉重，無知覺。

初期	中期	後期
大腿和腰部關節疼痛，患病部位紅腫熱痛。	腫脹變硬且劇痛，愛伸懶腰。這一時期比較容易治療，見效快。	擴散至筋脈、關節，難以忍受。肛門與關節有折裂感。到行走困難時不易治療。

痛風的病因

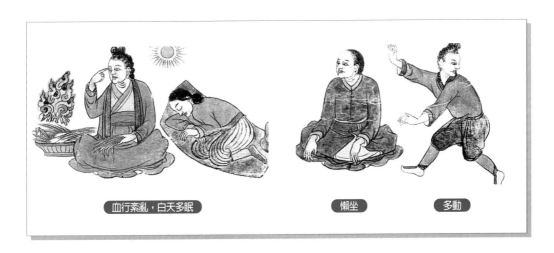

血行紊亂，白天多眠　　　懶坐　　多動

黃水病

● 飲食不當導致黃水病

　　人們由於進食無營養的飲食，致使膽汁紅酸轉化爲血液，血液中的廢物積聚於膽，膽汁的精華則變爲黃水。黃水擴散至肌肉、骨骼與臟腑內外，特別是常見於皮下和關節腔內。

● 黃水病的分類

　　對於黃水病，可以從疾病種類和發病部位兩方面進行分析。按種類來分，黃水病有黑、白兩種。白黃水病爲培根與隆併發所致，屬於寒性；黑黃水病則是血與赤巴併發所致，屬於熱性。從發病部位來看，黃水病又有擴散至皮膚、肌肉、經脈、骨骼、臟腑等多種。

● 藥物、手術、飲食、起居，四管齊下

　　黃水病的施治有總體治法與具體治法兩種。總體治法可從藥物、手術、飲食、起居四方面入手。治療白黃水病，飲食方面可食用酒、綿羊肉、陳酥油、旱獺肉、馬肉、驢肉、蔗糖等，也可以用蒺藜糌粑酒、黃精糌粑糕加蔗糖製劑令服。起居方面，應避免潮溼、寒冷及受風。用藥方面，可將黃精、蒺藜、天門冬、喜馬拉雅紫茉莉煎成濃湯，製成膏劑，再加入蜂蜜、蔗糖、乾薑、蓽茇、小米辣、小豆蔻、豆蔻製劑令服。此外，將烏頭、訶子、紅花、藏菖蒲、廣木香、阿魏、肉豆蔻、蔓荊子、小米辣、溫性藥、蔗糖製成豌豆大小的藥丸服用，能乾涸黃水。手術方面，可在患病部位進行火灸。黑黃水病應用涼性飲食施治，如黃牛、山羊及犏牛乳中提煉的乳酪、酪漿和新鮮酥油，以及熱水、黃牛肉、野牪肉等，禁飲酒和食用陳舊酥油及蔗糖。起居方面，應該居住在涼爽的地方。用藥方面，可先將刺芒龍膽、大黃、訶子、狼毒、瑞香狼毒、亞大黃、蔓荊子、黃水三藥等浸泡在黃牛尿中，沐浴施治，然後再用脈瀉法治療黃水。用小蘗、茶子、降眞香、毛訶子粉、十倍

的安息香製劑令服。手術方面，可在患處針刺放血施治。

具體來說，黃水擴散至皮膚時，可藥用刺芒龍膽、溪岸銀蓮花、酪漿製劑擦塗；或用黃蜀葵籽、藏菖蒲、丁香、小米辣、酥油製劑擦塗；也可用糠粃、乾薑、牛奶或毛訶子、蛇蝦灰、酥油製劑外敷，或用黃蜀葵籽、石黃、黃牛溲製劑外敷。如果療效不佳，也可在實施脈瀉後令服生等藥油。黃水竄入脈道時，可用針刺放血或脈瀉法施治，以乾涸黃水。黃水附於骨時，可用腹瀉與脈瀉施治，並內服黃精、天冬、玉竹、喜馬拉雅紫茉莉、蒺藜、硫磺藥油丸。黃水蔓延至關節時，可用熱針施治。總之，黃水擴散至肌肉、皮膚、脈道及骨骼時，採用藥浴療法施治比較適宜，然後再服用生等藥油，以斷除後遺症。

黃水降於心時，可藥用玳瑁化石、金礦石、銀朱、自然銅、硼砂、草果、竹黃、丁香、紅花、肉豆蔻、小豆蔻、黃水三藥、安息香、阿魏、麝香、木盍藤子、廣木香、余甘子、沉香、訶子、白糖製劑令服，同時在心脈針刺放血，火灸脊椎第六節，並服用烏頭、沙棘、生等藥油。黃水降於肺，可藥用竹黃、廣木香、甘草、檀香、葡萄、黃水三藥、大株紅景天、茜草、檳榔葉、紫草茸、蜂蜜製劑令服，在肺脈針刺放血，火灸脊椎第四與第五節。黃水降於肝、脾，最好用腹瀉法與脈瀉法施治，也可藥用安息香、岩精、麝香、蓽茇、白糖製劑令服，在肝俞針刺放血施治。黃水降於腎，可服用四紅湯，實施脈瀉後令服五根藥油，並在患處艾灸施治。黃水降於腑時，可用下瀉法施治。

黃水激增會誘發許多疾病，如白癜、牛皮癬、疥瘡、小黃疱疹、黃水瘡、皮疹、皮膚發癢等，水腫、浮腫、水臌症、臟腑敗壞症、丹毒、痛風症、風溼症及喉症、炭疽等，也是由黃水病誘發的。此外，一切陳舊的熱症、頭部與四肢和胸部等處的瘡症，也與黃水病有關係，癰疽、癘瘡與麻風病也是由黃水病引起的。因此，對於黃水病一定不可忽視。總之，水銀、硫磺、降眞香、黃蜀葵籽、草決明、黑白安息香、小蘗、岩精、三辛、斑蝥、黃精、天冬、玉竹、喜馬拉雅紫茉莉、蒺藜、驢肉、蜂蜜等，都是醫治黃水病的良藥，可以根據病情配方施治。當黃水被清除以後，患者身體將消瘦無力，此時可以進食肉類和酒類進行滋補。

13

黃水病的病因

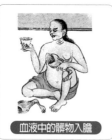

血液中的髒物入膽

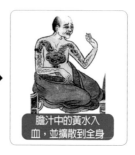

膽汁中的黃水入血，並擴散到全身

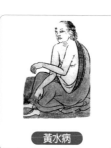

黃水病

名詞解釋

黃水
大致相當於中醫的溼及溼熱。黃水為病，在皮膚可導致蕁麻疹；在關節可引起關節炎；在內臟可引起內臟積黃水、內臟膿瘍等。乾黃水就是除溼或燥溼的意思。

黃水病的分類及症狀

白黃水病

脈、尿呈現寒象。陰天下雨或者潮溼、寒冷時容易發病。環境溫暖、進食營養物以後，病情會有所緩和。

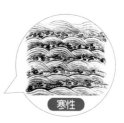

寒性

總體症狀

皮膚搔癢，出現斑塊。有時渾身腫脹，肌肉呈青色，粗糙，有疱疹。觸及穀芒、麥糠皮等異物時，會引起發癢。頭髮與眉毛脫落。

黑黃水病

脈、尿呈現熱象。烤火、曬太陽、飲酒以及秋季時容易發病，其他季節則有所緩和。

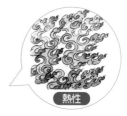

熱性

黃水病擴散的症狀

黃水病	症狀
皮膚	皮膚發癢,出現小黃疱疹,搔時則流黃水,皮膚粗糙發青,僵硬生瘡。
肌肉	小腿生黃水瘡,肌肉腫脹,顫抖。
脈	脈感麻木、紊亂,發熱腐爛,寒冷發癢,脈道裡有小蟲爬動的感覺。
骨	骨頭與關節疼痛,伸屈與行走困難,關節腫脹、發癢、生黃水瘡。
五臟	**黃水侵入心** 神志恍惚,上半身腫脹,心情不舒暢,恐懼易怒,胸部出現小黃疱疹與白癜,舌面經常生口瘡。 **黃水侵入肺** 咳嗽,眼睛與腳背腫脹,胸背疼痛,聲音嘶啞,鼻唇皆乾。 **黃水侵入肝** 經常流淚,身體沉重,鼻出血,肝、胃疼痛。 **黃水侵入脾** 腹脹腸鳴,小便經常呈現病態。 **黃水侵入腎** 腰部與髖部以及大腿溝皆疼痛,下半身沉重,雙足麻木,脈象雜。
六腑	眼睛發乾並呈黃色,有時尿閉,有時瀉出物呈黃紫色。

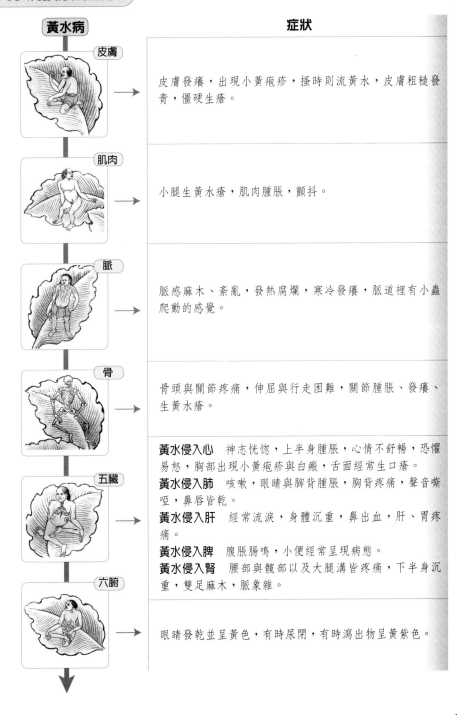

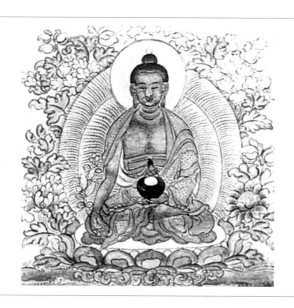

「關於醫學祕訣的內容就傳講到這裡。」說完，
元珠熱白益西便隱沒在藥王的肚臍裡。《祕訣醫
典》到此結束。

PART 2

赤珠熱白益西傳講：
《四部醫典》第四部 後續醫典

　　藥王門傑拉——導師琉璃光王從講述《祕訣醫典》的禪定中興起，又進入無阻醫藥的禪定之中。入定不久，即從身體的隱處發出千萬道彩色光芒，普照十方，消除了十方眾生的昏沉和可怕的罪惡、疾病等魔障。此後那千萬道彩光復又收聚於導師身體的隱處，從功業中幻化出的赤珠熱白益西駐於前方空中。語化身松竹益來蓋向導師頂禮，繞行以後請問道：「善哉！您曾經教導我們要學習《四部醫典》，結合眾生智慧的高低優劣，已經將《根本醫典》、《論說醫典》、《祕訣醫典》講授完畢。現在應該如何學習《後續醫典》？懇求醫藥王賜予教誨。」

　　功業的化身赤珠熱白益西回答道：「善哉！請大仙仔細聽。《四部醫典》的最後一部分是《後續醫典》。前面已經講到疾病有四百零四種，治法有藥物、手術、飲食、起居等四種。藥物分攻藥與趕藥兩種，其中攻藥又有寒熱兩類，趕藥也有烈性與緩性兩種；手術亦有外部簡易和內部複雜兩類；飲食也有益、害之分；起居也有適宜和不適宜之別。如是，十種對治能消除所有的疾病。治療的方法有三百六十種，概括言之，有診斷、醫理、治療等三項。診斷法是用脈診與望診辨識病情，從比較容易混淆的四個關鍵判斷。九種醫理講對症施治。十八種治法除百病。以上三十三個要點是實踐的主體。這便是《後續醫典》的總綱。望大仙明識以後牢記心中。」

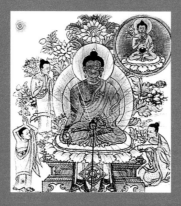

一觸即明診斷法
切脈辨病

> 脈搏就像是爲醫生報告病情的使者，因此切脈辨病是非常準確可靠的診斷方
> 法。脈診主要被用來診斷臟器的疾病，並且可以定奪生死。

關於脈診的方法和技巧，主要應從七個方面來把握，包括：①脈診前的
準備；②診斷的時間；③切脈部位；④切脈手法；⑤脈象的辨別；⑥季節脈
與五行；⑦幾種特殊的脈象。

● 脈診前的準備工作

爲了使脈診的結果準確無誤，在脈診的前一天，患者應禁進食酒肉或性
溫有營養難消化的飲食，以及性涼影響病情的飲食，要避免過飢或過飽、房
事、貪睡、話多、勞神等。就診時，患者不要突然閉氣，因爲這樣做會影響
脈搏。

● 實施診斷的時間

診脈的時間最好選擇在清晨朝陽初露的時候，因爲此時天氣陰陽均衡、
寒熱調和，人體尚未開始活動，受情緒及體力活動的影響最小。診脈前，患
者不能進飲食，而應安坐在床上，保持平靜不動，呼吸均勻，使臟腑陰陽平
衡，並使手上之脈安於脈道，這樣就可以進行脈診了。

● 脈診的部位與手法

脈診的部位主要有寸、甘、恰，其中寸位於腕部橫紋向心一寸的地方，
骨頭突起的內側，診脈時用食指、中指、無名指三個指頭平放，依次按診
寸、甘、恰三個部位。手法有輕按、中按、重按之分，候寸脈時應輕按於皮
膚之上，候甘脈時應中按至肌肉處，候恰脈時則須重按到深處著骨爲止。當
病人即將死亡，脈象不顯時，可以切足背部的趺陽脈來診斷。

切脈時，患者應該將手放鬆自如，男人診左手脈，女人診右手脈，同時
還要診切患者另一隻手的脈作爲參考。男性左寸主心和腸，左甘主脾和胃，
左恰主睪丸和左腎；右寸主肺和十二指腸，右甘主肝和膽，右恰主右腎和膀

診脈前的禁忌

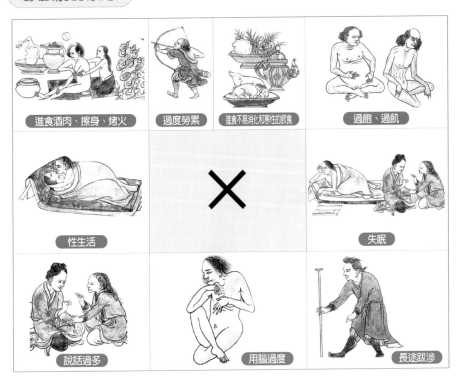

進食酒肉、擦身、烤火	過度勞累	進食不易消化和寒性的飲食	過飽、過飢
性生活	✕		失眠
說話過多	用腦過度		長途跋涉

診脈的部位

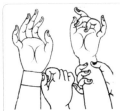

自腕橫紋向心一寸，按寸、甘、恰部位切脈。

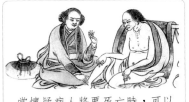

當懷疑病人將要死亡時，可以切足背部的跌陽脈來診斷。

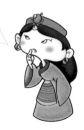

為什麼要切跌陽脈？

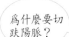

這是因為足脈與心臟距離最遠，死前脈先從邊遠之處收束。

1

診脈的手法

脈與臟腑的關係

- 恰及骨
- 甘及肉
- 寸及皮

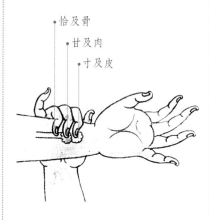

男性

- 左寸主心、腸
- 左甘主脾、胃
- 左恰主睪丸、左腎

- 右恰主右腎、膀胱
- 右甘主肝、膽
- 右寸主肺、十二指腸

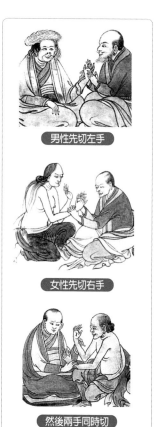

男性先切左手

女性先切右手

然後兩手同時切

女性

- 右恰主右腎、膀胱
- 右甘主肝、膽
- 右寸主心、腸

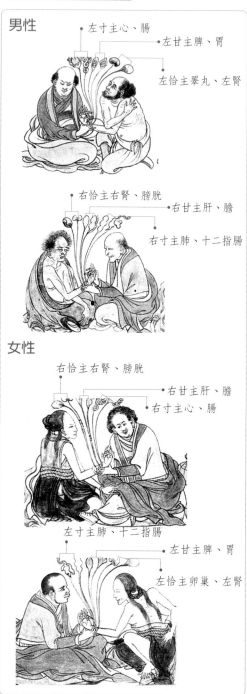

- 左寸主肺、十二指腸
- 左甘主脾、胃
- 左恰主卵巢、左腎

脈性有陰脈、陽脈、中性脈三種

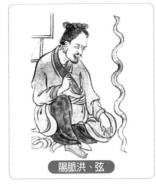
陽脈洪、弦

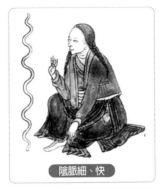
陰脈細、快

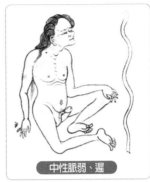
中性脈弱、遲

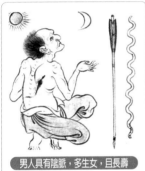
男人具有陰脈，多生女，且長壽

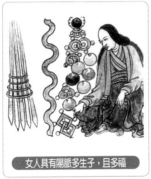
女人具有陽脈多生子，且多福

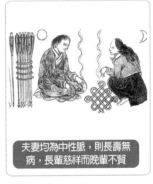
夫妻均為中性脈，則長壽無病，長輩慈祥而晚輩不賢

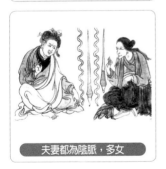
夫妻都為陰脈，多女

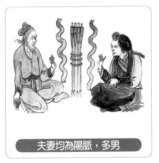
夫妻均為陽脈，多男

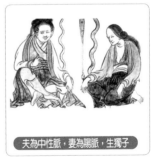
夫為中性脈，妻為陽脈，生獨子

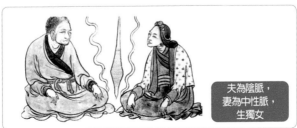
夫為陰脈，妻為中性脈，生獨女

147

胱。女性右寸主心和腸，右甘主肝和膽，右恰主右腎和膀胱；左寸主肺和十二指腸，左甘主脾和胃，左恰主卵巢和左腎。通過切脈可以判定人體內臟腑的狀態。

● 脈象的辨別

正常脈象

人體在正常情況下會呈現出三種脈象：陰脈、陽脈、中性脈。陽脈的脈勢粗壯而搏動緩慢，陰脈的脈象細而搏動迅速，中性脈的脈象流長而光滑，柔和而不疾驟。一般來說，男子多爲陽脈，女子多爲陰脈，但也有女子而具陽脈，男性而具陰脈的情況，中性脈則男女皆見。醫生在診脈之初，必須首先對患者素質的平脈是屬陽、屬陰或爲中性做出判斷。

只具有陰性脈的男子壽命長；只具有陽性脈的婦女可生男孩；夫妻都具有中性脈的將長壽無病，長輩慈祥而晚輩不賢；三脈敵對者，最終將斷絕後嗣；男女之間若是陽性脈相遇，則一般生男孩；若是陰性脈相逢，則一般生女孩；中性脈相遇的只生一個孩子。

病態脈象

診斷疾病時應把握各種病態脈象的特點，主要依賴總脈象和具體脈象進行辨別。各種異常脈象共有浮、沉、洪、弦、大、小、滑、澀、滿、實、虛、遲、數、長、短、緩、緊、弱、粗、硬、柔、促、扁、間歇、慢等二十多種。其中熱性病的脈象爲數、洪、浮、緊、滑、實；寒性病的脈象爲沉、遲、弱、細、微、虛。

具體來說，各種疾病又都有其特殊的脈象特徵：

隆病	浮脈，粗大加空虛的脈，偶爾出現間歇脈	痲瘋病	澀，有時稍有顫抖
赤巴病	細而緊的脈	騷熱病	粗，浮且實，有時可有滑象
培根病	沉而弱的脈	擴展熱病	細緊而發硬的脈
隆熱病	空而數的脈	瘟熱病	細且數的脈
培赤病	沉而緊的脈	癟熱病	扁平，時強時弱，有時細，有時空
隆培病	空而遲的脈	急性疼痛	短而促，如旗幟在勁風中飄揚
紫色培根病	粗壯而滿實的脈	中毒	有時細數，有時粗，強弱不一
血液病	滑利和高突的脈	肉中毒	細數，沉而扁平的脈
黃水病	澀而略帶顫抖的脈	未成熟熱症	細數，如風飄動
蟲病	扁平，有如受到擠壓而向兩側跳動	陳久熱症	細而緊的脈

病態脈象

熱症脈的特點

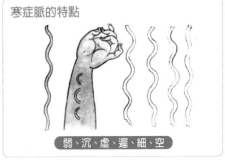

洪、緊、滑、浮、雜、實

寒症脈的特點

弱、沉、虛、遲、細、空

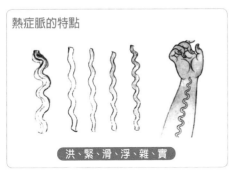

①隆病脈：浮、粗大而空虛，偶爾出現間歇。
②赤巴病脈：細而緊　③培根病脈：沉而弱
④隆熱病脈：空而數　⑤培赤病脈：沉而緊
⑥隆培病脈：空而遲

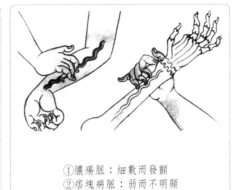

①膿瘍脈：細數而發顫
②痞塊病脈：弱而不明顯

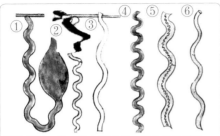

①血病脈：滑利而高突
②黃水病脈：澀而略帶顫抖
③蟲病脈：扁平，如受到擠壓而向兩側跳動

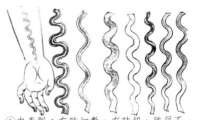

①中毒脈：有時細數，有時粗，強弱不一
②肉中毒脈：細數，沉而扁平
③未成熟熱症脈：細數，如風飄動
④虛熱症脈：空虛而急
⑤隱伏熱症脈：沉而緊
⑥陳久熱症脈：細而緊
⑦渾濁熱症脈：沉細而數
⑧瘡瘍發熱脈：粗壯，數而實

虛熱症	空虛而急的脈	隱伏熱症	沉而緊的脈
渾濁熱症	沉細而數	瘡傷發熱	粗壯，數而實的脈
消化不良	大而實，久則沉細乏力的脈	培瘤腫塊	弱而不明顯的脈
水腫病	脈沉細，重按脈緊	外傷病	一側脈象不顯
膿瘍	細數而發顫的脈	嘔吐症	虛而弱的脈
腹瀉症	沉而弱的脈		

　　診斷疾病時，一定要準確區分出各種疾病的脈象，防止發生誤診。需要特別提出的是，血病的脈象與隆病的脈象都是浮而虛；擴散症與虛熱症的脈象都為數；培根病的脈象與陳舊血病的脈象都為沉，這六種疾病的脈象極為相似，容易混淆，診斷時一定要格外謹慎。

● 四季脈與五行的關係

　　如果將時間與五行和脈象結合推算，那麼春、夏、秋、冬四季可以分為五個時際。一、二、三月為春季，騎士、翼宿、參宿當值，此時是植物發芽、百靈鳥鳴叫的時節，七十二天屬木，主肝脈，其脈象猶如百靈鳥的鳴叫聲，細而緊，其餘十八天屬土，主脾脈。四、五、六三個月為夏季，氐宿、箕宿當值，此時是花葉繁茂、杜鵑鳥鳴叫的時節，七十二天屬火，主心脈，其脈象猶如杜鵑鳥的鳴叫聲，洪而長，其餘十八天屬土，主脾脈。七、八、九三個月為秋季，牛宿、室宿、婁宿當值，此時是植物果實成熟、鶼鷹振舞翅膀的時節，七十二天屬金，主肺脈，其脈象猶如雕鷹的鳴叫聲，短而澀，其餘十八天屬土，主脾脈。十、十一、十二月為冬季，昴宿、咀宿、三星當值，此時是大地結凍、青鹿鳴叫的時節，七十二天屬水，主腎脈，其脈象猶如鷗鳥的鳴叫聲，滑而遲，其餘十八天屬土，主脾脈。以夏至冬至為中軸，四季平分，每季中各有十八天，總共是七十二天屬土，主脾脈，其脈象猶如麻雀的鳴叫聲，短而緩。這就是四季脈與五行的推算法。

　　明確了四季脈與五行的關係，就可以根據五行的相生相剋關係來診斷臟腑之間相互聯繫、相互影響的狀況。木、火、土、金、水五者，是五行相生的關係，火、水、土、木、金五者，是五行相剋的關係。母子敵友四種脈一定要察清本源，五行生剋的關係要謹慎推算。母脈與本脈脈象盛為最佳，相生脈出現友脈和子脈便會有福德，相剋脈出現敵脈，或者疾病比較難治療的，將會有死亡的危險。

四季脈與五行的推算法

	1月2月3月		4月5月6月		7月8月9月		10月11月12月	
	春季		夏季		秋季		冬季	
星宿	騎士、翼宿、參宿		氐宿、箕宿		牛宿、室宿、婁宿		昴宿、咀宿、三星	
星宿	72天	18天	72天	18天	72天	18天	72天	18天
	木	土	火	土	金	土	水	土
四季脈	肝	脾	心	脾	肺	脾	腎	脾
脈象	細而緊	短而緩	洪而長	短而緩	短而澀	短而緩	滑而遲	短而緩

臟腑與五行的母子、敵友關係

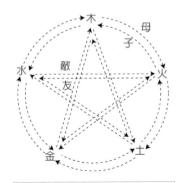

五行木、火、土、金、水，依次
向左推算為母，向右推算為子；
火、水、土、木、金，依次向左
推算為友，向右推算為敵。

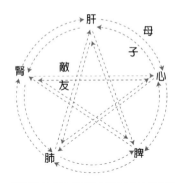

五臟肝、心、脾、肺、腎，依次
向左推算為母，向右推算為子；
心、腎、脾、肝、肺，依次向左
推算為友，向右推算為敵。

根據五行的相生相剋關係可以推斷臟腑之間相互聯繫、相互影響的狀況。例如，春季五行屬
木，臟為肝，肝之母為腎水。也就是說這個季節的本脈為肝脈，如肝脈細而跳動緊，是本脈旺
盛之正常徵象。其母脈為腎脈，如腎脈表現為柔和而遲緩，證明母脈正常。其友脈為脾脈，如
脾脈旺盛則肝得所養。其子脈為心脈，如子脈平和則肝木相安。其敵脈為肺脈，如肺脈亢盛，
則將出現危殆之症。各季臟腑的狀況都可以依法類推。

● 幾種特殊的脈象

1.妊娠脈：孕婦多呈高突而滑利的脈象，右部腎脈搏動強烈者生男，左部腎脈搏動強烈者生女。

2.反常脈：一些反常的脈象將是不祥的預兆，比如體力強壯的人患有突發性疾病，反呈細弱脈象；病期久長，二精受損的人，反呈浮洪脈象；寒症出現熱症脈象，熱症出現寒病脈象等。

3.不全脈：寸、甘、恰三部脈象如有一部不顯明，則是五臟之脈不全，可能轉成危症或死症。其中心脈與舌相聯繫，肺脈與鼻相聯繫，肝脈與兩目相聯繫，脾脈與口唇相聯繫，腎脈與兩耳相聯繫。寸脈不顯為心脈不全，同時表現為舌縮語艱；肺脈不全，則鼻翼下陷，鼻毛內捲；肝脈不全，則兩目上翻，眉毛捲結；脾脈不全，則口唇下垂；腎脈不全，則兩耳失聰，耳輪枯萎。另一方面，僅憑脈象來判斷也是不夠全面的，還要與望診相結合，然後做出診斷。

4.間歇脈：健康脈與病脈的區別，還在於脈搏的次數。健康的脈搏一般是在一呼一吸間脈跳五次，這樣的跳動在一百次以內沒有大小、沉浮、急緩、間歇、張弛等差異，均勻地跳動，叫做平脈，與此相反便是病脈。在一呼一吸間脈跳超過五次的是熱性疾病，少於五次的是寒性疾病。健康的脈搏在指下應如連成串的念珠一樣，否則脈跳就會呈現出混亂和停滯。脈來數至，驟然中止，稍停片刻後又恢復搏動，這種有規律的或者無規律的休止和停頓，稱為間歇脈。間歇脈又可分為因病間歇、死兆間歇和鬼邪間歇三種。

（1）因病間歇：因某一臟腑患病而導致該部的脈搏停頓，稱為因病間歇。例如肝病患者出現肝脈停頓，胃病患者出現胃脈停頓等。

（2）死兆間歇：如果間歇脈是具有一定規律性的停頓，那麼就是死兆間歇。一般說來，每次停頓的間歇較長，則死期較遠，反之，如果停頓的間隔距離很近，那麼在短期內病情將迅速惡化，這時需結合其他徵候共同做出正確判斷。

（3）鬼邪間歇：脈象變化多端，間歇沒有規律，脈跳有重疊感，則是鬼邪間歇。鬼邪疾病用藥物醫治無效時，將會導致死亡。

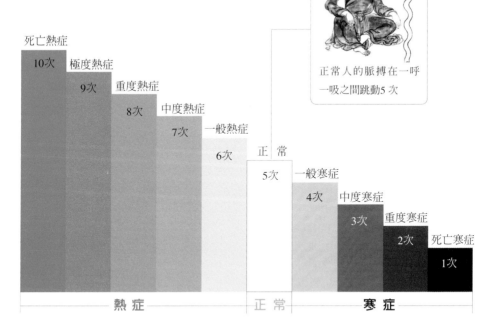

死亡熱症 10次
極度熱症 9次
重度熱症 8次
中度熱症 7次
一般熱症 6次
正常 5次
一般寒症 4次
中度寒症 3次
重度寒症 2次
死亡寒症 1次

正常人的脈搏在一呼一吸之間跳動5次

熱 症　　正 常　　寒 症

不全脈與臟腑的關係及其外在表現

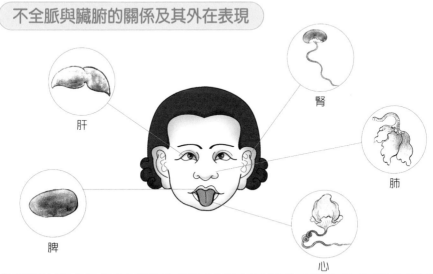

肝
腎
肺
脾
心

心脈與舌相聯繫，肺脈與鼻相聯繫，肝脈與兩目相聯繫，脾脈與口唇相聯繫，腎脈與兩耳相聯繫。寸脈不顯為心脈不全，同時表現為舌縮語艱；肺脈不全，則鼻翼下陷，鼻毛內捲；肝脈不全，則兩目上翻，眉毛捲結；脾脈不全，則口唇下垂；腎脈不全，則兩耳失聰，耳輪枯萎。

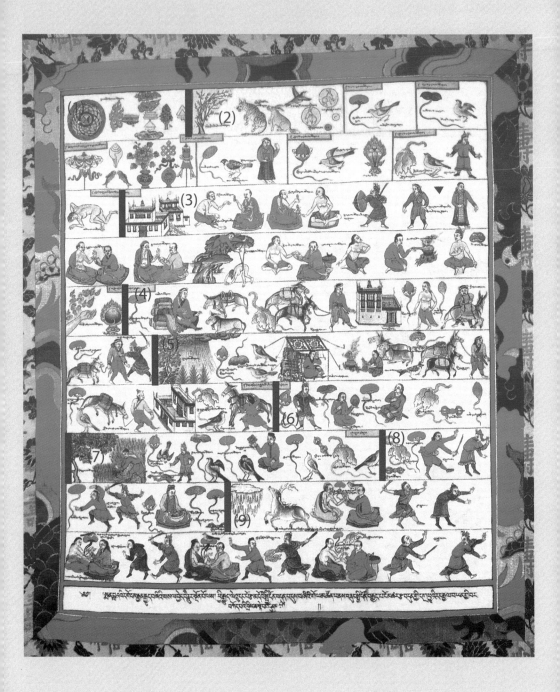

上頁圖為脈診圖，描繪了幾種切脈預卜的方法

（1）四季脈分為五種，木、火、土、金、水相生相剋。

（2）切脈可以預卜未來：春季屬木，主肝，脈象應為弦、細，似百靈鳴叫。如果切到屬水的腎脈，或切到屬木的肝脈，都是吉祥如意的徵兆；如果切到屬土的脾脈，則會發財致富；如果切到屬火的心脈，則會增長權勢；如果切到屬金的肺脈，則會遇敵或病死。

（3）切脈可以預卜家庭吉凶：如果切到沉脈或過沉脈，則家庭將遭遇仇敵、厄運或離異；如果切到洪脈或過洪脈，則家中將遇驚懼事件；如果切到細脈或銳脈，則家中將有不愉快的事發生；如果切到像水沸騰一樣的脈，將會受到他人誹謗；如果切到斷斷續續的脈，則會傷財。

（4）切脈可以預卜行人歸來：如果肝脈最強，則家中行人未歸；如果肺脈最強，則行人正在歸家的途中；如果心脈最強，則行人就要到家；如果脾脈最強，則行人即將動身；如果腎脈最強，則行人途中將遭劫。

（5）按照五行預卜：夏季心脈或肝脈強，則行人尚未動身；脾脈強則行人正在歸途中；腎脈強則行人即將到家；肺脈強則行人即將動身。

（6）切脈可以預卜事情能否成功：心脈強則將遇敵；肝脈強則能成功；腎脈強則將失敗；肺脈和脾脈強則成敗不定。

（7）按照五行預卜：秋季心脈強則會失敗；肝脈和脾脈強則能成功；腎脈和肺脈強則成功希望渺茫。

（8）切脈可以預卜勝負：肺脈強則會勝利；脾脈強則會失敗；心脈強可獲得財物；肝脈、腎脈強則勝負參半。

（9）按照五行預卜：冬季脾脈部位出現肝脈脈象則能克敵；腎脈部位出現脾脈脈象則將失敗；當敵人進攻時，如果腎脈部位出現脾脈脈象則將失敗；如果腎脈部位出現腎脈或肺脈脈象則將克敵。

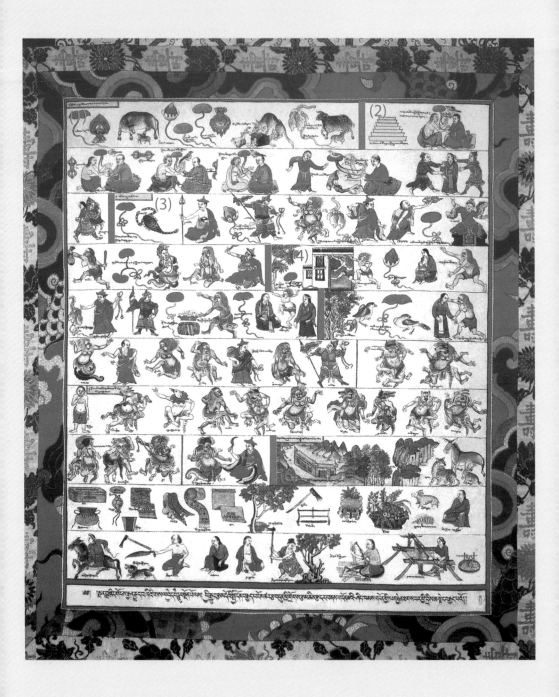

上頁圖為脈診圖，描繪了部分切脈預卜的方法和鬼邪脈

（1）切脈可以預卜財運：肝脈強，則財運亨通，人畜兩旺；心脈弱、脾脈弱、腎脈強，則破財、傷畜；肺脈強，則財運略興。

（2）按照五行預卜：屬土期，脾脈部位出現腎脈脈象，則財運亨通；腎脈部位出現腎脈脈象，則財運不濟；腎脈部位出現肝脈脈象，則財運不興；腎脈部位出現脾脈脈象，則財產橫遭劫掠。

（3）鬼邪脈：肝脈異常，是龍王、鬼王作祟；心脈異常，是遊神、惡魔作祟；肺脈異常，是鬼王、財神作祟；脾脈異常，是地神、女魔作祟；腎脈異常，是龍王、羅价、破教鬼作祟。

（4）按照五行預卜：春季腎脈異常，是家鬼作祟；心脈異常，是母系家鬼作祟；肺脈異常，是仇敵咒來之鬼作祟；脾脈異常，是鄰舍護財鬼作祟；肝脈異常，是妻族家鬼作祟。

（5）春季肝脈異常，也有可能是以下鬼邪作祟：敵人或朋友的家鬼、地神、破教鬼、男鬼、女鬼、餓鬼、自盡鬼、遊神，以及十五種小兒的致病鬼邪：麻風鬼、犀牛鬼、旱魃、癲癇鬼、鳥頭鬼、女魔、馬頭鬼、貪淫鬼、狗頭鬼、豬頭鬼、梟頭鬼、兔頭鬼、鴉頭鬼、憎兒鬼、小鳥鬼，還有瘟神和鬼王。

（6）促使鬼邪作祟的原因：進入狹長形屋、森林，登臨懸崖，遇見虎、驢、兔，接觸綠色的箱子、口袋、盤子、玉石、瑪瑙、彩緞、絲綢、毯氇、布匹、青稞、水果，接觸斧、鋸，進食苦味食物、青菜、兔肉、羊右肋，遇見綠衣人、灰馬騎士、灰狗、木匠、近親結婚所產之女、孤兒，曾經砍伐神樹、做木工活、織毯氇。

2

一望而知診斷法
望鏡辨尿

望鏡辨尿是通過觀察病人尿的顏色、熱氣多少、臭味濃淡、消失快慢、有無沉澱物、形狀如何、有無漂浮物等，來判斷疾病情況的一種診斷方法。尿診主要被用來診斷腑器的疾病。

關於尿診的方法和技巧，主要應該從六個方面來把握：①尿診前的準備；②尿液變化的原理；③健康人的尿液；④病人的尿液；⑤死兆尿液；⑥鬼邪尿液。

● 尿診前的準備

食行禁忌　患者在接受尿診的前一天，不宜喝茶、清奶、青稞酒等飲料，也不宜過量飲水、過度勞累，要避免行房事，以免造成代謝紊亂，影響診斷結果。

尿樣的採集　因爲人體內的消化步驟到半夜才能全部完成，所以子夜以後的尿液最能代表人的眞實健康情況，因此要將前半夜的尿倒掉不用，而將清晨起床後第一次排出的尿液作爲診斷的標本。

驗尿的時間　應該在早晨太陽剛出來時檢查尿液，這樣可以更好地觀察尿液的顏色、蒸氣、沉澱物等情況。

容器的選擇　盛放尿液的容器最好是瓷碗、青銅盆或白色的鐵皮容器，也可以用白色的陶器代替，而應避免使用其他顏色的容器。

● 尿液變化的原理

飲食在胃中清、濁分離後，糟粕進入腸道，分爲稠、稀兩種，稀的進入膀胱，形成尿液，精華通過肝變爲血液，血液的糟粕積存於膽，膽的精華變爲身體內的黃水，糟粕通過脈道進入膀胱，變爲尿液中的沉澱物。可見，尿液本身的顏色來自飲食，沉澱物則是由血和膽中產生的。因此，身體的寒熱都可以通過尿檢來進行鑑別。

● 從尿液中看病情

尿診前的準備

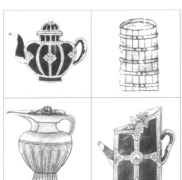 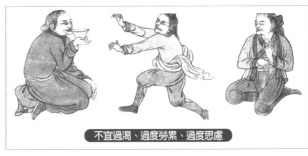

不宜過渴、過度勞累、過度思慮

禁過量飲用茶、清奶、青稞酒及酸青稞酒

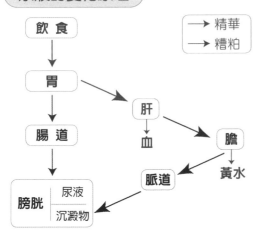

應避免性交

將前半夜的尿倒掉不用,將後半夜的尿留置送檢

尿液的變化原理

飲食

→ 精華
→ 糟粕

胃

肝
血

腸道

膽
黃水

脈道

膀胱 尿液 / 沉澱物

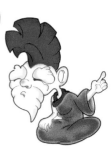

也就是說,尿液本身的顏色來自飲食,沉澱物則是在血和膽中產生。

飲食經胃消化後,糟粕進入腸道,其中稀的部分進入膀胱,形成尿液,精華通過肝變為血液,血液的糟粕積存於膽,膽的糟粕通過脈道進入膀胱,變為尿液中的沉澱物。因此,身體的寒熱都可以通過尿檢來進行鑑別。

2

　　健康人的尿液應該呈清亮的淡黃色，聞上去有騷味，熱氣均勻，泡沫一致，沉澱物少而均勻分布，蒸氣消失後，尿液從邊緣流漩。

　　染患疾病以後，人的尿液會發生明顯的變化。驗尿時方法有總體方法和具體方法。方法分熱、溫、涼三個階段對尿液進行鑑別：

　　初查熱尿　這一階段主要是觀察尿液的顏色、蒸氣、氣味、泡沫等。

　　從顏色來看，隆病病人的尿液是清稀的微藍色；赤巴病病人的尿液呈黃色；培根病病人的尿液呈白色；血病病人的尿液呈紅色；黃水症病人的尿液呈灰白色；紫症病人的尿液呈紫色；傳經紊亂症病人的尿液呈紅黃色，濃度大，且有臭味；黑色或帶彩虹色的尿液顯示的是中毒症。

　　從蒸氣來看，尿液蒸氣大的是熱症；小而時間長久的是隱伏熱症或陳舊熱症；小而時間短的是培根、隆型的寒性疾病；蒸氣不穩定而忽大忽小的是寒熱混合症。

　　從氣味來看，尿液臭味大的是熱性疾病，無臭味或臭味小的是寒性疾病，散發出食物氣味的，則反應出該食物消化不良。

　　從泡沫來看，尿液泡沫大而微藍的是隆病，小而發紅黃色的是赤巴病，泡沫像口涎的是培根病，像彩虹的是中毒症，泡沫呈紅色的是血病，好像鷂子捕捉鴿子一樣的是擴散症。

　　次觀溫尿　這階段主要是觀察尿液中的沉澱物和漂浮物。

　　沉澱物像山羊毛形狀的是隆病；像綿羊毛一樣一團團的是赤巴病或血病；像毫毛的是培根型寒性病；像空中的白雲一樣的是肺病；沉澱物呈膿狀的表明體內有膿液，如粒粒沙子一樣的是腎臟疾病。

　　漂浮物像乳酪一樣漂浮在尿液表面的，是隆攪亂了身體的寒熱；漂浮物靜置後產生自然龜裂的是痞塊症。總之，漂浮物厚的是熱病；漂浮物薄的是寒病。

　　再看涼尿　這一階段主要是觀察尿液起變化的時間、變化的情況、攪後回漩的情況。

　　如果尿液在蒸氣未消失之前就發生變化，則是熱病；尿液已經變涼、蒸氣已經消失之後發生變化，則是寒病。尿液的蒸氣消失與尿液變化同時出現者，寒熱均勻。

攪動後，尿液無厚薄之分，而從其邊緣開始發生變化的是寒病；從中心開始發生變化的是熱病初期；從尿液的邊緣很快發生變化的是陳久性熱病；沉澱物先起變化的是寒熱相鬥症。

熱症潰散、寒症蔓延和鬼魔作祟等三種疾病的尿液皆無變化，須從尿液回漩後的情況來查看病因，尿液稠的是熱性疾病，稀的則是寒性疾病。

具體來說，又可以將各種病態尿液分為熱性尿液和寒性尿液兩種。熱性尿液的顏色呈紅黃色，濃度大，氣味臭，蒸氣大且持續時間長，泡沫小而易消失，浮膜厚，沉澱物呈絮狀聚集在尿液的中心，蒸氣未消失前就發生回漩現象，回漩後呈現出紫色。寒性尿液的顏色呈現出淡藍色，尿液稀，蒸氣和臭味也較小，泡沫大，浮膜薄，沉澱物少，在尿液冷卻、蒸氣消失以後才發生回漩，回漩後顏色發青。此外，顏色淡藍但沉澱物厚的尿液，外表徵象雖然似寒症，但是內部卻有熱象；顏色紅黃而沒有沉澱物的尿液，外表徵象雖然似熱症，但是內部卻是寒症；熱性尿液變化慢，寒性尿液變化快，則是隱熱症；沒有泡沫的熱性尿液表明疾病潛逃到體內，沒有泡沫的寒性尿液表明寒象的蔓延；熱性尿液的浮膜厚及寒性尿液的沉澱物多，都表明患者身體的元氣已經受到損傷。

● 尿示死兆

尿色血紅且散發出惡臭味，經治療也無改變的，是熱性病的死兆；尿色淡青且無蒸氣、臭味、泡沫，經治療無效的，是寒性病的死兆；尿液不穩定，顏色藍黑，並且清濁分離的，是隆病的死兆；尿液的顏色有如亞大黃汁的，是赤巴病的死兆；尿液好像腐敗的乳汁的，是培根病的死兆；尿液的顏色像銀朱一樣的，是血病的死兆；尿液的顏色黑如墨汁，且清濁分離的，是中毒症的死兆；尿液逆返入體內，腎臟疾病又表現不出的，是身體內腐症的死兆。

● 鬼邪尿液

有些疾病可能是鬼邪作祟造成的[1]，通過尿診打卦可以對致病的各種鬼邪一探究竟。方法是將患者的尿液盛入驗尿的容器中，然後在容器口上用四條線段將尿液表面劃分為九個方格，仿佛一隻仰臥的烏龜，頭指的方向為正南方，右邊的三個方格分別為神域、人域、鬼域，左邊的三個方格分別為墓地、房

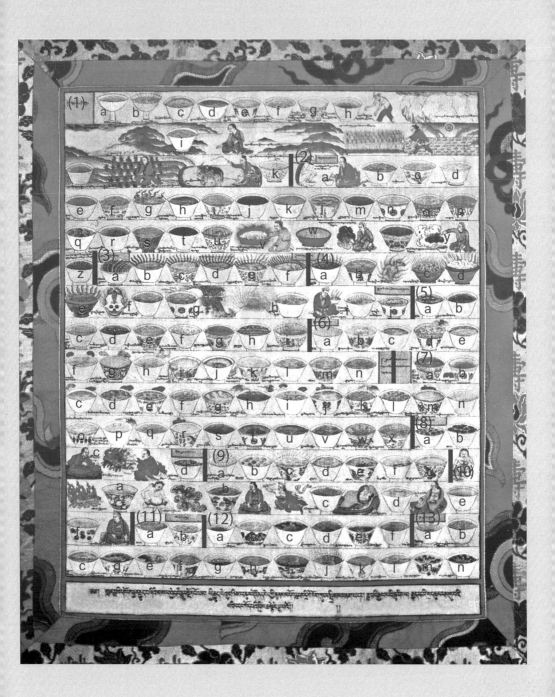

上頁圖描繪正常尿液及各種病態尿液在顏色、蒸氣、氣味、泡沫、沉澱物、漂浮物、變化等方面的辨別。

（1）正常的尿液　a.清亮、顏色淡黃　b.熱氣均勻　c.泡沫一致　d.沉澱物少　e.漂浮物薄　f.冷卻後仍然清亮　g.淡黃　h.妊娠尿顯淺藍色　i.隆型人、老年人、寒冷地區及冬、夏兩季，正常尿略帶淺藍色　j.赤巴型人、壯年人、乾熱地區、秋季，正常尿略帶黃色　k.培根型人、青少年、潮溼地區、春季，正常尿略帶白色。

（2）尿的顏色　a.觀察顏色應該趁熱　b.隆病尿是清稀的微藍色　c.赤巴病尿呈黃色　d.培根病尿呈白色　e.血病尿呈紅色　f.黃水症尿呈灰白色　g.潰瘍病尿呈深紫色h.隆、黃水混合症尿色藍紫　i.培赤症尿色淡黃　j.麻風病尿色黑　k.培隆病尿色淡藍　l.隆赤病尿色藍黃　m.隆血病尿色藍紅　n.培赤病尿色淡黃　o.血赤病尿色紅黃　p.培血病尿色淡紅　q.潰瘍病尿色藍、黃、白、紅混合　r.瘟熱或赤巴病尿色似荣油　s.擴散熱或波動熱尿色橙黃　t.中毒尿色墨黑　u.並帶有虹彩　v.將中毒尿倒進銅盆，土埋幾天之後不僅攪動有虹彩　w.而且有卵形、蛙形、首飾形的沉澱　x.塗抹紫銅變黑　y.塗抹白色石塊也變黑　z.潰瘍病及隆、痲瘋混合病尿色也黑。

（3）尿的熱氣　a.高燒尿，熱氣似溫泉　b.中等熱症尿，熱氣中等　c.一般熱症尿，熱氣略少　d.潛伏熱或陳舊熱症尿，熱氣少而時間長　e.培根病或隆病尿，熱氣少而消失快　f.寒熱混合病尿熱氣多少不定。

（4）尿的氣味　a.隆病尿鐵鏽味　b.赤巴病尿燒糌粑或燒焦肉味　c.培根病尿虱味　d.潰瘍病尿脂肪味　e.血病尿血味　f.炭疽病尿腦髓味　g.水腫病尿蘿蔔味　h.膿腫病尿膿味　i.尿的氣味臭而濃是熱症，反之是寒症　j.尿有飲料或食物味，是該食物不消化。

（5）尿的泡沫　a.隆病大而微藍　b.成熟隆病略帶黑色　c.培根入肺小而微藍　d.隆入脾大而略白　e.赤巴病小而色黃，易消失　f.培根病似唾沫，不易消失　g.血病色紅　h.中毒症顯現虹彩　i.擴散熱如鴿群遇鷂，四散奔逃。

（6）尿的沉澱　a.隆病如山羊毛　b.血病或赤巴病如綿羊毛　c.培根病或寒症如白馬毛　d.肺炎如白雲　e.肺膿瘍如膿　f.腎病如沙粒　g.陽萎如閃光沙粒　h.上身病沉

澱物上浮　i.下身病沉澱物下沉　j.中部病沉澱物居中　k.正常尿沉澱物均勻　l.隆造成的七大物質混亂如白色優酪乳塊　m.沉澱物量多是熱症　n.反之是寒症。

（7）《月王藥診》的補充　a.肺、心、瘟、腦病色紅而沉澱上浮　b.肝病色紅而沉澱居中　c.腎、脾、瘟病色紅而沉澱下沉　d.壞血入肝則色黑而沉澱如腐肉　e.肝病擴散同　f.寒症色白　g.混合病色紅白相間而沉澱上浮　h.肺、心、腦病色紫而沉澱上浮　i.隆入肝脾色紫而沉澱居中　j.隆入腸則色紫而沉澱下沉　k.瘟病色黃而沉澱上浮　l.隆、熱入骨、肉則色黃而沉澱居中　m.便秘則色黃而沉澱下沉　n.赤巴病顏色極黃　o.黃疸病顏色淡黃　p.培根入腦、心、肺色白，沉澱似豬鬃且上浮　q.胃、肝病沉澱居中　r.胃、十二指腸病沉澱下沉　s.中毒色黑　t.中毒及瘟病色黑，沉澱物聚於正中　u.中毒症色墨綠　v.妊娠色微藍　w.腰部外傷色黃，沉澱似黏液　x.黃水病色由淡紅逐漸變黃。

（8）尿中漂浮物　a.薄為寒症　b.厚為熱症　c.將漂浮物取出燒烤，產生糌粑味則無病　d.漂浮物靜置後產生自然龜裂為痞塊病。

（9）尿的變化　a.熱氣未消發生變化為熱症　b.熱氣消退發生變化為寒症　c.熱氣消退與變化同時發生為寒熱混合病　d.尿液從周邊開始變化為寒症　e.尿液從中心開始變化為熱症　f.尿液變化從周邊到中心猶如劃線為陳舊熱　g.沉澱物先起變化為寒熱互鬥

（10）尿相不發生動態變化的病症　a.擴散熱症　b.慢性寒症性腹瀉　c.鬼邪病　d.房事過度　e.瘋癲病　f.正常尿

（11）冷卻後尿色　a.淡為寒症　b.濃為熱症

（12）熱症尿　a.色橙，熱氣大　b.泡沫細小易消失　c.漂浮物厚　d.沉澱物絮狀　e.熱氣消失前起變化　f.冷卻後尿色紫而濃

（13）寒症尿　a.色淡藍　b.熱氣小　c.泡沫大　d.漂浮物及沉澱物少　e.熱氣消失後起變化　f.冷卻後尿色淡藍而稀　g.表面淡藍，沉澱物多，看似寒症實為熱症　h.尿色橙黃而無沉澱物，看似熱症實為寒症　i.尿相為熱症但變化慢　j.尿相為寒症但變化快，均為潛伏熱　k.尿相為熱症但無泡沫，是熱入體內　l.尿相為寒症但無泡沫，是慢性寒症或腹瀉　m.尿相為熱症，漂浮物厚，是熱熔七大物質　n.尿相為寒症，漂浮物厚，是酥油不消化

Step *1* 初查熱尿	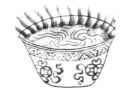	┌ 尿液顏色 ├ 尿液蒸氣 ├ 尿液氣味 └ 尿液泡沫
Step *2* 次觀溫尿	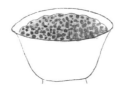	┌ 沉澱物 └ 漂浮物
Step *3* 再看涼尿	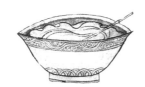	┌ 尿液起變化的時間 ├ 尿液的變化情況 └ 攪後的回漩

各種死亡尿相

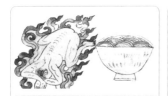

熱性病：
尿色血紅且散發出惡臭味，治療無改變

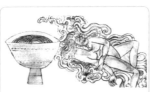

寒性病：
尿色淡青且無蒸氣、臭味、泡沫，治療無效

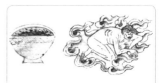

隆病：
尿液不穩定，顏色藍黑，並且清濁分離

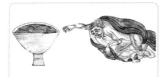

赤巴病：
尿液顏色如亞大黃汁，且清濁分明

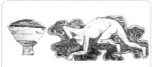

血病：
尿液的顏色像朱砂水一樣

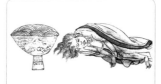

培根病：
尿液好像腐敗的乳汁

地、田地，中間的三個方格分別爲父親及祖父的地域、自己的地域、子孫的地域。醫生攪動尿液，觀察尿液在這九個部位的變化。

如果在神域裡出現猶如魚眼狀的泡沫，則需要敬奉自己的護法神以祛除疾病；如果在人域裡出現魚眼狀的泡沫，則是男鬼女鬼在作祟；如果在鬼域裡出現魚眼狀的泡沫，則是世間的眾鬼作祟；如果在父親和祖父的地域裡出現魚眼狀的泡沫，則是親屬的死魂在作祟；如果在自己的地域裡出現魚眼狀的泡沫，乃是朋友的死魂作祟；如果在子孫的地域裡出現魚眼狀的泡沫，乃是姨舅鬼在作祟；如果在墓地、房地和田地裡出現魚眼狀泡沫，則是鬼魔作祟。

另外，如果在東方出現魚眼狀泡沫，則是魔王在作祟；在南方出現魚眼狀泡沫，是有屬神與女鬼作祟；在西方出現魚眼狀泡沫，是龍魔與屬鬼作祟；在北方出現魚眼狀泡沫，是孽龍與羅刹作祟；在東南方出現魚眼狀泡沫，是紫色妖魔作祟；在西北方出現魚眼狀泡沫，是惡龍作祟；在東北方出現魚眼狀泡沫，是地祇作祟；在西南方出現魚眼狀泡沫，是有屬神與女鬼作祟。但是當太陽升起以後，也可以從方格裡呈現的影像來辨認魔障：出現孔雀翎狀的影子，是天界女魔作祟；出現像飛幡的影子，是病魔作祟；出現似鎖鏈的影子，是天母爲害；出現似矛尖的影子，是男神爲害；出現山羊的影子，是戰神作祟；出現柏樹影子，是地祇作怪；出現蓮花影子，是女神作害；出現光環影子，是魔王爲害；出現鼠洞裡有太陽影子，是地煞作怪；出現旗幟的影子，是凶龍作祟；出現蠍子的影子，是龍魔作祟；出現似鹿角的影子，是疫魔爲害；出現鏡子的影子，是海神作怪；出現蝌蚪的影子，是女魔爲害；出現魚與海螺的影子，是地祇爲害；出現似鱷魚和蛇的影子，是孽龍作怪；出現雲霧，是不乾淨的徵象；出現箭、錘的影子，是男女鬼魅作怪；出現棋盤的影子，是田鬼作祟；出現木橛和芥籽的影子，是咒殃爲害；出現頭蓋骨的影子，是孽龍作怪；出現似水牛的影子，是地神爲害。以上各種鬼影如果出現在神域，則是魔鬼冒充神象；如果是鬼域裡出現神象，則是神發怒爲害。

總之，尿診主要被用來診斷腑器的疾病，並且在辨別寒性、熱性疾病方面最爲有效。

〔1〕 對於原書中流傳下來的鬼邪之說，讀者可作爲一種趣味性的閱讀，而不應迷信。

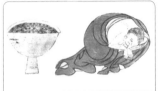

中毒症：
尿液的顏色黑如墨汁，
且清濁分離

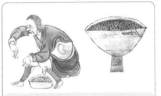

腎病尿一排出體外就會不
斷發生變化

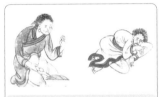

如果尿排出後立即變化而
無腎病，就是死亡尿

男性尿診龜卜打卦圖

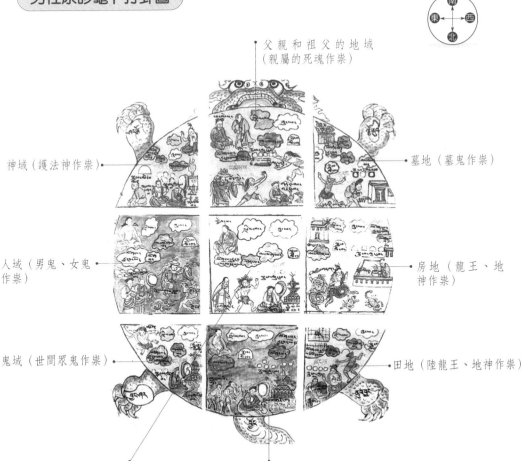

父親和祖父的地域
（親屬的死魂作祟）

神域（護法神作祟）

墓地（墓鬼作祟）

人域（男鬼、女鬼
作祟）

房地（龍王、地
神作祟）

鬼域（世間眾鬼作祟）

田地（陸龍王、地神作祟）

自己的地域
（朋友的死魂作祟）

子孫的地域
（姨舅鬼作祟）

女性尿診龜卜打卦圖

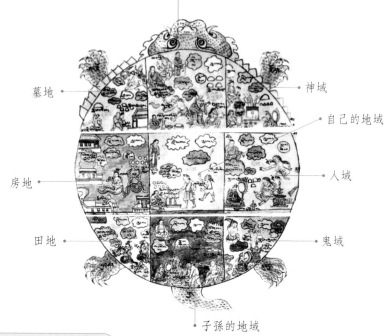

父親和祖父的地域

墓地

神域

自己的地域

人域

房地

田地

鬼域

子孫的地域

男女尿診龜卜打卦圖

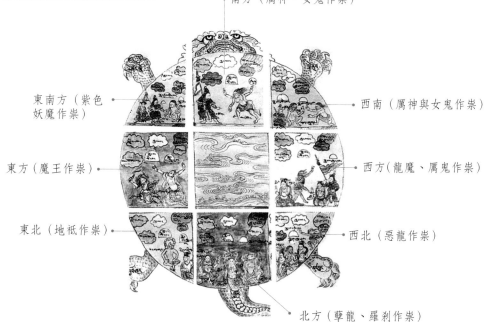

南方（厲神、女鬼作祟）

東南方（紫色
妖魔作祟）

西南（厲神與女鬼作祟）

東方（魔王作祟）

西方（龍魔、厲鬼作祟）

東北（地祇作祟）

西北（惡龍作祟）

北方（孽龍、羅剎作祟）

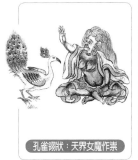

孔雀翎狀：天界女魔作祟

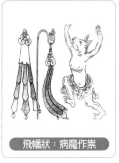

飛幡狀：病魔作祟

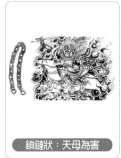

鎖鏈狀：天母為害

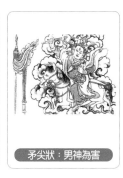

矛尖狀：男神為害

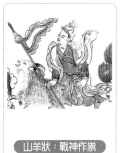

山羊狀：戰神作祟

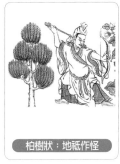

柏樹狀：地祇作怪

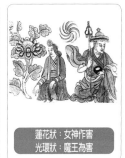

蓮花狀：女神作害
光環狀：魔王為害

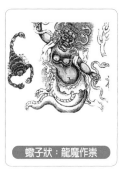

蠍子狀：龍魔作祟

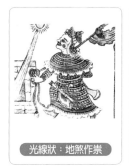

光線狀：地煞作祟

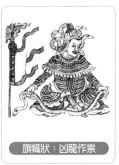

旗幡狀：凶龍作祟

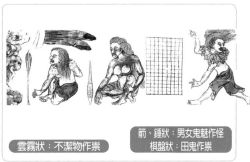

雲霧狀：不潔物作祟

箭、錘狀：男女鬼魅作怪
棋盤狀：田鬼作祟

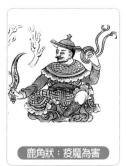

鹿角狀：疫魔為害

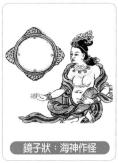

鏡子狀：海神作怪

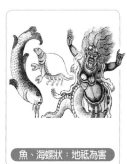

魚、海螺狀：地祇為害

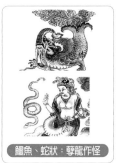

鱷魚、蛇狀：孽龍作怪

169

3

喜馬拉雅紫茉莉湯

湯劑

所有的藥劑可以分爲平息與清瀉兩大類。其中平息藥劑又包括湯劑、散劑、丸劑、膏劑、藥油，還有灰藥、膏藥、藥酒等，共計八種。

湯劑藥物可以分爲治療熱性疾病的湯劑和治療寒性疾病的湯劑兩大類，這裡有很多湯劑祕方，對於身體各部位常見的疾病都有對治方法。

● 醫治熱性疾病的湯劑

將陳舊的頭蓋骨與龍骨、藏茵陳三者煎湯，取三分之二汁液服用，可治療頭部疾病。檀香、肉豆蔻、木盍藤子煎湯，涼後令服，可治療心熱病。

景天、甘草、紫草茸、大株紅景天等煎湯令服，主治肺熱及咳喘症。

岩精、穆坪馬兜鈴、哇夏嘎煎湯，加紅花與熊膽令服，主治肝熱病。

將丁香、波棱瓜與訶子煎湯令服，主治脾熱及腹脹腸鳴。

訶子、紫草茸、檳榔葉、茜草共同煎湯令服，主治腎熱、腸熱和腹熱。

將藏木香、懸鉤木、苦參與乾薑煎湯令服，能夠促使疫熱成型，並可治療紫症、虛熱症及血痛病。

將喜馬拉雅紫茉莉與小蘗、木藤蓼、訶子煎湯，加入兩錢白安息香令服，主治皮膚病和黃水病。

制訶子肉獨味湯，主治肝熱、眼病及黃水瘡。

此外，香附子獨味湯、草河車獨味湯、景天獨味湯等，皆能清肺熱。

● **醫治寒性疾病的湯劑**

將乾薑、光明鹽與訶子煎湯，可以治療一切寒性疾病；加入蓽茇煎湯，主治藥物不消化。將乾薑與阿魏煎湯，再加入藏紅鹽，可以治療心風症。

油松、香附子、阿魏與訶子煎湯，主治隆型疫癘和寒性疾病、面部歪斜。取大蒜四兩，加入八倍的水與適量牛乳煎湯，主治隆型腫脹、疫癘等所有的隆型疾病。

此外，一些獨味湯也有特別的功效。如乾薑獨味湯能升胃溫，主治消化不良；喜馬拉雅紫茉莉湯主治下身的寒性疾病；青稞獨味湯主治消化不良、食欲不振；還有踝骨獨味湯，可以治療零星的隆型疾病。

湯劑的製作方法

冷湯劑

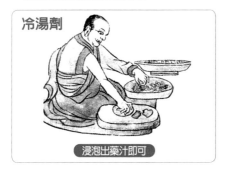

浸泡出藥汁即可

熱湯劑

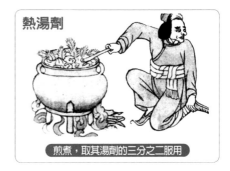

煎煮，取其湯劑的三分之二服用

湯劑的飲用方法

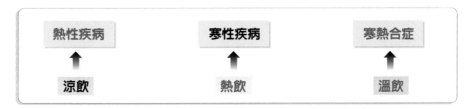

熱性疾病	寒性疾病	寒熱合症
↑	↑	↑
涼飲	熱飲	溫飲

製訶子肉的製作方法

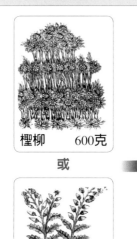

檉柳　　600克

或

水柏枝　　600克

1　加1000毫升水，煮沸3小時，濾去藥渣留下藥液

2　在藥液中加入1千克鐵屑和適量水，煮沸3小時後濾水留鐵屑

3　用清水漂洗後加入食鹽50克，水1000毫升，煮沸兩小時後倒去餘液

4　用清水洗滌後加入訶子肉2500克，攪拌後常溫放置3天，每天攪拌3次

5　第四天倒出、陰乾、過篩後，用磁鐵除盡鐵屑即得。

後續醫典

冰片君臣方與石榴君王方
散劑

散劑藥方雖然比較多，但歸納起來也不外乎治療熱性疾病的散劑與治療寒性疾病的散劑兩種。

● 治療熱性疾病的散劑

治療熱性疾病的散劑藥方中，包括冰片君臣方、藏紅花大臣七味方、主藥八味佐使方和一般庶民方四種方劑。當熱性疾病嚴重時，應該用冰片君臣方施治。

各種冰片君臣方中配伍最簡單的是三味方，在三味方中加入紅花、牛黃，合稱爲冰片五味方，再在其中加入麝香、熊膽，稱爲冰片七味方，此方能抑制隆紊亂，主治熱性疾病。

藏紅花大臣七味方都是以紅花、竹黃、牛黃等爲主藥，加入甘草、木香、葡萄、藏茵陳時，主治肺熱；與毛瓣綠絨蒿、哇夏嘎、唐古特青蘭、岩精配伍時，主治肝熱；與波棱瓜、丁香、訶子、蓽茇配伍時，主治脾熱；與小豆蔻、岩精、刺柏、訶子配伍時，主治腎熱症；與熊膽、岩精、川烏、唐古特青蘭配伍時，可清胃熱；與止瀉木、川烏、大株紅景天、穆坪馬兜鈴配伍時，可清六腑熱疾，特別是大小腸熱症；與藏木瓜、石榴、藏木香、香旱芹，或者醋柳配伍時，主治培根型的熱症。以上諸方劑加入四倍的白糖爲藥引，稱爲藏紅花七味方，主治一切熱性疾病。再加入檀香稱爲檀香八味方，加入冰片稱爲冰片九味方，主治一切熱性疾病。

主藥八味佐使方由兩味涼性藥物、兩味汁液主藥、兩味湯藥和兩味草藥，以四倍的白糖爲藥引配伍製成。

一般庶民的方劑種類很多，如將沉香、肉豆蔻、木盉藤子、竹黃、乳香、廣木香、訶子、木棉花與三倍的白糖配伍，稱爲沉香八味方，主治心臟創傷、擴散症、紊亂症、精神病、聲音嘶啞、乳房下方疼痛；將白檀香、竹黃、紅花、小豆蔻、大株紅景天、紅景天、葡萄、甘草、檀香與白糖配伍，稱爲檀香八味方，主治肺熱膿瘍。將牛黃、紅花、毛瓣綠絨蒿、穆坪馬兜鈴、藏茵陳、岩精、廣木香、哇夏嘎、波棱瓜與白糖配伍，稱爲牛黃九味方，主治由外傷引起的肝病、肝血旺盛、肝熱、紫症等。

冰片君臣三味方

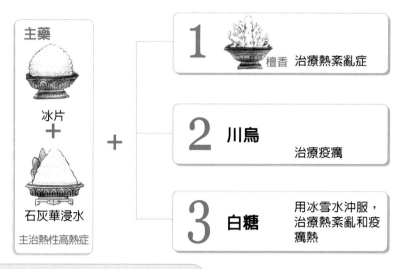

主藥

冰片
+
石灰華浸水

主治熱性高熱症

+

1 檀香 治療熱紊亂症

2 川烏 治療疫癘

3 白糖 用冰雪水沖服，治療熱紊亂和疫癘熱

藏紅花大臣七味方中的一種

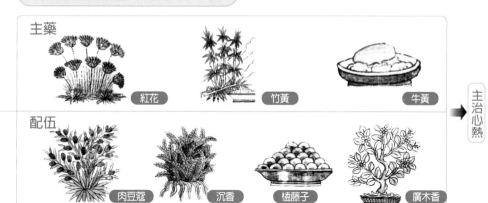

主藥

紅花　　竹黃　　牛黃

配伍

肉豆蔻　　沉香　　檳榔子　　廣木香

➡ 主治心熱

主藥八味佐使方

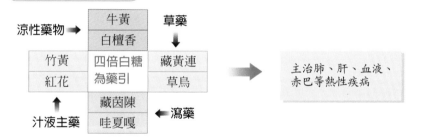

涼性藥物 ➡

	牛黃	草藥
	白檀香	↓
竹黃	四倍白糖	藏黃連
紅花	為藥引	草烏
↑	藏茵陳	瀉藥
汁液主藥	哇夏嘎	←

➡ 主治肺、肝、血液、赤巴等熱性疾病

● 治療寒性疾病的散劑

治療寒性疾病的散劑，包括石榴君王方、杜鵑大臣方、大托葉雲實佐使方和一般庶民方四種。

石榴君王方加入藏紅鹽，稱為石榴四味方，主治腹鳴、痞塊、消化不良引起的嘔吐。上方加入乾薑後，具備了熱性，稱為石榴五味方，主治培根型的消化不良、胃寒性痞塊、打嗝、胃口不開、心風、腰痛。石榴、桂皮、小豆蔻、蓽茇等為主藥，與乾薑、肉豆蔻、紅花、草果配伍，稱為石榴八味方，主治胃、肝以及上半身的培根與隆型痞塊。

杜鵑大臣方與香旱芹配伍，主治胸熱腹寒症；與藏紅鹽配伍，主治一切寒性隆病；與肉豆蔻配伍，主治心風病；與沙棘配伍，主治痰壅；與五味子配伍，主治寒性腹瀉。

大托葉雲實六味佐使方與光明鹽、波棱瓜配伍，主治膽病引起的眼黃，清糜未消；與石榴配伍，可健脾，開胃，增強食欲；與藏紅鹽、阿魏、白胡椒配伍，主治胃脹；與白胡椒配伍，能提升胃火，主治胃寒症；與硇砂、光明鹽、藏紅鹽配伍，主治消化不良症；與灰藥配伍，主治痞塊症。

治療寒性疾病的一般庶民方也有許多種，如小豆蔻、木棉花、金櫻子、蛇床子、乾薑、茜草、蓽茇與白糖配伍，稱為小豆蔻七味方，主治培根型胃疾病、咳嗽痰濃、食欲不振、吐逆；乾薑、阿魏、藏木香、藏紅鹽與白糖配伍，稱為乾薑四味方，主治腎寒腰痛、兩肋刺痛、臉腫氣喘、打嗝；廣木香、藏木香、乾薑、訶子與白糖配伍，稱為廣木香四味方，主治培根與隆型胃痞塊、肝痞塊以及脾疾病；阿魏、藏菖蒲、乾薑、藏紅鹽、廣木香、藏木香、香旱芹與訶子配伍，稱為阿魏八味方，主治劍突鐵鏽病、胃痛、胃寒。

上述諸方劑在配製時，一般藥物用量相等，主藥用量須加大。角類藥物應炒到酥脆，所有藥物都應磨細如粉，帶有油脂的藥物要最後入方劑。治療熱性疾病時，白糖的用量為六倍，應用涼水煎煮；治療寒性疾病時，蔗糖的用量為四倍，應用開水煎煮。服藥期間，忌進食酸腐飲食、野菜與難消化的食物。

石榴君王方

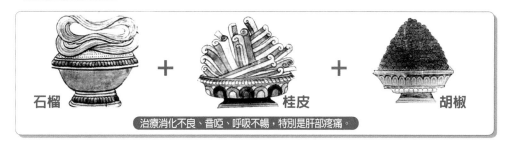

石榴 + 桂皮 + 胡椒

治療消化不良、音啞、呼吸不暢，特別是肝部疼痛。

杜鵑大臣方

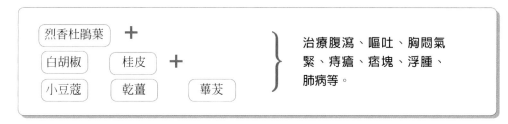

烈香杜鵑葉 +

白胡椒　桂皮 +

小豆蔻　乾薑　蓽茇

治療腹瀉、嘔吐、胸悶氣緊、痔瘡、痞塊、浮腫、肺病等。

大托葉雲實六味佐使方

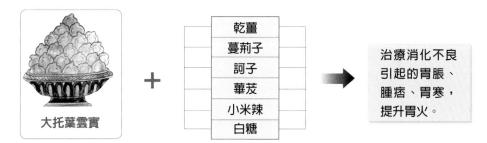

大托葉雲實 +

| 乾薑 |
| 蔓荊子 |
| 訶子 |
| 蓽茇 |
| 小米辣 |
| 白糖 |

治療消化不良引起的胃脹、腫痞、胃寒，提升胃火。

散劑的製作方法

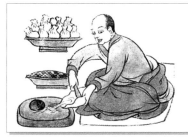

● 一般藥物用量相等，主藥用量加大；
● 將所有藥物磨細如粉，治療熱性疾病時，加入六倍白糖，以涼水煎煮；治療寒性疾病時，加入四倍白糖，以開水煎煮；
● 角類藥物應炒到酥脆，帶有油脂的藥物要最後入方劑。

5

丸劑

丸劑藥物的配伍也可分為治療熱性疾病的丸劑與治療寒性疾病的丸劑等兩種。

治療熱性疾病的丸劑配伍，除了解毒藥物與制水銀外，其他解熱成藥都可以針對具體症狀製成丸劑。這裡介紹一下治療寒性疾病的丸劑配方。

烏頭、麝香、廣木香、藏菖蒲、訶子等，根據心、血、骨、筋、肌肉等的發熱情況，用童便製成丸劑，稱為大鵬五味丸。這種藥丸第一個夜晚服用五粒，第二個夜晚服用七粒，從第三個夜晚開始，每晚服用九粒。主治胃痛、蟲病、疫痛、喉症，尤其對黃水病和痲瘋病有很好的療效。

此外，在大鵬五味丸中加入肉豆蔻，主治心風病；加入藏紅鹽可養胃火，主治胃寒症；加入貝灰，主治痞塊症；加入毛喉杜鵑葉，主治浮腫病、臌脹；加入乾鹿角灰，主治水腫病；加入安息香，主治喉蛾、炭疽、疫痛；加入阿魏，主治寒性隆型疾病；加入酸藤果，主治蟲病。

將等量的硇砂、光明鹽、黑鹽、藏紅鹽、白秋石、角鹽、桂皮、皮硝、灰鹽、芒硝、生薑、蓽茇、胡椒，訶子、毛訶子、余甘子，與紅糖配伍製成丸劑，主治胃痞塊、子宮痞塊及血痞塊。

用狗頭雕的咽喉、禿鷲的咽喉、鸕鷀的咽喉、狗獾的咽喉，以及野犛牛肉、野驢肉、草果、竹黃、丁香、紅花、肉豆蔻、小豆蔻、三辛、生薑、蓽茇、胡椒、三種鹽類、小茴香、蛇床子、香旱芹，與蔗糖配伍，稱為羅刹丸，此方主治一切寒熱痞塊。

杜鵑、藏木通、白胡椒、乾薑、蒼耳子，有爪石斛、桂皮、小豆蔻、鼠曲草、木棉花，與紅糖配伍，主治肝痞塊、氣喘、咳嗽、痔瘡、便秘。

乾薑、蓽茇、小米辣、胡椒、黃花鐵線蓮，與紅糖製成丸劑，主治肋際疼痛、心悸、吞嚥困難。

藏木通、小豆蔻、螃蟹、生薑、蓽茇、胡椒、硇砂，與蜂蜜配伍製成丸劑，主治尿道刺痛、腰腎疼痛、胃寒。

配製丸劑時，應首先將藥物研細，用紅糖、蜂蜜或水調和製成丸劑。一般藥丸大小如豌豆，有毒藥物的丸劑應略小。服用時小藥粒可以直接吞服，大藥粒可含在口中融化後嚥下。

大鵬五味丸

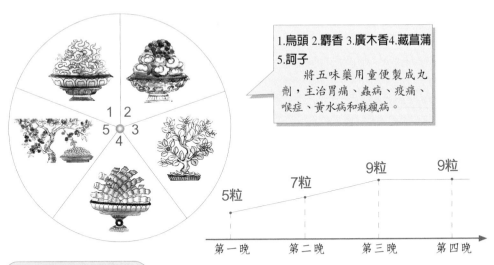

1.烏頭 2.麝香 3.廣木香 4.藏菖蒲 5.訶子

　　將五味藥用童便製成丸劑，主治胃痛、蟲病、疫痛、喉症、黃水病和麻瘋病。

5粒　第一晚
7粒　第二晚
9粒　第三晚
9粒　第四晚

丸劑的製作方法

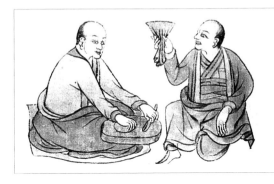

Step 1 將藥物研成細末

Step 2 用水或紅糖、蜂蜜調和

Step 3 製成藥丸，大小如豌豆

特別提示

將大托葉雲實、蒲桃、竹黃、紅花、小豆蔻、訶子、肉豆蔻、蛇床子、蓽茇、乾薑、毛瓣綠絨蒿、茜草、小米辣、葫蘆、沒食子、五味子、石榴，與紅糖配伍製成丸劑，稱為大自在丸，主治培根與隆激增引起的胸熱腹寒、新舊腹瀉。

名詞解釋

烏頭

別名五毒根，氣味辛、溫，有大毒。母根叫烏頭，為鎮痙劑，治療風痹、風溼性神經痛；子根入藥叫附子，有回陽、逐冷、祛風溼的作用。治療大汗之陽、四肢厥逆、霍亂轉筋、腎陽衰弱的腰膝冷痛、形寒愛冷、精神不振、以及風寒溼痛、腳氣等症。

6

竹黃五味膏
膏劑

膏劑藥物的配方，大體上可以分為治療熱性疾病的配方與治療寒性疾病的配方兩種。

● 治療熱性疾病的膏劑

　　用黃葵、訶子、竹黃、紅花、小豆蔻、蘆荻、甘草、鐵粉與白糖、新鮮酥油調和製成膏劑，主治肺、肝的陳舊濁熱症。用藏茵陳、波棱瓜、川烏、青木香、蓽茇、馬兜鈴與蜂蜜調和製成膏劑，主治赤巴型的肺病、酒病、嘔吐膽汁、頭痛。用紅花、銀朱、各種膽、木棉花蕾、木棉花絲、辛夷與新鮮酥油、蜂蜜調和為膏，主治肺病、肝病、月經不調、陳舊瘡症、鼻出血。用岩精、訶子、哇夏嘎、紅花與蜂蜜調和為膏，主治嘔吐膽汁、肺病。另外，此方加入新鮮酥油，主治隆型合併症；加入大株紅景天，主治培根型合併症。用訶子、紫草茸、茜草、藏紫草、竹黃、紅花、小豆蔻、蘆荻、甘草，大株紅景天與白糖、新鮮酥油、蜂蜜製成膏劑，主治肺膿腫、肺空洞、咳嗽、痰黏腐臭。用訶子、毛訶子、余甘子、木賊、鐵粉、香旱芹、甘草與新鮮酥油、白糖、蜂蜜製成膏劑，主治目疾爛眼、眼翳。用銀朱、紫草茸、熊膽製成膏劑，主治月經淋漓。

● 治療寒性疾病的膏劑

　　將生薑、蓽茇、胡椒、訶子、毛訶子、余甘子、小米辣、蔓荊子、大株紅景天等依次增加藥量，再加鐵粉、乳香、蜂蜜製膏，主治目赤、浮腫、痔瘡。將硇砂、麝香、螃蟹、生薑、蓽茇、胡椒、墊狀卷柏、婦女結石、野多莨菪、芒果核、蒲桃、大托葉雲實與紅糖、酥油為膏，主治腎臟疾病，尿閉症。將桂皮、小豆蔻、蓽茇、竹黃、白糖等，依次加大藥量，用新鮮酥油、蜂蜜製成膏劑，主治培根型肺病、咳嗽。將石榴、桂皮、小豆蔻、生薑、蓽茇、胡椒、藏紅鹽、廣木香、小米辣、蒺藜與紅糖為膏，主治浮腫、嚴重隆病、寒性腎病、胃病、腸道疾病。

　　在配製丸劑時，應首先將諸味藥物研細，與蜂蜜、酥油、紅糖混合後攪拌均勻。根據患者的消化能力，做零食服用。

製作膏劑常用的調和物

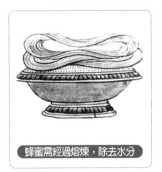

蜂蜜需經過熔煉，除去水分

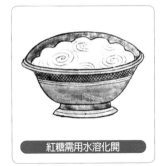

紅糖需用水溶化開

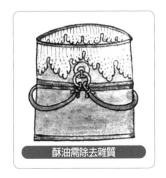

酥油需除去雜質

膏劑的製作方法

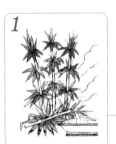

Step 1 將諸味藥物研成細末。

Step 2 加入蜂蜜、紅糖或酥油後混合攪拌均勻。

示例藥物：
1.竹黃 2.紅花 3.丁香 4.訶子 5.小豆蔻

將以上藥物與新鮮酥油一起攪拌後製成膏劑，可以治療眼翳、酒病、陳舊熱症、濁熱症及中毒症等。

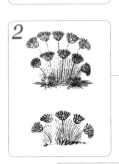

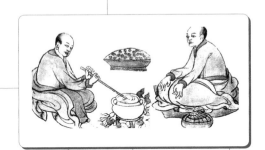

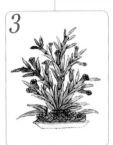

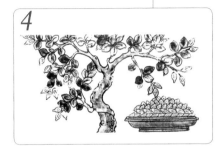

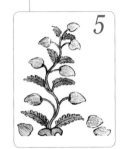

179

7

三果五根藥油
藥油劑

藥油的配方可以上分為治療熱性疾病的配方和治療寒性疾病的配方兩種。

● 治療熱性疾病的藥油

藏茵陳、藏黃連、哇夏嘎、卷柏、秦艽諸藥取汁，與黃牛與犏牛乳的新鮮酥油配伍，加入紅花、木棉花蕾、木棉花絲、辛夷、白糖、蜂蜜，主治目赤浮腫、黃水病、皮膚病、陳舊熱隆型合併症。藏茵陳、波棱瓜、哇夏嘎、小蘗根、岩精、穆坪馬兜鈴、秦艽、角茴香、傘梗虎耳草、蒼耳子、止瀉果、有爪石斛、訶子、毛訶子、余甘子與新鮮酥油、白糖配伍，主治陳舊熱症及濁熱症。訶子、毛訶子、余甘子、牛乳、融酥油、鐵粉、木賊、蛇肉、紅花、茴香、矛尖配伍，稱為顯揚九味丸，主治眼翳障目、目赤乾爛。降香、安息香、草決明、黃葵、秦艽、沉香、小蘗皮與新鮮酥油、蜂蜜配伍，稱為降香七味丸，主治黃水侵入脈、皮膚和關節、痛風、痲瘋病。訶子用酒泡軟取其肉，與竹黃、紅花、小豆蔻、桂皮、甘草、乾薑、木棉花蕾、辛夷、大株紅景天、新鮮酥油、蜂蜜、犛牛骨髓配伍，主治肺病、隆型骨病、陳熱。景天、訶子、竹黃、甘草與酥油、蜂蜜配伍，主治肺膿瘍、肺熱症。西藏紫草、紫草茸、茜草、訶子與酥油、白糖配伍，可清肺熱、乾涸膿血。

● 治療寒性疾病的藥油

黃精、天門冬、棱子芹、喜馬拉雅紫茉莉、蒺藜、犏牛乳、酥油配伍，稱為五根藥油，再加入三種鹽、木藤蓼、肉豆蔻、草果、小豆蔻、乾薑、蓽茇、紅糖配伍，主治腎寒症及月經不調。以訶子、毛訶子、余甘子與五根藥混合配伍，稱為三果五根藥油，主治胸、腹部的各種疾病。在三果五根藥油中再加入雪蛙、種羊的睪丸、寒水石、乾薑、蓽茇、木藤蓼、光明鹽、小豆蔻、蒔蘿、紅糖配伍，稱為雪蛙藥油，此方可益精壯陽，主治腎病、陽萎遺精。將八兩大蒜與八兩犛牛乳酥油配伍，在青稞裡放置十二天，增加藥力，可用於滋補身體，治療隆型疾病。

以上各種藥油可在每天早晨服下一勺。服藥期間忌受寒、受潮及進食不易消化的飲食。如果藥物不消化，可以內服光明鹽四味湯。

藥油的製作方法

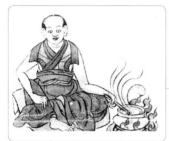

Step1 將需要煎汁的藥物一起用水煎煮，反覆過濾除渣，濃縮至一定程度後加入適量牛乳，攪拌後以文火煎熬。

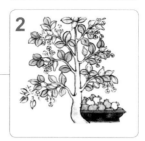

Step2

↓

治療熱性疾病時，加入新鮮酥油和黃牛、山羊、犛牛乳；

或

治療寒性疾病時，加入陳舊酥油和犏牛、綿羊乳。

煎煮至酥油與牛乳融合，分出糟渣，手指摸時不黏手或燒至無聲時即可。

↓

Step3 將其他藥物研成粉末，把藥粉與蜂蜜、白糖、紅糖一起放入煎好的藥油中，攪拌均勻。

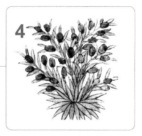

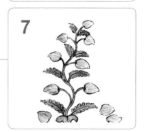

示例藥物：
1.訶子　2.毛訶子
3.余甘子 4.肉豆蔻
5.硇砂　6.蓽茇
7.小豆蔻 8.乾薑
如法製成藥油，稱為三果藥油。具返老還童、延年益壽的作用，並可治療眼病、耳病、牙病、鼻腔疾病、頭部疾病、心風症等。

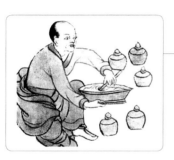

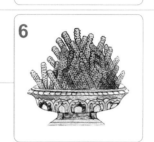

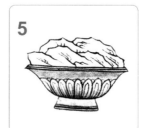

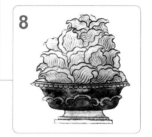

鎮寒良方
煅製劑

與前面介紹的五種方劑略有不同，煅製劑對治療寒性疾病的效果比較理想。

煅製劑的總方劑按藥性可分爲銳、中、柔三種。

柔性煅製劑使用油松、離婁、巴豆、訶子、毛訶子、余甘子、巴黎貝殼、黑粉菌、芒硝、硇砂、藏紅鹽、光明鹽、桂皮、灰鹽、蓽茇、小米辣、乾薑、胡椒、牛乳、乳酪、酥油、骨髓配伍，用脂肪攪拌製劑。適宜治療隆型疾病和合併症。

中性煅製劑使用藏黃連、茜草、檳榔葉、秦艽等配伍，用黃牛和山羊乳酪攪拌製劑。適宜治療赤巴型合併症。

銳性煅製劑使用野犛牛角煅灰、生薑、蓽茇、胡椒、石菖蒲、阿魏等共同煅制，然後以野獸的骨肉湯和酒攪拌製劑。適宜治療單一的培根型疾病。

將以上三種方劑放入陶器裡，用砂間隔開，封閉容器，以草皮爲燃料燃燒煅灰，待涼時研成細粉，製成丸劑，以蔗糖、白糖、蜂蜜爲藥引，可以治療消化不良、胃寒、腹內痞塊、培根病、鐵鏽病、浮腫、水腫、臌脹等。

具體方劑除寒水石配方外，還有：

燒鹽配方：選取無鹼、色青、味甘的純鹽兩捧、黃牛乳酪十二兩、拇指大小的黃牛肉一塊，共同煮乾，放入陶器中密封，用草皮作燃料燃燒成灰，加入沙棘、蓽茇、紅糖製劑。主治未消痞塊、鐵鏽病、血痞塊。

火煅豬糞配方：將豬糞炭、棘豆、藏黃連、膜邊獐牙菜、杜仲等分別煅灰，加入紅花、黃牛溲與白糖製劑。主治消化不良、瘟疫、刺痛、目黃症，特別對胃的傳染病有奇效。

珍寶藥物配方：將黃金煅成猶如蜂翅的薄片，與硼砂、硫磺、胡麻配伍製成丸劑，放在陶器中，用碳火煅燒；將銅煅成蜂翅般的薄片，敲打碎後，用薄酒去鏽，與硼砂、硫磺一起放在陶器中，密封後用火煅燒；將水銀用沙棘攪拌，依上法與硼砂、硫磺共同火煅；將鐵銼成灰粉，與硼砂、訶子、硫磺一起淫磨後，放入陶器中火煅成灰。以上諸藥根據病情配方，可治療痲瘋、中毒、胸腔膿血。

大、中、小三種寒水石配方

小配方

訶子、硼砂、光明鹽、蓽茇、川烏 + 寒水石 硫磺

各1份　　各2份

中配方

小配方方劑 + 草果、竹黃、丁香、紅花、肉豆蔻、硇砂、唐古特青蘭

大配方

乾薑、蓽茇、胡椒、小米辣、黃花鐵線蓮、訶子、硇砂、光明鹽、灰鹽、藏紅鹽、皮硝、芒硝、食鹽、貝殼、禿鷲的咽喉、水獺骨、水鳥骨、魚骨

+ 寒水石

↓

製成羊糞大小的藥丸

↓

將藥丸放入陶製的容器中

密封容器

用炭火燃燒加熱

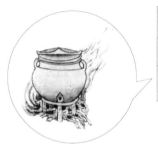

用炭火加熱時，小配方與中配方都應等到聞不到硫磺味時停火。

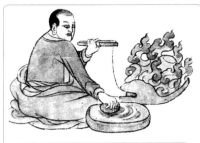

取出後研為細末，加入白糖製劑即可。

主治

小配方：治療消化不良、培根胸痞、鐵鏽病、珍寶石類藥物中毒、培根與赤巴的紫痞塊、胃病。
中配方：治療消化不良、發高熱。
大配方：治療寒性痞塊。

特別提示 將寒水石燒至發白，趁熱放入酒中淬之，可得熱性；趁熱放入酪漿中淬之，可得中性；趁熱放入水中淬之，可得寒性。將淬過的寒水石研為細末，可以治療喉閉、鼻息肉、死肌、腹中痞塊、鐵鏽病等。

9

驅熱良藥
浸膏劑

與煅製劑相對，浸膏劑比較適宜治療熱性疾病。

將草藥、湯劑和涼性藥物製成浸膏，再加入露藥和膽藥，可以治療一切熱性疾病；將草藥浸膏和各種涼性藥物、五靈脂浸膏製成浸膏劑，同樣可以治療熱性疾病。

用黃精、戟葉石葦、卷絲苦苣苔、接骨木、小葉棘豆、骨追、獨一味、紫堇、絹毛菊、獨行菜、雪山貝、金毛蒿、亞大黃、生薑、蓽茇、胡椒製成浸膏劑，再加紅花、竹黃及各種膽，主治骨、肉、四肢、頭部等處的創傷。

用離婁、秋季採集的狼毒、刺芒龍膽、澤漆、大黃、隴蜀杜鵑、巴豆、臘腸果製成膏劑，再與尖嘴訶子、黃牛溲浸膏合併製成的瀉藥浸膏，藥性既銳又柔，對水腫病有特效。

將離婁壓碎後，用藏黃連、藏香薷浸泡，除去浮沫，過濾後煎成膏劑，稱爲甘露。不分季節，都可以服用。

取人膽、熊膽、豬膽、黃牛膽、旱獺膽與麻黃、紫草茸、瓦葦配伍，熬製成膽浸膏，再加入紅花主治鼻出血、肺出血、子宮出血、吐血、便血。

將五靈脂用水浸泡，除去雜質，過濾後熬製成岩精浸膏。主治胃熱症、肝熱症、腎熱症、眼病、尿閉症、紫症。

把沙棘放入陶瓷容器內，去核後將果肉搗爛，過濾後取其汁熬製成沙棘浸膏。主治肺病和培根型血痞塊。

用柏子仁熬成柏子仁浸膏，加入蔗糖。主治四肢黃水病和熱病。

將天南星、馬糞、羌活熬成膏劑，加入蔓荊子、阿魏、小米辣及烏頭。主治疥瘡和白癜風。

用降香熬成的浸膏可治療痲瘋病；用小檗熬成的浸膏主治眼病；用臭當歸熬成的浸膏主治瘰癧。

在熬製浸膏時，首先要將藥物洗淨並砸碎，然後將其放入水中熬煮，煮好後經過過濾，將汁液倒入乾淨的陶器內煎煮，並不斷攪拌，直到變爲糊狀時取出放在石頭上晾乾，再搓成塊狀即可。

浸膏的製作方法

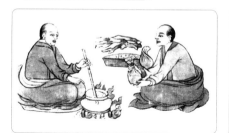

Step 1
將藥物洗淨、搗碎。

Step 2
把藥物放入水中熬煮，之後進行過濾。

Step 3
過濾後放入乾淨的陶器內煎煮，不斷進行攪拌，直到變爲糊狀。

Step 4
將藥糊放在石頭上晾乾後，再搓成塊狀即可。

注意不要把陶器邊緣的焦糊混到藥裡。

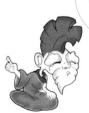

示例1

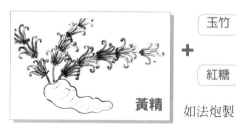

黃精

+

玉竹

紅糖

如法炮製

主治：下身寒性黃水病和淋濁病

示例2

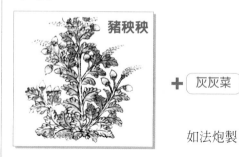

豬秧秧

+

灰灰菜

如法炮製

主治：膽病

特別提示　將未經霜打的矮紫堇、瓦韋、獨一味、翼首草、獨行菜製成浸膏，是治療熱性疾病非常理想的浸膏劑。

185

花蜜藥酒
藥酒

藥酒對於醫治隆型疾病、培根和赤巴的合併症具有獨特的效果。

藥酒可以分為蜂蜜藥酒、單方藥酒和複方藥酒三種。

蜂蜜藥酒 將一升蜂蜜與六升水混合，煎煮之後進行過濾，再將濾過的液體繼續煎煮到餘下兩升時，加入一升水，用長柄木勺慢慢將其揚溫，之後加入一捧酒麴，再將一塊用網子包裹的寒水石懸垂在藥液中，加入一劑小豆蔻粉，發酵三天，再加入生薑、蓽茇、胡椒即可。每天早晚各服用一小碗，主治月經不調、黃水墜入關節、骨熱、腎熱、隆型黃水病。在此方劑中加入紅糖，可以治療黃水病與隆的合併症；加入降香可以治療熱性黃水病。

蔗酒 將青稞、蒺藜、小麥配伍蒸熟，發酵後，在醪糟中摻入紅糖水。主治一切隆型疾病，尤其對心、肺、腎、骨等處的隆型疾病有特殊的療效。

酥油酒 在酒裡加入紅糖、酥油、蜂蜜、小茴香、蓽茇，發酵三天。主治寒性隆病及頭部、眼部的隆病。

蒺藜酒 將蒺藜、青稞與酒麴混合發酵的醪糟取水製成酒。主治關節、腎風症，黃水症，特別是對隆入腎臟有顯著的療效。

骨酒 將綿羊尾骨或兩歲的綿羊羔骨砸碎放入青稞酒裡，三天后摻入紅糖水。主治一切隆症及骨風症。

紅景天酒 將紅景天泡水，再摻入麥酒。主治肺熱和隆型合併症。

藏茵陳酒 將青稞炒至淡黃色，在其醪糟內加入藏茵陳、訶子汁和酒。主治陳舊熱症、隆型合併症。

以上方劑在治療心臟病時，需要加入肉豆蔻和骨酒；治療肺病時加葡萄和紅糖酒；治療培根病時加胡椒和麥酒；治療寒性膀胱疾病加硇砂；治療黃水病加降香酒；治療中毒及身體虛弱加接骨木、貫仲、水柏枝、翼首草、藏黃連及藏茵陳酒。

青稞藥酒 將黃精、玉竹、蒺藜、蜀葵籽、炒青稞研為細末後揉成團，加入酒麴發酵做成糌粑糕，再加入紅糖、乾薑、酥油煎煮。主治一切寒性隆病、腰腎疼痛、四肢拖曳、關節腫脹、佝僂、耳聾、寒性尿閉症、下半身寒性化膿症等。

花蜜藥酒的製作方法

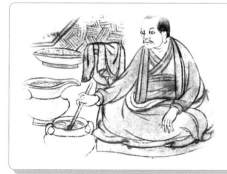

Step *1* 採集報春花，陰乾後放入瓶中。

Step *2* 加水浸泡，再加入二兩的蜂蜜。

Step *3* 將浸泡的花蜜放在火上煎熬成熱乳狀，發酵三天即可。

神秘的藏藥——紅景天

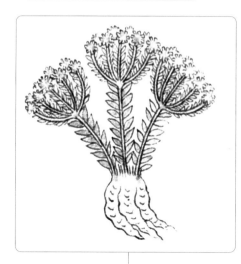

藏藥紅景天是景天科植物紅景天或大花紅景天的根莖，生長在青藏高原獨特的地理環境中，在酷日和嚴寒下每年只能生長4個月，經過8年才能使用，極為名貴。紅景天一般在秋季採挖，洗淨曬乾後切段生用。藥性甘、寒，功效在於清肺熱，養肺，活血，解熱止痛，補元氣，抗缺氧，抗疲勞，除瘟癘。用於高山不適症，由於高山缺氧所致的噁心、心慌氣緊、嘴唇發紫、全身乏力、胸悶。此外，對老年體虛、肺病、肺炎、肺膿瘍、氣管炎等都有很好的療效。

秋季採挖，取其根莖，洗淨，曬乾，切段。

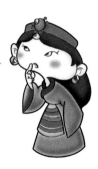

8年？難怪紅景天效果那麼神奇！

治病保健
珍寶藥劑

珍寶藥劑多使用金、銀、銅、鐵等貴重藥物配製而成，可治療用湯、散、丸、膏等配方無法治癒的各種疾病，還有很好的滋補作用，堪稱藥之珍寶。

珍寶藥劑的配方可分為治療熱性疾病與治療寒性疾病的配方兩種。

治療熱性疾病的配方以金、銀、銅、鐵為主，主治痛風、風痹、瘰癧、內臟化膿症、瘋癲、脈病、熱性痞塊、水腫等症。

治療寒性疾病的配方要使用九種方法抑制副作用，包括除鏽、解毒、調藥性、辨寒熱、炮製水銀、開脈竅、加味、外部防護和提高藥效等步驟。

配方有單方與複方。主要單方如：將草果、竹黃、丁香、紅花、肉豆蔻、小豆蔻、白檀香、紫檀香、訶子、毛訶子、余甘子、乳香、草決明、黃葵、熊膽、廣木香製成丸劑，主治濁熱症、敗疽、內臟化膿、脈病。

將竹黃、紅花、小豆蔻、牛黃、麝香、川烏、廣木香、岩精、波棱瓜、小雲雀、蔓菁膏等製成丸劑，主治肉毒症。

赭石、長石、爐甘石、寒水石、硼砂、麝香製成丸劑，主治黑痞。

用黃金、羚羊角、紫草茸、硇砂、京墨、蛇肉、虎肉、天然鹼、犏牛髓脂、騾子髓脂配伍，主治絕育。

主要複方如：將水銀、硫磺、沙棘、手掌參與蜂蜜製成膏劑，加入黃精、天門冬配伍，可以滋補健身，延年益壽。

將犀角、鹿茸、貝殼粉、矮紫堇、銅灰與鮮酥油配伍，可以乾涸胸部的膿血。將烏頭、安息香與孔雀膽配伍，內服外敷，主治瘋癲病。將郁李、白銀煅灰、白礬配伍，主治鼻息肉。

在服用珍寶藥劑的過程中，如果出現神志不清，可加入草果、竹黃、丁香、紅花、肉豆蔻、小豆蔻、白糖配伍；出現腹瀉時加入紅銅灰配伍；出現口腔生瘡、腸痧、不消化、胃痞塊時，加草果、竹黃、丁香、紅花、肉豆蔻、小豆蔻煎後溫服，也可以製成散劑，用溫開水沖服；出現吐逆時，加沙棘、黃牛溲配伍；出現頭昏、口眼歪斜、齒齦痛時，可以進食酒肉、酥油、大蒜；如有關節疼痛情況，可用蓽茇、硇砂、光明鹽、沙棘煎湯令服。

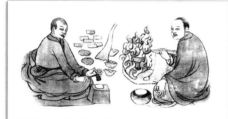

Step 1
將金、銀、銅、鐵錘打成蜂翅般的薄片，切成碎塊，放入堅固器皿中。

Step 3
將硫磺、安息香、黃葵、藏菖蒲、小米辣、生薑、蓽茇、胡椒、紫堇、降香、子貝殼等研成粉末。

Step 2
注入水銀，加入硼砂、硫磺，將容器嚴密封閉起來，用火煅成粉狀。

Step 4
加入牛錢制水銀、一分沙棘果膏攪拌，用訶子酒浸泡後，以黃牛溲製成膏劑。

Step 5
將以上兩種藥劑配伍，製成豌豆大小的丸劑。第一天早晨用酒沖服五粒，第二天早晨用酒沖服七粒，第三天早晨用酒沖服九粒。

Step 1　　除鏽
用生薑、蓽茇、胡椒，水銀配伍將病毒驅出，用黃牛溲除鏽。

Step 2　　解毒
將寒水石放入童便中煮乾，使其質軟去毒。

Step 3　　調藥性
用蓽茇、胡椒、寒水石、黑礬、天然鹼等調節。

Step 4　　辨寒性
將火漆和藏木通根據寒熱對症使用。

Step 5　　炮製水銀
用沙棘果兩倍與口涎、牛溲揉之。

Step 6　　開脈竅
服藥前內服花椒。

Step 7　　加味
加煅製過的紅銅粉。

Step 8　　外部防護
外敷酥油。

Step 9　　提高藥效
用酒送服，多吃鮮肉，飲酒，發汗。

12

袪病仙株

草藥

> 珍寶藥物雖然有治病保健的奇效，但是一般人要想獲得這些藥物卻並不容易；
> 相比之下，土生土長的草藥看似平凡，卻是醫治各種病症的仙株。

　　陸地上所生長的植物，千百年來吸收日精月華，逐漸地便具有了靈性，成爲醫治百病的珍貴藥材。想有效地利用這些藥材，爲人們解除疾病的苦難，首先要熟悉草藥的採集、加工過程，以及各種草藥方劑的配伍方法。

● 適時採集，依性處理

　　首先，草藥的採集要看時間，每一種植物都有自己的生長週期，只有遵循時令，才能使採集來的藥物具有最佳的藥性。此外，從草藥生長的地點來看，生長在寒冷地區的藥物具有寒性，生長在熱帶地區的藥物具有熱性；在太陽光照射的地方生長的藥物具有熱性，在月光照射的地方生長的藥物則具有寒性。

　　採得藥物後要就地洗淨，然後進行去毒處理。一般草藥的根、莖、皮、枝節、葉柄、花朵、果實等，往往帶有毒性，加工時需要除去毒性，使其性溫和，容易消化。在將去好毒的草藥進行保存時也要注意，凡屬於寒性的藥物，要將其陰乾或風乾；凡屬熱性的藥物，要進行曬乾或烘乾。對於乾燥後的藥物，一定要避免風吹雨打或者曝曬烘烤，還要避免煙薰或者其他氣味的感染，以免使藥物的藥效受到影響而降低。當年採集的藥物一定要在當年用完，因爲經年的藥物藥效會大大損失。

● 草藥的配伍：同性相投

　　草藥在配伍時，一定要注意藥性的調節。調節藥性的一般配方是把性味相同的幾種藥物搭配在一起，寒性藥物與熱性藥物不能混同配伍；也可以根據具體病情增加所需的藥物；還可以在一種配方裡加入另一種配方。如草藥用久了，會使體內的隆激增，胃火受損，體質虛弱，此時可以在方劑內加入人肉和紅糖以抑制隆勢，加入石榴、蓽茇以增強胃火，加入訶子以滋補身體，也可以適當地使用膏劑藥物。

四時採藥

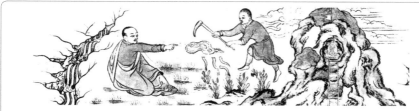

採藥應該選擇在環境清潔的地方,最好是名山勝地,並有醫師指導。

春採其皮

草藥的外皮、內皮及樹脂都屬於皮,可用於醫治皮膚、韌帶、四肢的疾病,適宜在剛剛發芽的春季裡採集。此外,用於催吐的藥物也適宜在剛剛發芽或開花的春季裡採集,特別是在上弦時採集比較理想。

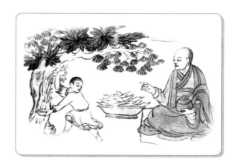

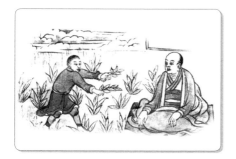

夏採葉花

草藥的葉、枝、花三者都屬於葉,可用於醫治六腑、骨髓及軟骨等處的疾病,適宜在草木生長旺盛的夏季裡採集。

秋採莖果

草藥的莖可用於醫治骨脈和肌肉的疾病,適宜在秋天汁液乾枯的時候採集;草藥的果實可用於醫治眼病及五臟與頭部的疾病,適宜在秋天果實成熟的季節裡採集;用於催瀉的藥物也須在秋天葉子凋落、藥性積聚在根部的時候採集。

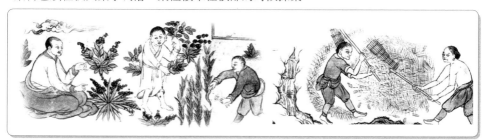

具體來說，草藥的配方也可以分為治療熱性疾病與治療寒性疾病兩種。治療熱性疾病的一般配方中，有君王藥、后妃藥、太子藥、大臣藥、庶民藥、軍官藥、士兵藥和乘騎藥八種。其中，君王藥在整個方劑中處於主導地位。在治療熱性疾病時，還有一種加味配方，即以黃連、地衣、紫草、秦艽等君王藥物為主藥，根據具體病情來增加大臣藥物。如在主藥中加膜邊獐牙菜、唐松草、藏木通，主治疫癘發熱；在主藥中加杜仲、獨一味、紫草，主治擴散熱症；在主藥中加紅景天、糖芥、川烏，主治紊亂熱症；在主藥中加烏奴龍膽、茜草、川烏，主治熱瀉；在主藥中加茜草、西藏紫草、柔軟紫菀，主治血熱症；在主藥中加鵝不食草、川烏、小蘗，主治膽熱症；在主藥中加高山辣根菜、沙參、龍膽，主治肺熱症；在主藥中加甘青青蘭、傘梗虎耳草、藏麻黃，主治肝熱症；在主藥中加囊距翠雀、蒼耳子、黃蓮，主治脾熱症；在主藥中加刺柏、蒼耳子、冬莧菜，主治腎熱症；在主藥中加蒲公英、兔耳草、唐古特青蘭，主治胃熱症；在主藥中加兔耳草、川烏、茜草，主治腸熱症；在主藥中加膜邊獐牙菜、薑黃、小蘗皮，主治肌熱症；在主藥中加貝母、石葦、長花馬先蒿，主治脈熱症；在主藥中加杜仲、茶子、烏奴龍膽，主治骨熱症。

治療各種寒性疾病的配方，是以藏木通、杜鵑、沙棘、煅制寒水石等為主藥，視具體病情來增加藥物。如在主藥中加入萊菔、野蔥、蓽茇，可以增強胃火；在主藥中加入豌豆、酒麴、天然鹹配伍，主治糌粑引起的胃腹脹滿；在主藥中加入芒硝、鷲糞煅灰、銀蓮花，主治痞塊症；在主藥中加入玉竹、喜馬拉雅紫茉莉、黃精，主治浮腫病；在主藥中加入蒜、茵陳蒿、甘青青蘭，主治肺病；在主藥中加入茶子、唐古特青蘭、蓽茇，主治肝病；在主藥中加入玉竹、喜馬拉雅紫茉莉、蒺藜，主治腎臟疾病；在主藥中加入蒜、刺柏子、黃精，主治黃水病；在主藥中加入黃精、天門冬、鹿角，主治寒性化膿症。以上諸方，均用紅白糖開水沖服。

草藥世界的「君臣子民」

治療熱性疾病的一般草藥配方中，有君王、后妃、太子、大臣、庶民、軍官、士兵和乘騎等八種配方。

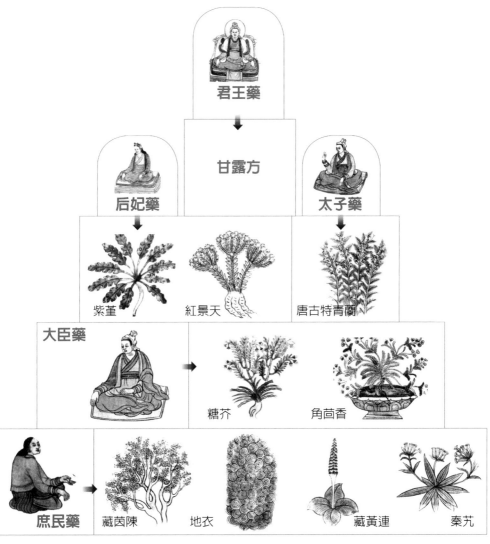

君王藥

甘露方

后妃藥 　　太子藥

紫堇　　紅景天　　唐古特青蘭

大臣藥　　糖芥　　角茴香

庶民藥　藏茵陳　地衣　藏黃連　秦艽

各種涼性藥物是士兵，可以根據病情進行配伍；諸藥的乘騎藥引是雪水。

特別提示　在上面的八種配方中，大臣方與庶民方中的六味藥物可以根據病情適當增減，未成型的隱熱症藥量應減少到三分之二服用。對於熱盛高熱疾病，宜用涼水進行煎煮；對於陳舊熱症，服用時應該涼飲；對於虛熱症，要趁溫時服用。

13

先行油治法

> 油治法是通過食用動、植物油脂或外用塗擦、點滴身體的特定部位，從而達到治療疾病、營養滋補、增強體質的一種治療方法。

● 油治法的適用範圍

年老體弱、消瘦乏力、勞神過度、營養不良、失血過多、精液耗損、隆盛及隆病引起的白內障、翳霧等症，均可採用油治法進行治療。脾胃虛寒、消化不良、腹瀉、痛風、類風溼性關節炎、珍寶類藥物及水銀中毒、食欲不振、培根病、紫症、消渴、吐血、黃水等病症，不宜施行油治法。

● 多種油脂治療方法

使用油脂治療：可外塗、內服、口含，也可將融酥油、骨髓、脂肪及芝麻、白芥子、菜籽等植物油製成輕導瀉劑灌腸或製成油錠納入肛門，以使瀉下，治療腹中疾病；還可直接滴耳、滴鼻，或者用紗布包裹熱敷眉心、額頭、腦部、眼瞼、鼻樑，治療耳病、眼病、鼻腔疾病、頭腦疼痛。

施行油治法需注意，營養不良的人可內服，但劑量應與其消化和吸收的能力相協調；經常進食脂肪性食物的人，應先進食蕎麥麵、糜子米等粗糙食物，再使用油製劑；飲食粗糙、營養不良者，可先在油內加少量食鹽，以開水沖服。兒童、老年人、胃火衰弱、體弱、煩渴及習慣進食油膩的人，應與肉湯、大米、蜂蜜、紅糖、黃油等搭配使用脂肪性食物。疾病在身體上部者在飯前服，在下部者飯後服，在中部者與飯共同進食。治療後，忌進食酸腐生冷飲食，宜進食炒青稞粥、稀飯、無油脂乾羊肉、新鮮酪汁等。起居方面忌房事、強烈勞作、憂思悲傷、騎馬、白天睡眠、浸水、風吹煙薰等。

● 避免誘發其他疾病

特別注意的是，油治過量會造成嘔吐、下瀉及食欲減退，春季夏初服用植物油易誘發培根病與赤巴病，冬季服用脂肪過量則不易消化。預防的方法是讓患者保持飢渴，熱敷，催吐，而後進食豌豆、大麥、陳酸奶、酒、開水、濃茶等，並可用六味安消散、益胃訶子十味散、光明鹽四味湯等方劑。

十種人適宜使用油治法

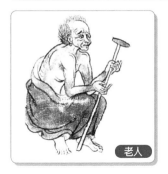
老人

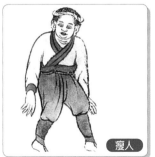
瘦人

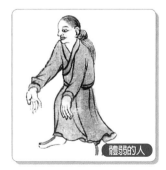
體弱的人

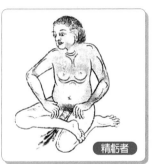
思慮過度的人

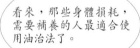

看來，那些身體損耗，需要補養的人最適合使用油治法了。

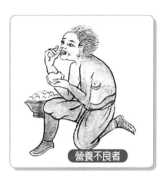
營養不良者

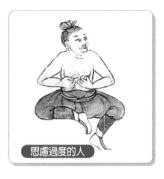
出血者

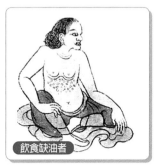
飲食缺油者

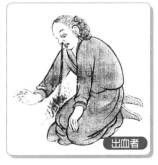
精虧者

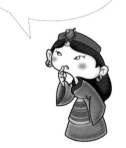
隆病患者

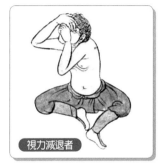
視力減退者

195

13

十種人不適宜使用油治法

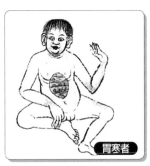

胃寒者

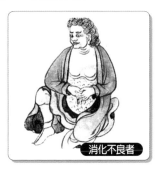

消化不良者

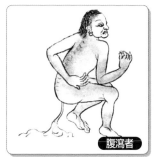

腹瀉者

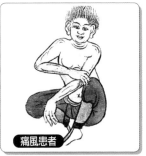

痛風患者

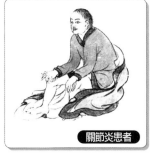

關節炎患者

大體而言，那些身體內部系統發生紊亂異常的人都不適宜使用油治法。

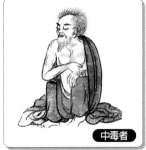

中毒者

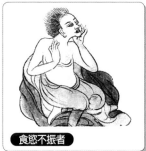

食慾不振者

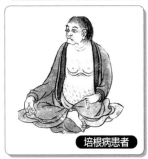

培根病患者

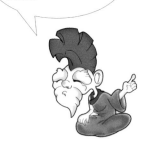

嘔吐者

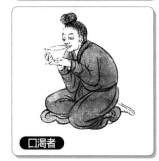

口渴者

196

不同的油治方法

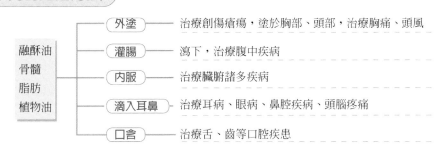

融酥油
骨髓
脂肪
植物油

- 外塗 —— 治療創傷瘡瘍，塗於胸部、頭部，治療胸痛、頭風
- 灌腸 —— 瀉下，治療腹中疾病
- 內服 —— 治療臟腑諸多疾病
- 滴入耳鼻 —— 治療耳病、眼病、鼻腔疾病、頭腦疼痛
- 口含 —— 治療舌、齒等口腔疾患

油治的功效

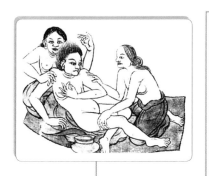

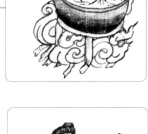

融酥油
助胃火，溫腸腑，使精神煥發。宜在冬天服用。

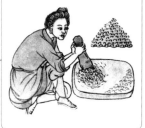

植物油
治療隆盛及腹部堅硬。宜在夏天服用。

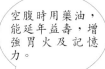

空腹時用藥油，能延年益壽，增強胃火及記憶力。

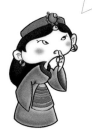

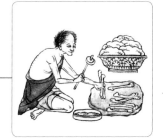

骨髓油
治療產後身體衰弱，勞累過度。宜在春天服用。

197

14

瀉下積食，養榮胃火

五業催瀉法

催瀉法是通過服用具有下瀉功效的方劑將臟腑病邪排出體外，從而使胃腸功能強盛，營養生化，加強造血功能，達到治病目的的一種方法。

● 催瀉法的適用範圍

從所患疾病來說，凡瘟病成熟、波動熱及熱病成熟亢盛、中毒症被斂殺、六腑的熱性疾病、食積不化、痞瘤腫塊、浮腫、水腫、腎型水腫、紫症、黃水病、痲瘋、痛風、類風溼性關節炎、蟲病、眼翳、陳舊性瘡瘍，特別是赤巴病，都可以使用催瀉法。凡身體衰弱、老年、孕婦、隆病、胃火衰弱、肛門疾病、吐塞隆上逆、嘔吐及外傷疼痛等，均不宜使用催瀉法。此外，冬季也不宜使用本法。

從時機角度來說，疾病已屆成熟階段者、病邪已斂入胃中者、痞瘤已被攻破者、陳舊性疾病已被引發者、病勢正當亢盛期者，只有以上五種情況才可以施行催瀉法。否則，瀉之過早則不能清除病根，過晚則會反而促使疾病滋長。

從患者體質角度來說，大病體虛，不能進食，脈象無力，出現細而疾、顫抖、間歇脈者，忌使用催瀉法。

● 催瀉前的準備：長服法與短服法

長服法　一般疾病至少要在7天之前用湯劑或散劑收斂或匯聚已擴散的病邪，攻破痞瘤，促使瘟熱等病成熟。

短服法　急性發作的疾病，要在施行催瀉法的前兩天，用煎煮野蒿全草、酒糟水溫洗全身，再以油脂（熱症用新酥油、寒症用植物油）塗擦、按摩全身（除腹部、膀胱外）。隆是催瀉的大敵，如隆盛及腹部堅硬者，宜內服兩小勺融酥油，口含長嘴訶子；隆盛嚴重者，要用輕導瀉劑灌腸。在施行催瀉法的前1天，可食用麥粥、油脂以引發培根病、赤巴病；食用豌豆粥、豌豆葉湯以引發培根病；食用青菜湯以引發隆病、血病和赤巴病；食用腐敗食物和飲用陳酒酸酒以引發紫症；食用陳舊或腐爛的魚肉、豬肉以引發培根赤巴合症；食用新鮮魚、豬肉以引發中毒症；喝生牛奶以引發蟲病、陳舊瘟

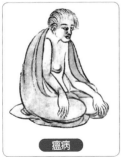

瘟病

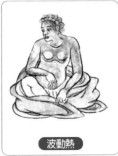

波動熱

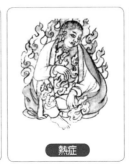

熱症

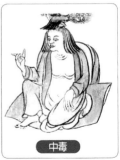

中毒

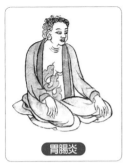

胃腸炎

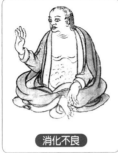

消化不良

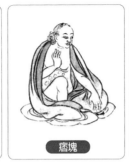

痞塊

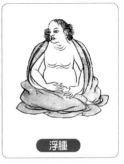

浮腫

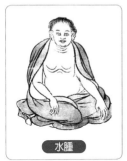

水腫

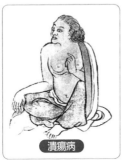

潰瘍病

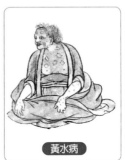

黃水病

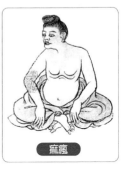

麻瘋

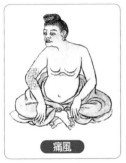

痛風

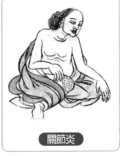

關節炎

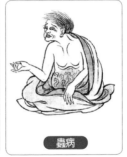

蟲病

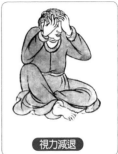

視力減退

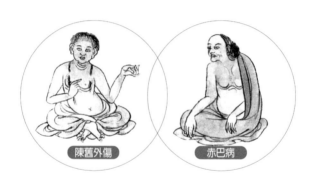

陳舊外傷　　赤巴病

不宜採用催瀉法治療的病症

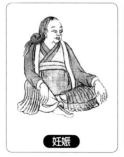

冬季、體弱

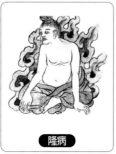

年老

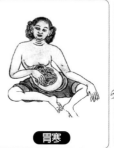

鬼邪病

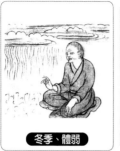

妊娠

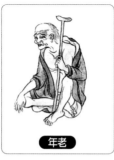

隆病

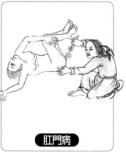

胃寒

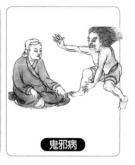

肛門病

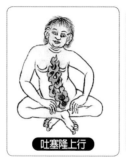

吐塞隆上行

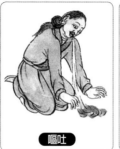

嘔吐

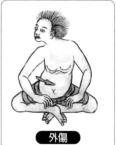

外傷

長服法的原理

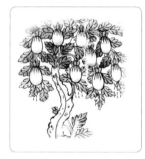

1. 促使熱病成熟

用四味藏木香湯促使瘟熱成熟。

用三果湯促使血熱病成熟。

用三味藏茵陳湯促使膽熱病成熟。

2. 攻破痞瘤

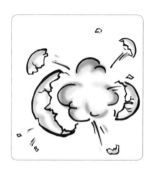

用炒鹽、火硝、鷲糞、沙棘果膏、「澤差」芒硝研末內服，破除血痞瘤。

用黑冰片、石榴子、波棱瓜子、白糖研末內服，破除膽痞瘤。

用火硝、鷲糞、燒鹽、硼砂研末內服，破除石痞瘤。

用鷲糞、燒白晌砂、信筒子、阿魏、麝香、紫鉚研末內服，破除蟲痞瘤。

用甘草、大株紅景天、沿溝草、鷲糞、白硇砂研末內服，破除血管痞瘤。

用貝殼煆灰、鷲糞、水蟲、冬葵、螃蟹、白硇砂、海金沙研末服用，破除水痞瘤。

3. 收斂匯聚已擴散病邪

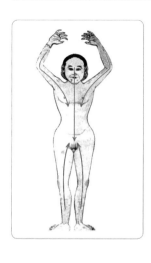

用大唇馬先蒿花、裂萼薔薇花、小檗皮、豬血、蔓菁膏研末內服，收斂中毒症的毒邪散布。

服用薑黃、小檗皮、大黃湯，收斂散布於上體的紫症。

服用硼砂、紫草茸、茜草、山礬葉湯，收斂散布於下體的紫症。

用豬血、藏木香、芫荽子、沙棘果膏、白糖研末內服，收斂散布於全身的紫症。

用文官木、小檗皮湯收斂散布的黃水。

用藏茵陳、藏木香、小檗皮湯收斂散布的赤巴病。

病、培根病等。總之，要食飲對各自疾病不利的食物以激發病勢。催瀉前晚飲服不加調料、油脂的蓽麻湯，再次引發病勢，使胃腹柔軟，並可抑制隆的增盛。

● 清道與瀉下

實施催瀉法首先要在半夜時服用清道劑，以起到軟腹作用，並可防止後服瀉劑引起嘔吐，避免銳瀉劑刺激胃腸。清道劑可用長嘴訶子、大黃、亞大黃、光明鹽、蓽茇煎湯製成。服湯後，能瀉者爲軟腹，腸鳴者爲中腹，無反應者爲硬腹。再根據軟硬程度決定瀉劑用量，軟腹劑量應小，硬腹劑量可稍大。

一般的催瀉方劑包括：四味勇猛舵手丸；略煨的長嘴訶子，去掉皮、心，用麥麵包裹置熱灰中煨熟的巴豆，白檀香、赤芍四味藥各等份研末，用水揉製成丸，酌情內服；本方藥性銳利猛烈，適用於體壯邪實的疾病。十味舵手膏；狼毒、赤芍、訶子、大黃，黑醜、白醜、白檀香、巴豆、蓖麻子、皂角加水熬成硬膏內服；本方藥性溫和，藥力不疾不徐，無嘔吐反應，不會引起隆病，不傷正精，治療劍突痞瘤不疼痛，因此對於催瀉法的禁忌症、冬季、孕婦、兒童、老年及體質虛弱患者，即使在旅途中，也可根據病情、體質用本方治療。

此外，針對各類疾病還有不同的專方，如：四味大戟散：方劑組成爲赤芍、藏黃連、硼砂、沙棘果膏，可用於瀉治紫症引起的熱病。方劑組成爲五味大戟丸：方劑組成爲赤芍、沙棘果膏、海螺灰、蛇肉、白硇砂，可用於瀉治血聚集與凝塊、膽汁逆落於胃、血偏盛和赤巴偏盛引起的急腹痛、不消化引起的急腹痛、尿阻急痛、紫症引起的急腹痛及胃腸脹滿等。五味大戟丸：赤芍、紅杉木、乾薑、鐵粉，用黃牛溲揉製成丸，用於瀉治浮腫病。八味訶子散：長嘴訶子、小檗皮、黃葵子、草烏、龍膽草、短穗兔耳草、皂角、大黃熬汁，加赤芍末，用於瀉治一切中毒症。六味大戟丸：赤芍、藏黃連、紫草茸、硼砂、貝齒灰、麝香，用水揉製成丸，瀉治肉中毒。六味大黃湯：大黃和長嘴訶子各4等份，冬葵子、甘草、光明鹽、蓽茇各1等份熬湯，瀉治初患的消化不良，勢小的陳舊瘟病，對胃病、肝病效果明顯。

以上藥劑可分爲湯、散、丸和藥油丸四種。年老體弱者宜服用湯劑，體

質強壯、病勢亢盛者宜服散劑，有嘔吐情況者宜服丸劑，腹部堅硬並有嘔吐者宜服用藥油丸。一般在清晨空腹服用，服藥後要保持安靜，不宜側臥，應背靠枕頭蹲坐，放鬆肛門，不要憋屁，欲瀉則瀉。

服藥二至三次後，如患者自覺胸悶和欲吐感消失，不曾瀉出，一般疾病可多喝開水，隆盛者可用骨湯，體弱者用藏糖湯，熱邪成熟而亢盛者可用雪水，黃水病及陳舊熱病用黃牛溲湯，以助瀉下。如瀉泄緩慢，可用長嘴訶子煎湯催瀉。不論寒熱症一般都可用開水加光明鹽催瀉。瀉下的次數，以30次為最佳，20次為中等，10次為下等。瀉物數量以3升為最宜，2升為中等，1升為下等。便色青而清稀如水者為上等，渾濁如痰者為中等，色如膽汁者為下等。是否需要繼續瀉下須依患者病情和體力而定，如病人體質強壯，病邪未除，應繼續反復催瀉；如病邪未除而正精已受損，應即刻停止催瀉；如病邪已除，盡瀉清水，則不論患者體力強弱，都應服藥止瀉。

在催瀉過程中，如果患者因身體虛弱出現神志不清、頻頻空嘔，則為隆風抬頭，可用油脂加肉豆蔻研末製成的藥油塗抹按摩全身或四肢、掌心，並以酥油或藏糖焚火煙薰，內服骨湯抑制隆邪。

● 善後調理

施行催瀉之後，飲食方面宜先食用米粥、炒青稞粥等不加鹽、油、肉的清淡飲食以滋補身體，以後再逐漸增加肉湯、稠粥等。熱症類，如瘟熱症、疫熱症、波動熱症等在初發時便施瀉下藥者，宜進食在冷水中加少許糌粑製成的粥、青稞粥、加水的乳酪等涼性飲食；陳舊熱症宜進食黃牛肉湯、茶、涼開水等涼性飲食。寒症類疾病瀉下後，宜進食新鮮或陳舊羊肉湯、薄酒、融酥油、熱食等熱性飲食，並逐漸增加食量。否則，熱性疾病反用性熱的飲食，則生餘熱；寒性疾病反用性寒的飲食，則會削弱胃火，產生痞瘤。這樣的飲食調理需持續至少半個月。

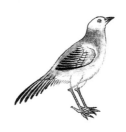

常用的催瀉方劑

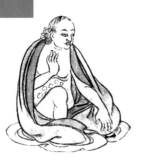

五味白檀香丸
白檀香、高原毛茛、短尾鐵線蓮、草玉梅、白硇砂，用藏糖製成丸劑，瀉治一切痞瘤。

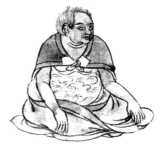

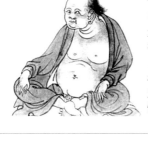

十三味巴豆丸
巴豆、赤芍、白檀香、大戟、白醜、大黃、瑞香狼毒、皂角、黑醜、白硇砂、亞大黃、銅垢、蓽芨，用藏糖製丸，可以瀉治水腫、腎性水腫、臌脹。

六味訶子湯
長嘴訶子尖、余甘子、毛訶子、大黃、赤芍、白檀香，用黃牛溲煮熬，可以瀉治痛風、類風溼性關節炎、黃水病、陳舊熱症、濁熱症。

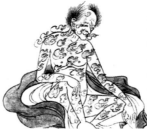

五味大戟丸
疣果大戟（黃牛溲中煮製）、亞大黃、白醜、藏黃連、波棱瓜子製丸或散劑，可以瀉治波動熱症、瘟熱病。

三味澤漆散
白醜、硼砂、蒲公英，可用來瀉治赤巴病。

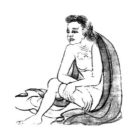

三味大戟散
疣果大戟、亞大黃、狼毒，可用來瀉治白喉、炭疽、痢疾、急腹痛、急刺痛等。

實施催瀉法的術後處理

鎮嘔吐
出現嘔吐情況，可用冷石塊冷敷天突穴，嗅聞芳香氣味，用冷水噴激面部，按壓兩肩。因藥物刺激引起嘔吐者，需注意藥物的採集與炮製；因藥量過大引起者，應適當減少藥量，增加服藥次數；因隆盛而引起者，應注意抑制隆勢；因疾病所致者，可用亞大黃鎮吐；患者厭藥及胃藥不和者，可將藥混入食物中食用。

聚藥力
因藥力不足、藥量不夠，或者因為藥物被胃腸吸收，不能充分發揮作用，會出現服藥後不吐不瀉的情況。前者可通過調整方子、增加藥量、重複給藥等辦法解決；後者溫服少量酸酒即可。

止瀉過度
因熱泄瀉不止者，宜在兩肘及小腿部冷水噴激，並以矮紫堇研末用星水浸泡內服，或內服七味膽散、四味止瀉木湯；寒瀉不止者，宜用融酥油加五味子及肉桂止瀉；藥力滯留泄瀉不止者，宜服光明鹽煎湯；病口開放泄瀉不止者，只宜培補正精，但對膽脈開放者，需及時用四味止瀉木湯加熊膽內服。

導運瀉
服藥後遲遲不瀉，胃部脹滿堅硬者，可用油炒麵、牛糞、沙子、炒青稞等溫敷胃部，並令病人輕輕活動；也可使用灌腸導瀉法；還可用金腰子與黑醜各等份研末煎汁內服。

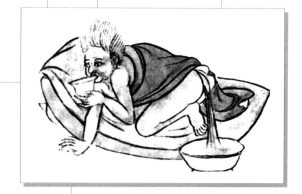

搶救併發症
①零散之隆鼓動：服藥後噁心空嘔、體力虛疲、神志不清、耳鳴、呵欠、痛無定處。可用酥油、肉類等物偎火薰之，並在疼痛處用油渣餅熱敷，將肉豆蔻、丁香、訶子用新鮮酥油煎後塗擦按摩手足掌心，再服骨湯以抑隆勢。
②藥不對症：辨其寒熱屬性，熱症刺痛用藏木香、川木香煎湯涼服，或內服四味藏木香湯，並用石塊冷敷。寒症刺痛內服四味光明鹽湯，外用油渣餅溫敷。
③鎮吐過度：劇烈咳嗽，上體刺痛。用箭葉橐吾、刺參、赤芍各等份，菖蒲、光明鹽、蓽茇，加短穗兔耳草、甘草煎湯內服可緩慢引吐，或水泛丸內服迅速引吐入肺中的瀉藥。
④蟲怒：寄生蟲蠢動引起腹劇痛，可取1粒馬錢子砸碎用酥油包裹吞入腹中，或將穿山甲研末加新鮮酥油製丸開水沖服。

15

清濁分離，生化自然
五業催吐法

催吐法是通過服用催吐藥方，使宿食或毒物隨嘔吐排出，從而達到治病目的的
一種方法。

● 催吐法的適用範圍

食積不化、劍突痞瘤、胃鐵垢症、中毒症、急腹痛、血及膽降於胃症、
頭部疾病、胃內蟲病、食欲不振、灰色培根和紫色培根降於胃中等症，均可
採用催吐法。體質虛弱、小便困難、眼翳、痔瘡、肉類中毒、腸內寄生蟲
病，以及老人、小兒、孕婦、隆病患者，都不宜採用催吐法。

● 催吐前的準備：長服法與短服法

催吐前的準備也包括長服法與短服法兩種，具體方法基本與催瀉法的準
備相同。需要注意的是，對於急性的食物積滯或因飲食不當引起的胃中不
適、培根病、紫症鬱結於胃部、常食油脂而腹中油脂較多的患者，可以不行
術前準備，直接服引吐劑。

● 催吐過程與善後調理

實施催吐法的主方為卵葉囊吾、刺參、喜馬拉雅大戟。以上三味藥必須
選用生長於沙土地、春季發芽時的全根。赤巴偏盛患者取卵葉囊吾5份，其
他兩味藥各取3份；培根偏盛患者取刺參5份，其他兩味藥各取3 份；病邪在
胃下部患者取喜馬拉雅大戟5份，其他兩味藥各取3份。主方配以水菖蒲、光
明鹽、蓽茇各1份共研細末。食物不化患者，在主方中加乾薑1份；隆病患者
加無患子；赤巴病患者加木鱉子；痞塊積聚者加短尾鐵線蓮；中毒症（包括
鐵中毒、肉中毒在胃中還未成熟者以及化合毒等）加白草烏；腹內有膿及壞
血者加短穗兔耳草，肺部疾病加甘草少許。此外，其他必須用催吐法的疾
病，應根據病情酌加相應的藥物。

實施催吐法，應在清晨空腹服用催吐方劑。服藥後要馬上漱口，不可講
話，避免著涼，並靜靜蹲坐。服藥後立即欲吐的人，必須抑制回吞數次，然
後才可以吐出，但回吞一般以三次為宜，不可過多，否則將有病邪下陷的危

適宜採用催吐法治療的病症

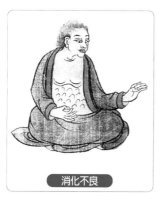

消化不良

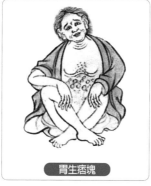

胃生痞塊

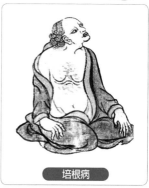

培根病

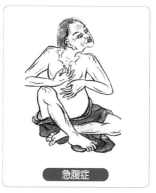

急腹症

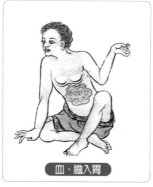

血、膽入胃

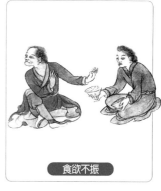

食欲不振

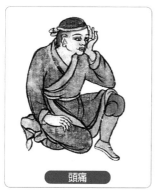

頭痛

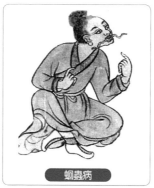

蛔蟲病

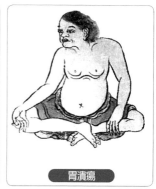

胃潰瘍

這些人如果實施催吐的話，反而身體會更糟哦！

不宜採用催吐法治療的病症

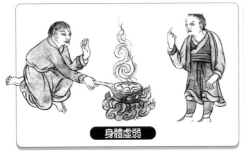

身體虛弱

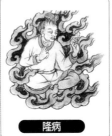

隆病

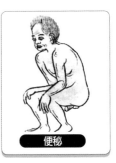

便秘

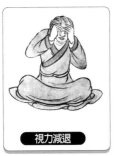

視力減退

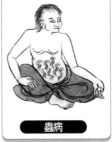

蟲病

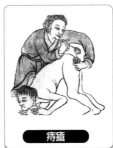

痔瘡

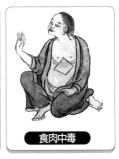

食肉中毒

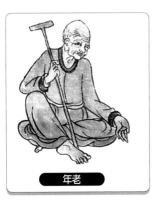

年老

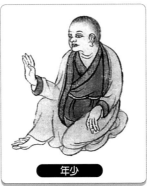

年少

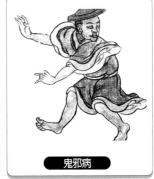

鬼邪病

催吐的藥方

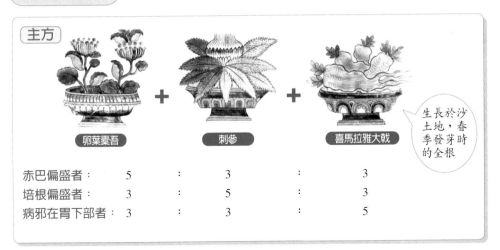

主方

卵葉囊吾 + 刺參 + 喜馬拉雅大戟

生長於沙土地，春季發芽時的全根

	卵葉囊吾		刺參		喜馬拉雅大戟
赤巴偏盛者：	5	:	3	:	3
培根偏盛者：	3	:	5	:	3
病邪在胃下部者：	3	:	3	:	5

配方

+ 水菖蒲 + 光明鹽 + 蓽茇　共研細末

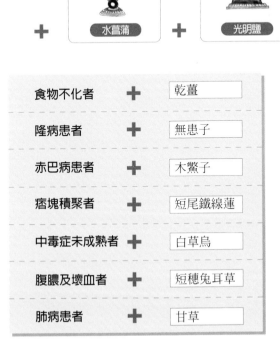

食物不化者	+	乾薑
隆病患者	+	無患子
赤巴病患者	+	木鱉子
痞塊積聚者	+	短尾鐵線蓮
中毒症未成熟者	+	白草烏
腹膿及壞血者	+	短穗兔耳草
肺病患者	+	甘草

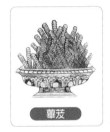

為什麼服藥後立即想吐的人先要回吞幾次？

這樣才能夠保證將病邪全部吐出

險。實施催吐後只嘔吐出所吃的食物或少量毒物者，需要用卵葉橐吾、刺參、喜馬拉雅大戟、水菖蒲、光明鹽、蓽茇各等份研末，用開水交錯內服，可起到催激的作用。如果此法還不能催吐，則可以用鴿子羽毛或手指探喉，使用此法必可吐出。

吐勢的強弱、快慢應取決於患者體質的強弱。如果患者體質病勢都很強，則可以使用催吐藥和開水輪番催激多次，直至完全吐出為止。如果患者的體質病勢很弱，則催激應適可而止，不可過度猛烈。總之，催激的次數應由體質的強弱和病勢的輕重來決定。

關於催吐過後的善後調理，基本上與瀉下法相同。需要特別指出的是，對於隆盛患者，適宜進食加入少許炒過的鹽、淡茶的米粥或糌粑，以滋補身體，並能抑制隆勢，排除體內遺留的催吐藥物及未清除乾淨的病邪，然後再逐漸進食稠一點的米粥、麥粥和肥肉湯等。為了壓制隆勢和殺滅頭蟲，可以用安息香、香附等份拌入新鮮酥油，放入爐火中燒煙薰鼻。還要保證每天飲服光明鹽水兩次，每次一碗，以清除藥物的餘力。

總之，如果催吐法使用得當，則催吐後可見神志清醒，精神振奮，食欲大增，口味香郁，鼻涕及痰液等排泄物清潔不濁。而如果催吐法使用失當的話，就會因嘔吐劇烈或藥力過大，引起嘔吐不止，零星隆飄揚，膽汁逸出，吐出大量胃黏液，肺出血，藥物精華竄入目中等不良反應。因此，在施行催吐法時務必要小心慎重。

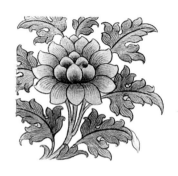

上等	嘔吐8次	吐物為水樣液	數量2升
中等	嘔吐6次	吐物為膽樣液	數量1升
下等	嘔吐4次	吐物為痰樣液	數量0.5升

實施催吐法的術後處理

零星隆飄揚

症狀：頭痛，特別是太陽穴疼痛，空嘔，神志昏迷，身體沉重，視力模糊，耳鳴。在百會、太陽穴、後囟、鎖骨、脊椎、前胸、膻中、足心、四肢關節等處用酥油加肉豆蔻末塗擦按摩，熱敷，煙薰。飲牛羊骨湯。

膽汁逸失

症狀：嘔吐黃色液汁。用藏茵陳、波棱瓜子、止瀉木子，紅花、苦菜、熊膽、紫草茸、茜草、山礬葉煎湯內服；或用石榴子、熊膽、紅花各等份共研末內服。

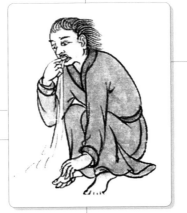

肺血管破裂

症狀：嘔吐血液。用熊膽、朱砂、豌豆花、大黃、白糖研末內服。將紫草茸、茜草煎汁，加紅花、石灰華、甘草、肉桂、豌豆、熊膽研末，冷卻後內服。

培根木布之海氾濫

症狀：嘔吐出血、膽汁及煙色汁液。用亞大黃葉、水底石、鏵鐵冷敷；或用亞大黃葉、山礬葉、扁葉珊瑚盤水煮後外敷；或將芫荽子、紅花、石灰華、熊膽、布脅澤研末後，冷開水沖服。

藥物精華竄入目

症狀：嘔吐時頭痛、雙目發赤。可在鼻尖、額脈放血，並在面部噴激冷水。

醒腦開竅，振奮精神
五業滴鼻法

> 滴鼻法是將藥汁滴入鼻腔，使藥力通過鼻黏膜吸收，進而滲入耳、目、頭腦等處瀉出病邪，以達到開竅、治病目的的一種方法。

● 滴鼻法的適用範圍

一般頭部及鎖骨以上的各種疾病，都可以使用滴鼻法治療。其中清瀉法對感冒久治不癒滲入鼻腔引起的鼻塞、膿腫等鼻腔疾病，白喉、炭疽、目赤、痲瘋、黃水病及頭部外傷引起的脈竅潰散等症，都有良好的治療效果。凡是瘟病初起、外部創傷，以及醉酒、食油過多，均不宜使用平息法；凡屬隆病引起的頭暈、眼朦朧症、倒睫、齒病流膿血等，均不宜使用清瀉法。

● 平息法與清瀉法

平息法如用紅花、融酥油與少許冰糖調汁滴鼻，可治療頭部風、血交雜病症、陣發性頭痛。用余甘子、甘草、融酥油與白糖調汁滴鼻，可治療耳病、腮部疾病、腦病。使用平息法可在清晨或晚上令患者仰臥，頸部墊高，頭後仰，然後將平息藥劑滴入患者鼻腔5~7滴，滴藥後讓患者稍臥片刻。

清瀉法的藥方有兩種，一為峻瀉劑：將山奈、紫貝齒、川烏、光梗絲石竹各等份煅灰存性研末，花斑蝥5個（頭足齊全，去內翼）與白硇砂等份研末，將以上六味藥包入紗布浸泡童便中，半個月後取出擠汁即可；一為緩瀉劑：將短穗兔耳草、白硇砂、石菖蒲、廣木香、甘草各等份，同上法浸泡於黃牛溲中，擠汁即可。

上述藥劑使用前以油脂塗擦患者頭部，炒青稞熨敷額頭，令患者清潔鼻腔後仰臥。將藥汁用山羊乳拌和，灌入細竹管，緩慢將藥吹入鼻中7~9滴，再用溫開水漱口。若藥物流入上顎，應用口呼氣堵回，滴藥後靜臥片刻。

如果藥物難以達到病所，可將少許煙葉粉及光梗絲石竹粉吹入鼻腔；如滴藥後鼻中作癢、鼻涕增多，可使患者坐起，擤淨鼻涕；如有黃水和膿液排出或喉部上顎有遺藥，可用溫開水漱口清洗鼻腔，並以白芸香、新鮮酥油煙薰；如果出現流鼻血，可於頭額、上身、印堂等處噴激冷水；如發生目赤、頭額刺痛，可取鼻脈、額脈及舌下脈等處放血，再在頭部用冷水噴激。

實施滴鼻的姿勢及方法

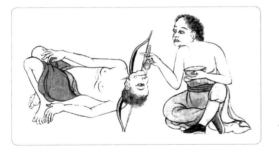

●患者仰臥，頸部墊高，頭後仰。
●將藥汁灌入細竹管，緩慢地吹入
　鼻中，或直接將藥汁滴入鼻中。

三種平息法藥方

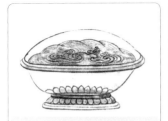

用蘿蔔汁滴鼻，可以治療頭
及耳部雜病。

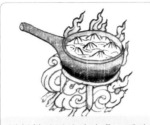

用新鮮融酥油汁滴鼻，可以
治療鎖骨以上的一切隆病。

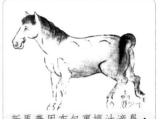

新馬糞用布包裹擠汁滴鼻，
可以止鼻血，治療腦蟲及目
中蟲病。

滴鼻療法的適應症

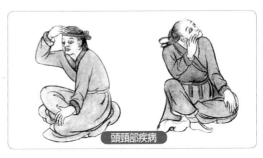

頭頸部疾病

滴鼻療法的禁忌

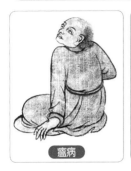

瘟病

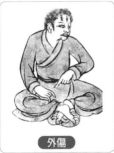

外傷

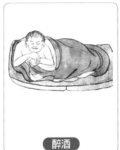

醉酒

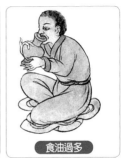

食油過多

泄瀉下身疾病
五業灌腸法

> 灌腸法是將藥末加入油脂或肉湯中製成藥液，注入肛門灌腸，使病邪隨大便排出，從而治療腹部以下疾病的一種方法。

● 灌腸法的適用範圍

凡是下身受到刀傷、刺傷、箭傷，大便乾燥、臟腑絞痛、下半身發熱、尿閉、腹脹、蟲病、初期痞塊症、陳舊疫癧等，特別是病情嚴重者，皆可使用猛烈導劑灌腸；凡是熱瀉、不易醫治的疫癧、水腫、痛風、精液枯竭等症，皆可使用緩性導劑灌腸。相反，凡屬於脫肛、下瀉、初期熱病、胃火衰敗、遺精等症者，忌使用猛烈導劑灌腸。

● 銳、中、柔三種配方

實施灌腸的藥劑配方，依照藥性可以分為銳、中、柔三個等級。

中性配方藥用離婁、瞿麥、天然鹼、酒麴、斑蝥、屋樑吊掛煙灰，與牛溲、酒壇中剩的濁酒調汁。治療器械傷、赤巴病、臟腑絞痛時，另加入藏木通；治療下半身發熱時，另加入大黃；治療腹脹時，另加角蒿；治療蟲病時，另加大蒜；治療寒症時，另加蓽茇。

銳性配方最為猛烈，配置方法是在中性配方的基礎上加入瑞香狼毒。

柔性配方可用訶子、檳榔葉、茜草、秦艽、大戟、大黃與牛乳、牛溲配伍，調成汁液。

使用時，每次可將八兩或六兩、四兩的藥劑，加熱至30℃左右，再在其中加入一點植物油，然後灌入牛皮袋或灌腸器內。用枕頭將患者的臀部墊高，然後先用油劑擦塗肛門，再將灌腸器插入肛門約四指，稍微向後移動一下，留出空間，再將藥物緩緩擠入。如果遇到藥劑擠不進去的情況，可以將灌腸器上下左右稍微轉動一下，再繼續向裡擠。待到灌腸器內稍微殘留一點藥物時，便可停止擠藥並拔出導管，以免將空氣擠入體內。實施此法無效時，還可以進行第二次灌腸。如果藥汁滯留在腸內沒有完全排出，可以飲用光明鹽水，藥汁即可自行流出。

不宜使用灌腸法的病症

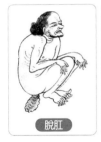

脫肛

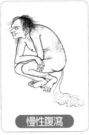

慢性腹瀉

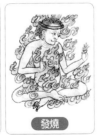

發燒

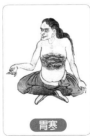

胃寒

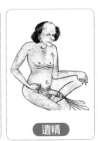

遺精

適宜使用灌腸法的病症

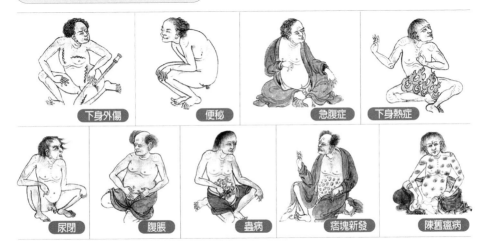

下身外傷　　便秘　　急腹症　　下身熱症

尿閉　　腹脹　　蟲病　　痞塊新發　　陳舊瘟病

實施灌腸的姿勢及方法

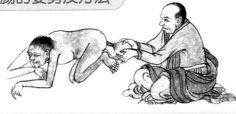

在殘留一點藥物時停
止擠藥的原理就如同
輸液一樣，都是為了
避免空氣進入體內。

1　將溫藥劑灌入牛皮袋或灌腸器內。

2　用枕頭將患者的臀部墊高，並用油劑擦塗肛門。

3　將灌腸器插入肛門約四指，稍微向後移動一下，再將藥物擠入。

4　等到灌腸器內稍微殘留一點藥物時停止擠藥，並拔出導管。

緩性灌腸
五業緩下法

> 五業緩下法即是使用溫和導劑的緩性灌腸法，它在治療原理和操作方法上都與
> 烈性灌腸法有相通之處。

● 緩下法的適用範圍

凡是隆型痞塊症、腹脹、不消化、精液乾涸、月經淋漓、腸病、腎寒、身體虛弱、下身蟲病及一切隆型疾病等，皆可使用緩下法施治。凡是水腫、噎食、中毒、肝熱、腸熱、腑熱、脂肪過多、消化不良、培根激增等病症，都忌使用緩下法施治。

● 稀瀉劑、溫瀉劑與補瀉劑

用來實施緩下法的藥劑配方可以分為稀瀉劑、溫瀉劑與補瀉劑三種。單一的隆型疾病及赤巴與培根的合併症，都可以用緩下法來施治。用綿羊肉、犛牛乳、酥油、廣木香、膜邊獐牙菜、繡線菊、蓽茇、光明鹽、訶子配伍製成的藥劑，屬於稀瀉劑；用水棲動物肉熬的湯和牛乳與稀瀉劑中的諸藥，還有大戟配伍製成的藥劑，屬於溫瀉劑；用陸地動物肉熬的湯、山羊乳、酥油與稀瀉劑中的諸藥，還有娑羅子配伍製成的藥劑，屬於補瀉劑。在針對具體疾病進行治療時，需要在各種方劑中加入右表中的藥物。

無論是稀瀉劑、溫瀉劑還是補瀉劑，加入酥油配伍的，即為上等藥劑；加入肉湯配伍的，即為中等藥劑；加入牛乳配伍的，則為下等藥劑。

使用時，可將一捧或二兩、一兩的藥劑溫熱後放入牛皮袋或灌腸器內，在晚上令患者仰臥，依烈性灌腸的方法將藥物擠入患者肛門，然後輕擊其腳心，緊握患者足趾將其腿提起並抖動。施用稀瀉劑後，患者一般會在黃昏時排出疾病，如果疾病無法排出，則可改用猛烈的導劑。當患者隆盛、體溫高時，可以連續使用灌腸法施治，或者也可以洗胃施治。

總之，實施灌腸法應把握分寸。如果灌腸過量，雖然能抑制隆勢，卻也容易誘發培根和赤巴疾病。施治過度時，患者會產生噎氣、胃火熄滅的症狀，此時可改用猛烈導劑將一切疾病排出。對於體質較弱、疾病陳舊難以醫治的患者，可以採用猛烈導劑與溫和導劑交替施治。

實施緩下法使用的藥劑

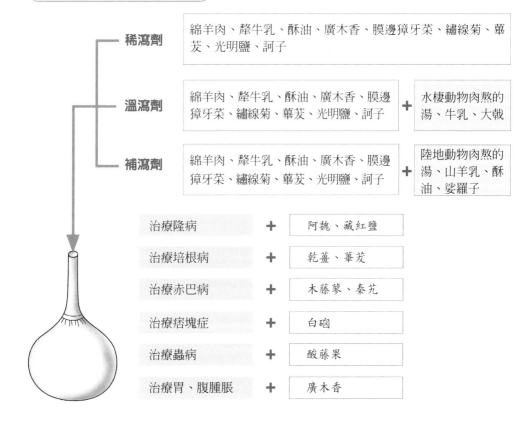

稀瀉劑
綿羊肉、犛牛乳、酥油、廣木香、膜邊獐牙菜、繡線菊、蓽茇、光明鹽、訶子

溫瀉劑
綿羊肉、犛牛乳、酥油、廣木香、膜邊獐牙菜、繡線菊、蓽茇、光明鹽、訶子 ＋ 水棲動物肉熬的湯、牛乳、大戟

補瀉劑
綿羊肉、犛牛乳、酥油、廣木香、膜邊獐牙菜、繡線菊、蓽茇、光明鹽、訶子 ＋ 陸地動物肉熬的湯、山羊乳、酥油、娑羅子

治療隆病	＋	阿魏、藏紅鹽
治療培根病	＋	乾薑、蓽茇
治療赤巴病	＋	木藤蓼、秦艽
治療痞塊症	＋	白硇
治療蟲病	＋	酸藤果
治療胃、腹腫脹	＋	廣木香

實施緩下法的姿勢及方法

1

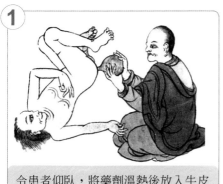

令患者仰臥，將藥劑溫熱後放入牛皮袋或灌腸器內，緩緩擠入患者肛門。

2

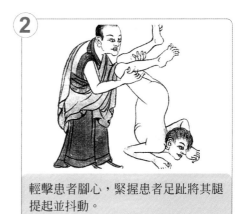

輕擊患者腳心，緊握患者足趾將其腿提起並抖動。

19

清瀉脈道，祛除疾病

清瀉反壓法

清瀉反壓法又稱脈瀉法，是通過服用脈瀉方劑，將病邪從脈道和尿道排出體外，以達到治病目的的一種治療方法。

● 清瀉法的適用範圍

凡施行催吐、催瀉、滴鼻、灌腸等療法後未能祛除的疾病、陳舊疾病、絕育、死胎不下、子宮痞瘤、血崩，以及痛風、淫痹、癧癧、內臟膿腫、水腫、血管痞瘤、尿道阻塞、尿道痞瘤、皮膚疾病、頭部外傷所致的毒邪播散於內脈、陳舊瘍瘡、黃水病、佝僂病、癲瘋病等，特別是脈道疾病，均可採用清瀉法治療。凡孕婦、小兒、尿淋漓、遺精及性功能衰弱等病，都忌使用清瀉法施治。此外，體質虛弱的人應慎用此法。

● 先導：清瀉前的準備

在實施清瀉法之前，首先要服用先導藥物，以為正式的清瀉做準備。先導藥物有急、緩之別，緩準備可以在夜晚時內服三果等量湯，兒童患者和腎病患者可以內服雪蛙八味散；急準備則可用青蒿與杜松煎湯，溫熱後沐浴全身，然後再用酥油、植物油與甘松配伍塗擦全身，塗擦時要特別注意囟門、生殖器兩邊、關節等處。之後可內服用蜂蜜、山羊的尾椎骨、冬葵葉、食鹽、花椒煎制的湯。以上準備工作可以開啟脈竅。

● 開路、啟病、清瀉與洗脈

正式實施清瀉法時，需分四個階段進行：開路、啟病、清瀉與洗脈。

開路藥物 用小豆蔻、螃蟹、瓦松與冬葵荣子配伍服用。此方的作用就在於開通路竅，以利於後面的治療。

啟病藥物 用硇砂、丁香、螃蟹、銀朱與冬葵荣配伍服用，可以將病邪引發出來。

清瀉藥物 將斑蝥、硇砂、螃蟹、銀朱、紅花、竹黃、硼砂等研為細末，用酒調和後製成像豌豆大小的藥丸服下；或者用羚羊角、蝙蝠的骨頭、蒼耳、小葉蓮、硇砂、金礞石、螃蟹、小豆蔻、銀朱製成丸劑服下。五臟疾

病、中毒症、黃水症等患者，可在以上藥方的基礎上另外增加特定的藥物，使疾病從脈道或尿道排出。或者也可以與啓病藥物共同配伍施治。如果服藥後患者出現身體麻木、發病部位疼痛、小腹發熱、生殖器疼痛、小便淋漓、尿臊氣濃厚等症狀，這表明藥物已經開始生效了。

洗脈　當施治效果顯現以後，就可以進入第四階段——內服尾子酒清洗脈道。熱盛的人可以喝茶，飲酪漿；疾病尚未完全清除的人還可以內服一些誘發疾病的藥方；對於疼痛的部位可以用石子沾熱酒進行燙熨；同時注意身體的保暖，不要活動，這樣才能夠使疾病得到徹底根除。總之，洗脈與保暖是最重要的。如果用陶器盛接的瀉物呈現出紫黃色的膿血，說明所用藥物對症，疾病已經被清瀉出去，可以繼續用藥進行清洗。

● 六種緊急情況的處理

鎮嘔吐　如果實施清瀉法過頭的話，往往會造成上行嘔吐的情況，此時可以參照瀉下法的術後處理，採用冷敷、香薰和以冷水激面等方法進行處理。

找原因　如果服藥後不見任何反應，應找出原因，是藥物劑量不夠，還是藥物加工不當，或者是藥引使用有誤，以便及時補救。

導積聚　如果藥物服下後不消化，在胃中積存，可以採用按摩，罨敷，飲開水、童便的方法加以疏導。

止疼痛　如果在施治過程中出現小腹和生殖器疼痛的情況，可以採取熱敷的方法。如果此法無效，則是黃水聚集，可藥用硇砂、螃蟹、蓽茇、酒配伍令服，或者以肉桂鮮酥製成丸劑內服。如果仍然無效，則可能是斑蝥加工不當所致，可用三隻蝗蟲頭與蝸牛、川烏、酒配伍令服。再不能治癒的，就是隆盛的緣故了，只要服用一些陳骨湯便可痊癒。

通梗阻　發生梗阻是由於精液黏連或結石堵塞的原因，這時可以按摩生殖器，或者將硇砂、廣木香、水菖蒲、胡椒配伍製劑，用導管輸入膀胱。

止蔓延　服藥後瀉下不止時，如果患者體質強壯，則不需要治療；如果患者體質虛弱，則可用紫草茸加熊膽煎湯內服，即可止瀉。

飲食方面，服藥後寒盛的人，可以多喝一些新鮮糊粥、綿羊肉湯、熱粥等；而熱盛的人，則應多喝一些動物肉湯、涼開水、涼粥等，還要避免受寒。半個月內都要注意飲食起居。

清瀉法的禁忌症

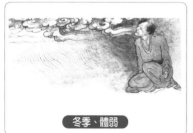

冬季、體弱

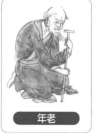

年老

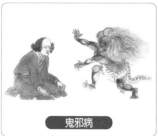

鬼邪病

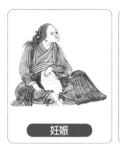

妊娠

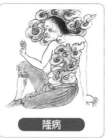

隆病

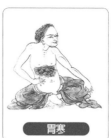

胃寒

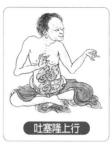

吐塞隆上行

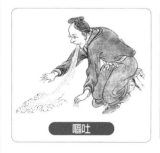

嘔吐

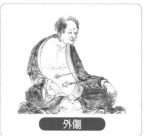

外傷

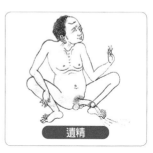

遺精

清瀉法的適應症

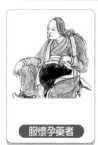

服懷孕藥者

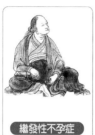

繼發性不孕症

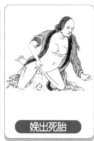

娩出死胎

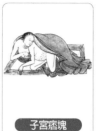

子宮痞塊

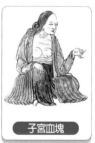

子宮血塊

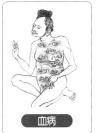 血病

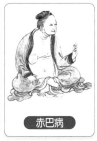 赤巴病

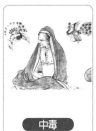 中毒

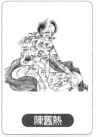 陳舊熱

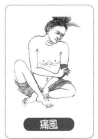 痛風

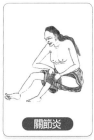 關節炎

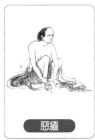 惡瘡

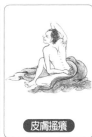 皮膚搔癢

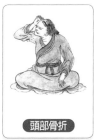 頭部骨折

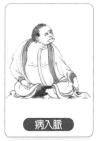 病入脈

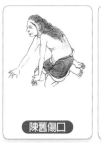 陳舊傷口

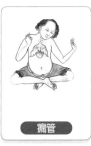 瘻管

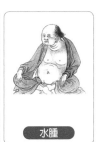 水腫

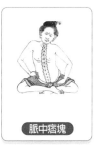 脈中痞塊

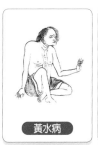 黃水病

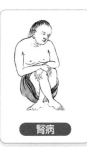 腎病

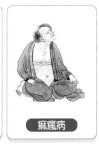 痲瘋病

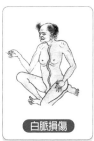 白脈損傷

221

斑蝥的選擇與加工

品級

佳品：身體紅花色，產自刺叢中，在乾旱的秋季捕捉者。
劣品：身體黃花色，產自青蒿叢中，在秋後的雨季捕捉者。

加工方法——去毒

去掉斑蝥的一對膜翅，小心保留頭和足；與蝸牛配伍，或以蝗蟲的頭替代蝸牛，或炒或用童便浸漬炮製。

用量

頭足不全者，藥效略次：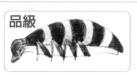 ×17隻

全斑蝥藥性強： ×11隻

各種藥劑的服用時間

傍晚，大致在這個時間裡服用多莧茱粥。

亥時，在這個時間裡服用開路藥劑。

半夜，大致在這個時間裡服用啓病的藥劑。

黎明，大致在這段時間裡服用九顆清瀉丸。

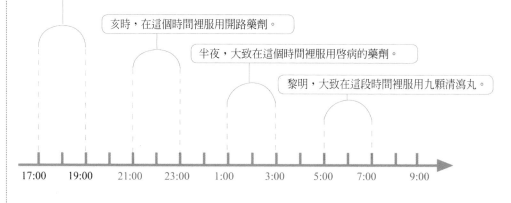

17:00　19:00　21:00　23:00　1:00　3:00　5:00　7:00　9:00

特別提示　一般服藥後，到天亮即可見到效果。如果沒有見效，可加服七粒。待到生效以後，各種藥物應減至五粒。總之，服藥的時間要有間隔，前一種藥物消化後再服後一種藥物。另外，斑蝥的毒性一時不會產生，一旦疾病解除後，須立即停用。如果將諸藥一齊服用，斑蝥的毒性就會發作，導致黃水病或尿閉症，嚴重時還會危及生命。

清瀉原理的比喻

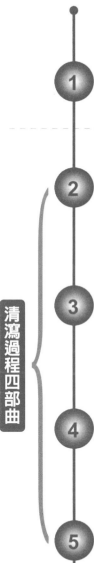

清瀉過程四部曲

① 先導藥物

大開城門 使用先導藥物的作用是開啓脈竅，這就如同作戰前先大開城門，為後面的作戰部署做準備。

正式清瀉前的準備階段

② 開路藥物

疏通街巷 使用開路藥物的作用是開通路竅，這就如同將城裡的街巷路面清理暢通，保障來往順暢。

螃蟹可以疏通脈道

③ 啓病藥物

誘敵深入 使用啓病藥物的作用是引出病邪，這就像作戰時的誘敵深入戰術，將病邪引入包圍圈。

銀朱能分解精華與糟粕

④ 清瀉藥物

一網打盡 使用清瀉藥物可將引出的病邪排泄出體外，就像作戰時大獲全勝，將病邪一舉殲滅。

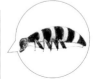

斑蝥有排除脈道黃水的作用

⑤ 洗 脈

清理戰場 清瀉後進行洗脈的目的是為了將病邪徹底根除，這就如同作戰勝利之後的清理戰場工作，可以鞏固治療成果，徹底斷絕後患。

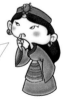

內服尾子酒與保暖是最重要的。

20

驅逐脈病，下瀉病血
五械放血法

> 放血療法是依據體表不同部位，使用不同形狀的針刀點刺或切開血脈，祛除病血，以治療疾病的一種治療方法。

● 放血法的適用範圍

從對象來說，可以使用放血療法的疾病有擴散症、紊亂症、疫癘、炎症、創傷、痛風、內臟膿瘍、溼疹、黃水病、痲瘋等。不能使用放血療法的人群包括兒童、老人、孕婦及產婦。此外，身體虛弱、精氣虧虛、浮腫、胃火衰微、嘔吐、泄瀉的病人也不能放血。一般熱病初期、熱尚不成熟者，或熱病屬於正氣虧損以及空虛熱等，雖然表現有熱象，也不宜放血。要害部位不宜放血。

從時間來看，凡是體腔出血危及五臟，流血過多而不止者，可以在疾病的初期及時放血施治。疾病中期疼痛，無惡寒現象，身體沉重麻木者，可以放血施治。否則需先飲湯劑藥物分清好血與病血後再針刺放血施治。病血擴散到脈穴，由於飲食緣故餘熱尚存者，可以在疾病後期放血施治。針刺放血的時間要適當，早了會誘發隆型疾病，熱疾隨之擴散；晚了會使疾病擴散至血脈而不易根除；熱勢大了，五臟和脈道會腐爛化膿。

● 放血法所使用的器械

常用的是管翎針、彎頭新月狀刀、斧狀刀等。切開肌肉放血用的刺針，形如麻雀的羽毛，長約6指，用於割刺肌肉間隙的血脈；刀尖極銳的靠背刀可在臟器和微穴道部位放血；斧形手術刀可在靠近骨上的脈道處放血；狀如剃頭刀的手術器械可在腫脹部位刮擦；狀如鐮刀，長約8指的器械可用於舌部的劃割；膛口刀用於切除頭部瘡瘍。總之，所用金屬材料要堅固，由精工巧匠多次錘煉後製成。

● 放血法的操作過程

1.放血前的準備 分急緩兩種情況。緩者為疾病未成型，需要先促使其成型，可以內服湯劑藥物，將病血與好血分開，然後再針刺放血施治。對於

急者，針刺放血前不需服用湯劑藥物，只要曬太陽或烤火取暖，淋浴，做好必要的準備。

2.結紮針刺放血 放血前要先行結紮，結紮部位視放血穴位而定，詳見右圖。在管狀脈放血時，須用木棍扭緊結紮繩。結紮時，皮膚不能發皺，要均勻地結紮。不結紮就會刺不準，扭挫針，導致刺不出血，肌肉麻木。只有脈道擴張，才能刺出血來。結紮後的脈道須用手指揉搓，刺時用手指將脈道按定，稍微向下用力按捺，使脈位不容易移動。一般在結紮處的3指以下刺破放血。

視具體情況，可以運用旁刺、頂刺、重刺、點刺等放血法。大脈管處放血用頂剖法，細脈處用點刺法，險要脈位處用重刺法，傷口應稍大一點，以有血氣出現爲標準。最好是脈口要與皮膚破口對稱。骨脈放血時，可用斧狀刀具切割，爲使脈位不移動，這時須迅速橫刺。陰穴、會門左右向上3指處放血後，需要火灸。囟會穴須在髮際向上4指處刺破。面頰動脈須在髮際之間刺破。小端穴須在本位向下量4指處刺破。短角穴、玉喬穴從時突向上量4指針刺放血。脛尾穴從足道向上量1指處針刺放血。刺破後不放鬆結紮繩時不會出血，但足尖部、頸項、踝脈三處刺破後不需放鬆結紮繩。其他部位待血放完時，可逐漸放鬆結紮繩。

3.放血後的處理 放血後要用手指揉搓傷口，以冷石罨敷，妥善包紮，注意活動。放出病血後忌飲酒。

● 放血部位、血色辨別、放血量與緊急情況的處理

放血部位共有72個，具體疾病應該在其特定的穴位針刺放血施治。

頸項僵直	陰穴	心熱肺咳、呼吸不暢、音啞	頸脈
培根與赤巴型頭痛、酒後頭痛、前額刺痛、囟會沉重、眼睛不張	金槍脈 銀槍脈	腦寄生蟲、體腔出血危及五臟、紊亂症蔓延、肺病擴散、牙病、腫痞、癭癧	小端穴
目赤、角膜潰瘍	眼脈	上半身刺痛、肺熱、頭痛	臂脈
鼻腔疾病	鼻尖	心、肺、橫膈膜、胸前後疼痛	腑脈穴
耳病	耳脈	心肺血亢	心、肺總脈
心熱劇渴	舌脈	音啞、肺病久咳	露頂脈
牙齒疾病和眼病、鼻腔疾病	後髻脈穴	血赤巴疾病	肝、膽總脈
牙齒疾病	齒脈 小端穴 臂脈	肺、心、膈膜、胸、背交互疼痛，氣短	六首穴 露頂穴

225

放血法的適用症

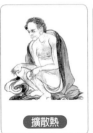
擴散熱

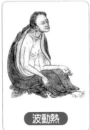
波動熱

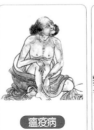
瘟疫病

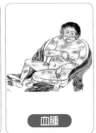
血腫

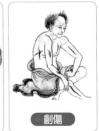
創傷

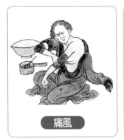
痛風

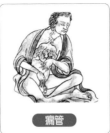
瘺管

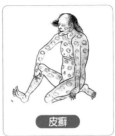
皮癬

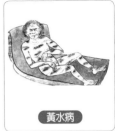
黃水病

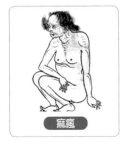
痲瘋

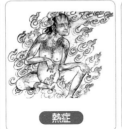
熱症

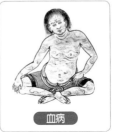
血病

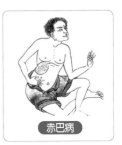
赤巴病

放血法的禁忌症

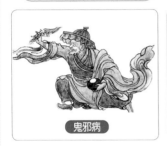
鬼邪病

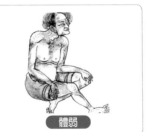
體弱

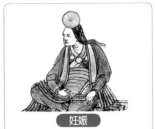
妊娠

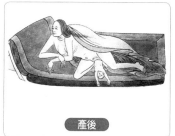

產後

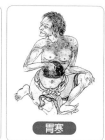

浮腫

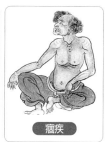

痼疾

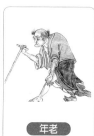

胃寒

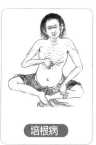

培根病

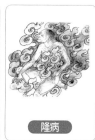

隆病

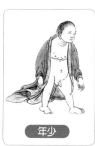

年少

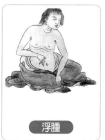

年老

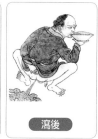

瀉後

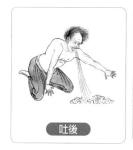

吐後

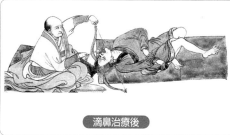

滴鼻治療後

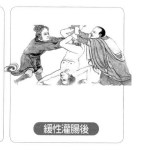

緩性灌腸後

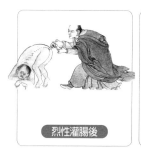

烈性灌腸後

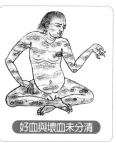

好血與壞血未分清

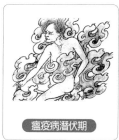

瘟疫病潛伏期

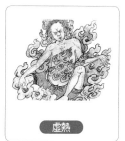

虛熱

227

肝、脾、橫膈膜患擴散症與紊亂症，刺痛，熱性痞塊	短角脈	目黃、身體無力沉重，食欲不振	膽脈純遁二細脈
腸道和腹部外、睪丸腫脹、痔瘡、子宮疾病、下身沉重	髂脈	胃與肝的血病	背脈六會穴
傷及脾、疾病擴散、黃水病、皮膚病、膽病、水腫	籠頭穴	後背僵直、頸部後仰、腰胯疼痛、月經淋漓	朏脈
腎病擴散、傷及腰部、兩腿拖曳、小腿疼痛、髖關節疼痛、內臟膿瘍崩漏	脛尾穴	下身外傷引起崩漏、臟腑絞痛、小便閉塞	踝脈
小腸出血、頭部疾病墜入心臟、長期不癒的心臟病	小腸俞	足心與足背腫脹、黃水病	顏面馬鐙脈
上身、胃、肝、橫膈膜及兩肋疼痛	肝、肺總脈		

　　好血與病血的辨別主要看血色，如果放出的血液色黃而稀，猶如蝙蝠背部一樣呈現出白色泡沫，則是病血。如果放出的血液呈現紫黑色且有血絲，須飲湯藥後再針刺放血。似膿如膽汁者，應滋補身體後再針刺放血。隆病的血色紫而質粗、泡沫呈現紅色。赤巴病的血色黃而稀，有臭味。培根病的血色紅而發白、濃滑。血色朱紅猶如茜草汁者是好血，不可針刺放血。放血量一般以好血出現為準，但為止臟痛血痛，即便是好血也要針刺施治。體質虛弱者不可多用針刺放血，特別是患隆病的人，即使是病血也不能針刺施治。血多、血機紊亂引起的疼痛、體腔積血、四肢紅腫除外。其他疾病要多次針刺，少量放血。

　　在放血過程中經常會出現一些緊急情況，一定要按照正確的方法妥善處理。放血不出時，應避免身體受寒冷、器械大鈍、飲食過飽、恐懼緊張、來客打擾、傷口過小、皮膚與血管傷口錯位、結紮後立即放血、放血後立即解開結紮繩等情況；放不出病血時，可另換血管放血；出現流血不止時，可在放血的部位用涼水止血，或者用水浸漬氈片後包紮傷口；出現傷口腫脹，可藥用食鹽、酥油、狗毛煆灰配伍外敷，不癒則用藥面團置敷；病人如果出現暈血，可用藥薰、噴冰水的方法施治，嚴重時可內服鮮血以補其虛；放血誘發了隆病，可採取按摩、吃紅糖、飲紅糖酒與骨湯的方法抑制隆勢。

　　總之，針刺放血可以驅逐脈病，下瀉病血，止痛，消腫，防止腐爛，培育新肌，癒合創傷，根除零星疾病，使肥胖者消瘦，使消瘦者豐滿。

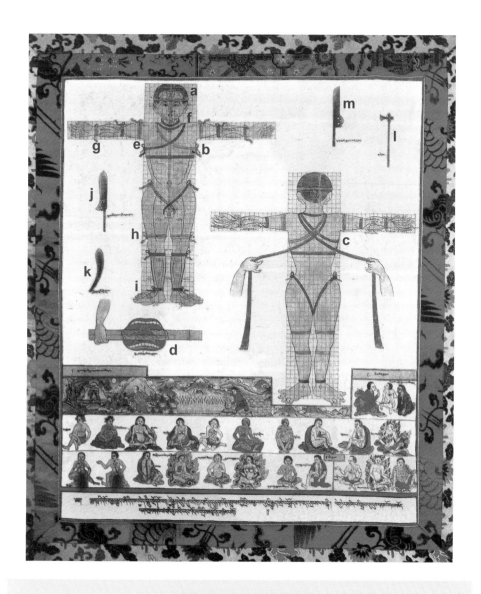

人體的放血穴位及結紮部位

a.在額上脈、陰穴、囟門等處放血時，在眉際當用細繩結紮後，再用小木棍扭緊 b.在兩處細頂穴放血時，在腋窩結紮 c.在頭蓋骨的血管放血時，用細繩在頸項纏繞後從背部拉緊 d.在舌脈放血時，用綾羅纏裹竹片壓緊舌面 e.在臂脈放血時，在腋窩下用細繩結紮 f.在黃水、六首穴、露頂穴、純道穴等處放血時，從喉頭向下量3指處結紮 g.在前翹脈、細脈、背脈、六會、手指間脈放血時，在手腕處結紮 h.在大脈放血時，在膝內側1指處結紮 i.在膝彎脈、籠頭、脛尾、靴面、踝脈、顏面、馬鐙、彎脛間、行脈等處放血時，在踝處結紮 j.藏醫北方學派設計的放血刀 k.鳥羽狀放血刀 l.斧形放血刀 m.藏醫南方學派設計的放血刀

21

封閉脈道，阻止病邪

五械火灸法

火灸療法是根據病症不同，將艾絨做成大小不一的艾炷，直接或間接置於穴位之上，用來防治疾病的一種方法。

● 火灸法的適用範圍

消化不良、胃火衰弱、浮腫、水腫、痞塊、寒性膽病、頭部和四肢的黃水症、炭疽、虛熱症、健忘症、熱病後期等，凡是培根與隆型的寒性病、脈病、黃水病等，都可採用火灸施治。所有熱性膽病、血病、五官疾病、男女生育脈道病等，均不宜採用火灸施治。另剛進食後也不能採用此法。

● 火灸法所使用的器械

實施火灸所使用的工具是艾炷，艾炷是由艾絨做成。一般在秋天擇吉日採集艾葉，待乾後，用棍將其打碎，再揉成團。艾絨團的大小因所灸部位不同而有差別，一般做成下寬上尖的圓錐體，便於點燃。用於關節者，大小如拇指；用於頭部和四肢者，大小如小指尖；用於脈竅者，大小如羊糞粒；用於瘰癧和痞塊者，大小如訶子；用於小孩胃部者，大小如豌豆。

● 火灸的穴位

火灸穴位的選擇，可根據病人自訴症狀部位定穴，其部位稱爲「阿是穴」，其特徵是患病的穴位按之則疼痛而且舒適，按後在按處會留下指痕，脈象雜。運用此法確定疾病在何處後，即可在該處火灸。

醫生根據病情選擇穴位需要了解人體火灸穴位的分布位置及主治功能。人體的火灸穴位按其位置大致可以分爲前身穴位、背部穴位、頭部穴位和四肢穴位四種。

前身穴位　包括頸下窩的天突穴，兩乳正中黑白際的膻中穴，劍突下一寸的劍突穴，劍突穴下一寸及左右各一寸三分的痞穴，痞穴之下一寸及左右各一寸三分的等火穴，臍之左右各一寸的大腸穴，再向左右各一寸的盲腸穴，臍下一寸左右各一寸三分的小腸上穴，再下一寸三分的小腸下穴，小腸下穴之下一寸三分的膀胱穴等。

火灸的材料——艾葉的採集

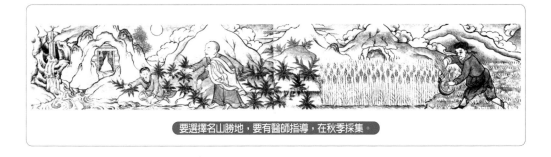

要選擇名山勝地，要有醫師指導，在秋季採集。

火灸法的適用症

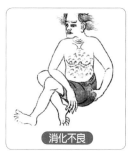

消化不良

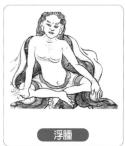

胃寒

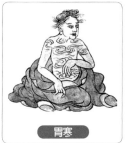

浮腫

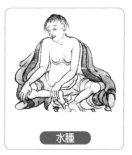

水腫

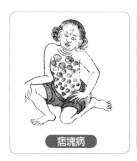

痞塊病

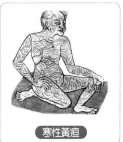

寒性黃疸

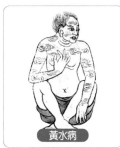

黃水病

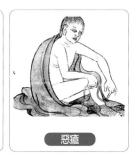

惡瘡

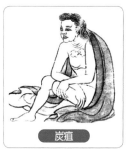

炭疽

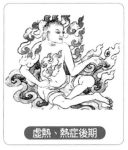

虛熱、熱症後期

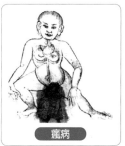

瘋病

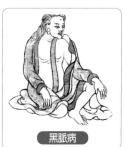

黑脈病

　　背部穴位　包括第一椎隆穴以及依次向下的第二椎赤巴穴，第三椎培根穴，第四椎母肺穴，第五椎子肺穴，第六椎心包穴，第七椎心竅，第八椎膈膜穴，第九椎肝竅，第十椎膽穴，第十一椎脾穴，第十二椎胃穴，第十三椎精府穴，第十四椎腎穴，第十五椎臟腑總穴，第十六椎大腸穴，第十七椎小腸穴，第十八椎膀胱穴，第十九椎精穴，第二十椎下泄風穴。

　　頭部穴位　包括後凶、百會、凶門三穴合稱三門穴，主治由隆引起的頭暈、昏厥。枕骨左右兩處頭髮盤旋處，主治瘋狂、多語、昏厥。下唇下方的承漿穴，主治隆型疫癘、呆滯不語。前髮際正中，可治癲狂。印堂，主治目黃、全身黃疸、鼻出血。

　　四肢穴位　包括手腕四指處的韌筋之間，主治瘟疫引起的多哭症。內踝對直上方的韌筋間，主治陽萎、遺精。無名指左右指尖，主治口唇疾病。火灸無名指尖，主治牙部疾患。左右肩頭處，主治流鼻血不止。外踝骨向上四指處的筋脈之間，主治生殖器疾病和喉症不語症。大腳趾生毛穴，主治頸項僵直、睪丸腫脹、瘋癲、癡呆。跟腱正中，主治眼乾澀、昏厥。

● 火灸的方法

　　灸法可分爲煮法、燒法、烤法、擬法四種。

　　煮法　用艾炷在選下的穴位上連灸二十壯（次）。適用於慢性頑症，如瘰癧、痞塊、癥瘕等。

　　燒法　用艾炷在選下的穴位上連灸十五壯（次）。此法適用於心風病、黃水病等。

　　烤法　用艾炷在選下的穴位上連灸五至七壯（次）。此法適用於隆病、蟲症、大小便秘閉不通者。

　　擬法　用一枚白豌豆大的艾炷火灸，即可移去驚痛。一般多用於兒童。

　　對於產後、瀉後、脈斷複續及體質虛弱的患者，火灸不可過度。艾絨點燃後，應使其均勻燃燒，如果艾絨中途熄滅，可用針頭將艾灰除去。一個艾絨燃燒三分之二後，再燃另一支，保持熱力不斷，其底部周圍產生小泡而無疼痛。前灸後痛，後灸前痛，想要嘔吐的，說明灸透了。火灸後，要用手指輕揉穴位，並讓患者適當活動。火灸當晚禁忌飲水，因爲飲水會熄滅胃火。

人體正面的火灸穴位及主治功能

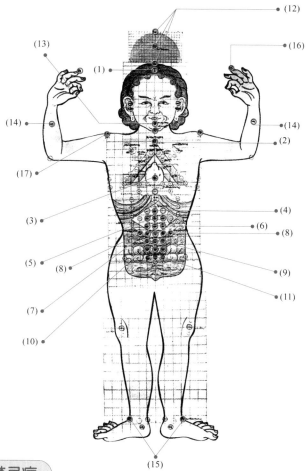

(12)

(13)

(16)

(1)

(14)

(14)

(2)

(17)

(3)

(4)

(6)

(8)

(5)

(8)

(9)

(7)

(11)

(10)

(15)

火灸法的禁忌症

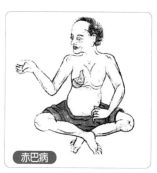

赤巴病

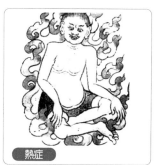

熱症

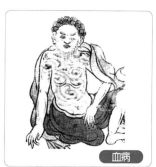

血病

人體背面的火灸穴位及主治功能

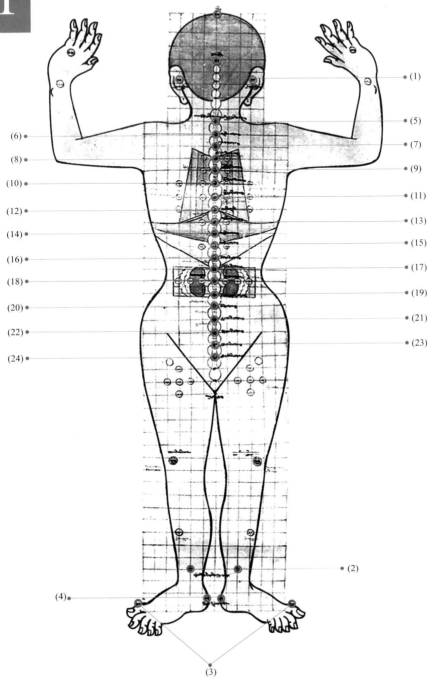

人體正面的火灸穴位及主治功能

(1) 火灸前髮際正中，主治癲狂　(2) 天突穴，本穴為命脈與心臟之合穴，主治心絞痛、打嗝、咽喉阻塞等症　(3) 膻中穴，主治心神不安、怔忡、抑鬱等症　(4) 劍突穴，主治劍突痞瘤　(5) 痞穴，主治胃火衰微　(6) 等火穴，主治風寒增盛　(7) 大腸穴　(8) 盲腸穴，主治大腸痞瘤、腹脹腸鳴、重症泄瀉等症　(9) 小腸上穴　(10) 小腸下穴，主治風寒入於小腸及寒性泄瀉等症　(11) 膀胱穴，主治寒性小便不利或小便失禁等症　(12) 三門穴，主治由隆引起的頭暈、昏厥　(13) 火灸下唇下方的承漿穴，主治隆型疫癘、呆滯不語　(14) 火灸手腕四指處的韌筋之間，主治瘟疫引起的多哭症 (15) 火灸內踝對直上方的韌筋間，主治陽萎、遺精　(16) 火灸無名指左右指尖，主治口唇疾病 (17) 火灸左右肩頭處，主治流鼻血不止

人體背面的火灸穴位及主治功能

(1) 火灸枕骨左右兩處頭髮盤旋處，主治瘋狂、多語、突然昏倒　(2) 火灸外踝骨向上四指處的筋脈之間，主治生殖器疾病和喉症不語症　(3) 火灸大腳趾生毛穴，主治頭項僵直、睪丸腫脹、瘋癲、癡呆　(4) 火灸跟腱正中，主治眼乾澀、昏厥　(5) 隆穴，主治瘋癲、癡呆、顫抖等疾病　(6) 赤巴穴，治療寒型赤巴病、瘦瘤、上肢沉重等症　(7) 培根穴，治療肺、心、頭部病症，如鼻塞不通、口乾舌燥等症　(8) 母肺穴　(9) 子肺穴，治療目中流淚和風痰入肺等病　(10) 心包穴　(11) 心竅，火灸主治瘋癲、心跳、昏厥、培根與隆的合併症　(12) 膈膜穴　(13）肝竅，火灸主治噎氣、嘔吐、肝區和膈膜疼痛、受寒疼痛、肝臟痞塊、培根與隆犯肝等症　(14) 膽穴，主治消化不良、目黃、膽痞瘤、嘔吐膽汁、經常頭痛、胃火衰敗等症　(15) 脾穴，主治脾胃發脹作鳴、軀體沉重、多寐嗜眠等症　(16) 胃穴，用於胃火衰微、劍突痰、鐵垢痰、胃痞瘤、紫痰症、腰背肌強硬、目眶疼痛、枕骨窩部作痛及久瀉等症 (17) 精府穴，主治遺精滑精、子宮崩漏、子宮痞瘤、心神不安以及寒風增盛、大小腸脹、大便乾燥、不能俯臥或仰臥等症　(18) 腎穴，主治腰痠背痛、寒性遺精、大便洞瀉等症　(19) 臟腑總穴，治療臍以下的病症，包括婦女不孕、風寒腰痛等病 (20) 大腸穴，主治大小腸作鳴、腹中痞瘤、放屁頻繁、男女尿道口灼痛、小便不利及痔瘡等症　(21) 小腸穴，主治小腸痞瘤，寒風所致的泄瀉泡沫便等小腸疾病 (22）膀胱穴，主治膀胱結石、尿頻、尿閉及腰膝發冷、小便失禁或灼熱及婦女產後腹痛、閉經等症　(23) 精穴，主治遺精滑精、下肢軟弱乏力、氣短喘促、便血等症　(24)下泄風穴，主治放屁不通、大便秘結或下瀉黏液等症

開闔腠理，通調氣血
五械熨敷法

熨敷法是將藥物或其他物質炒熱熱熨或冷敷患處，借助藥性及溫度的作用，使氣血流通，從而達到治療目的的一種方法。

● 熨敷法的適用範圍

培根病、劍突痞瘤、胃鐵垢症、胃火衰敗、淫痹、肌肉萎縮、風刺痛、不消化症、急腹痛、黃水病、血冷凝，熱性疼痛等病症，都可以採用熨敷法治療。浮腫、急性膽症病、急性羊毛疔、癲瘋、水腫、肥胖病、痘疹、疙疹等症，以及剛進過食的人，不宜熨敷。

● 冷敷法與熱熨法

熨敷法包括冷敷法與熱熨法兩種。

冷敷法　多用於治療熱性疾病，方法是將特定的水、藥汁或膏狀物充塞於牛羊胃中，或者直接使用各種石子冷敷於患處，借助於藥性及溫度的作用，就可以使疾病消除。冷敷法的使用非常廣泛，比如用露水噴激或灌於牛羊胃中冷敷患處，可以治療擴散傷熱、波動熱、熱性刺痛等疾病，眼睛受外傷發腫時，也可以採用此法冷敷；將白草烏研末，用雪水調和，裝入羊胃中冷敷，並擠出藥汁滴入喉部，可以治療肉類中毒引起的喉閉發熱；用水底的冷石子敷於患處，可以治療血膽疾病、熱性腹絞痛、胃潰瘍等；用木藤蓼與水調和冷敷，或用淫牛屎冷敷，可以治療痛風引起的足灼痛；用露水或雪水調和白草烏、山礬葉末，灌入羊胃中冷敷腹部，可以治療痢疾。用水底的冷石和舊犁鐵冷敷，可以治療各種熱性刺痛、血膽症；用生長在雪山岩石邊的紫堇研末，並以黃牛酪汁調拌，冷敷於患處，可治療熱性刺痛；用露水和水潭底的黑泥漿，在前額髮際與腦後枕骨處冷敷，可治療鼻血不止；用水潭底的黑泥漿冷敷患處，可治療血熱引起的齒痛以及因風引起的齒齦紅腫。

熱熨法　多用於寒性疾病的治療，有時對熱性疾病也有療效。一般的方法是用布包裹炒熱的藥物或者直接使用經過加熱的各種石子等熱敷於患處，以祛除疾病。熱熨法的使用也非常廣泛，比如治療消化不良、宿食不化、急性腹痛等症，可以將炒熱的鹽巴用布包裹好，然後熱熨；外傷炎腫與淤血凝

冷敷法的適應症和禁忌症

適用於

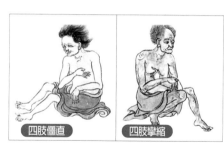

| 四肢僵直 | 四肢攣縮 |

✕

不宜於

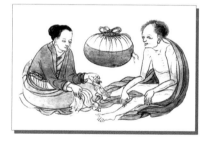

| 跛腳 | 惡瘡 |

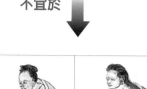

| 瘟病 | 波動熱 |

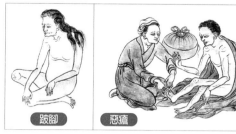

| 炭疽 | 陳舊傷 | 創傷 |

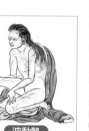

| 高燒 | 浮腫 |

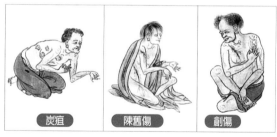

| 腫脹 | 婦女炎症 | 駝背 |

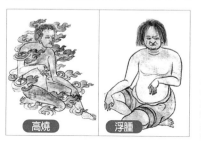

| 虛弱 | 食欲不振 |

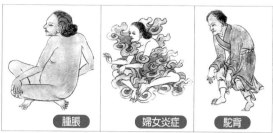

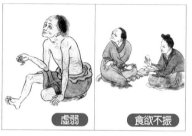

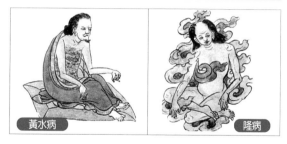

| 黃水病 | 隆病 |

237

22

結者，可以用水中的石子烤熱後直接熱敷，這樣能夠起到消腫止痛的作用；治療紫症寒熱相搏引起的急腹痛，可以將扁葉珊瑚盤、亞大黃葉、山礬葉加水浸泡煮熱後，用布包裹熱敷，此法還可以治療各種中毒症，陳血、外傷出血落於胃中的疾病；治療產後小腹、腎腰及薦骨疼痛，可以將東向的旱獺洞口土用酒噴後烘熱敷於患處；治療肝血淤結、急痛，可以用垣衣烘熱與炒青稞交替熱熨；治療腎冷疼痛、尿清不利，可以將乾酒糟烘熱，用布包裹後熱熨；治療消化不良引起的寒性痞瘤，可以將鴿糞烘熱，用布包裹後進行熱熨；治療胃、腎、腰部的寒性疾病，可以將磚塊或陶片放入火中燒熱熨敷；治療由蟲病引起的急腹痛，可以用獨活根葉烘熱後熨敷；治療肛門蟯蟲，可以用黑蒿烘熱後外敷；治療因寒引起的脫肛，可以用蘸有油脂的布團烘熱後熱敷肛門；治療腰腎受寒引起的疼痛，可以用猞猁皮或狼皮包裹於患處。

總之，熨敷法可以通過藥性和溫度的作用，使腠理開關、氣血通調，從而達到散熱、散寒、止痛、祛風除溼的治療效果。

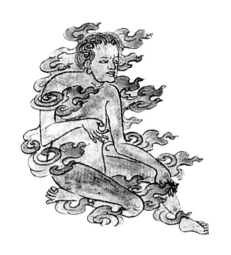

熱熨法的適應症和禁忌症

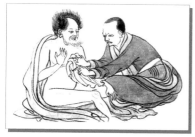

不宜於 ✕ ➡

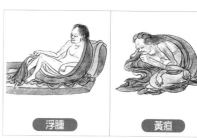

浮腫　　　黃疸

適用於
⬇

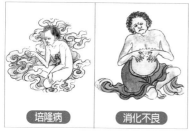

培隆病　　　消化不良

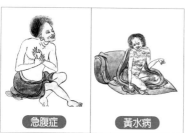

急腹症　　　黃水病

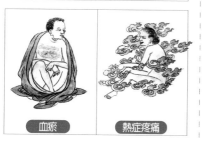

血瘀　　　熱症疼痛

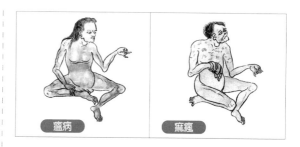

瘟病　　　痲瘋

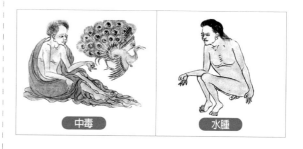

中毒　　　水腫

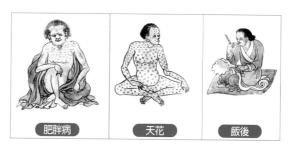

肥胖病　　天花　　飯後

239

驅逐溼毒，鎮風消腫
五械浸浴法

浸浴法是將全身或部分肢體浸泡於藥物煮熱的水汁中，以達到袪風散寒、化淤活絡的治療方法。

● 浸浴法的適用範圍

四肢僵直、跛蹺、新舊瘡瘍、炭疽、駝背、骨內黃水病、一切隆型疾病等，都可以用藥浴法施治。瘟疫、紊亂症、浮腫、食欲不振、眼病、面部疾病、腳心和腳趾，以及手心等疼痛、睪丸疾病、心臟疾病、腹部疾病等，都不能用藥水浸浴療法施治。

● 水浴法與敷浴法

浸浴法主要包括水浴法和敷浴法兩種。

水浴法　作用是能治療外散於肌肉，內伏於骨髓的傷熱、毒熱及陳熱等各種熱病，並且能使各種癭癃、肢體僵直，以及背弓腰曲、肌肉乾瘦等陳舊宿疾得到根除。水浴以天然溫泉浴為最優，但在沒有天然溫泉的情況下，也可用五味甘露湯進行溫浴。藥浴以七天或二十一天為一療程，每天入浴。浴時先將藥水加熱，至適當溫度入水浸浴，稍涼時頻加熱的藥水補充，以調節水溫，保持涼溫適度。如患部在頭部等處，可用盆舀藥水進行澆淋。在藥浴過程中，每天需再添煮少量的五味甘露湯，以補充藥力。

敷浴法　這是一種將配製好或經燒煮後的藥物裝入布袋中，然後包紮或放置於病患部位，從而起到治療作用的療法，可以分為清熱敷浴和袪寒敷浴兩種。清熱敷浴如將青稞、小麥、米、豌豆、大麥、芝麻、蕎麥等磨成粉狀，加入陳舊植物油、水煮成糊狀，熱塗於頭部，上包紮布條，待甘後取下，再按上法熱塗多次，可以斂聚頭部黃水，用吸角將黃水壞血抽吸乾淨，主治頭部外傷引起的黃水壞血充斥。袪寒敷浴如乾酒糟、鼠糞放入酒中煮成糊狀，敷之，主治四肢腫脹潰膿；山羊糞、鼠糞加八歲童便煮成糊狀，敷在箭鏃子彈遺留於身體的部位，可以排出身體中的遺留物。

此外，還有一種蒸氣療法，是將水浴藥液放入浴盆採坐浴，用蒸氣療法對癱瘓、偏癱、僵直拘攣等療效更佳。

五味甘露湯的原料及煎煮方法

原料

圓柏葉 0.5 千克
黃花杜鵑葉 0.5 千克
水柏枝 1 千克
麻黃 1 千克
白野蒿 1 千克

①入鍋加滿清水煎煮，燒至半鍋時，取出清汁；
②藥渣鍋中再加滿清水煎煮，燒至三分之二時，再次取出藥汁；
③繼續加滿清水煎煮，燒至十分之三時，用篩濾去藥渣，將三次藥汁合併，即可應用。

黃水盛	白香、草決明、黃葵子、朱砂、安息香、文官木各7.5克研成細末
上部血盛而致頭暈膽熱	白檀香、紫檀香、硫磺各9克研成細末
因寒、風邪而致不消化	寒水石、野薑、岩精、蓽茇各15克研成細末
嚴重白脈病	麝糞、望月砂各20克研成細末

> 具體病症只要酌加上面的藥物就可以啦！

幾種縛浴方劑

頭部熱性腫脹	麻花艽、犏牛屎加犏牛酪汁拌成糊狀物，塗於頭，上包紮布條。	瘰癧、瘤瘰	鴿子糞放在酒中煮成糊狀，敷於患處，可促使潰膿。
頭部外傷引起熱病竄入脈道	採集各種花蕾（無毒）水煮取汁，水浴或敷浴。	浮腫、四肢黃水充斥	馬、驢等胃中未消化的草熱敷於患處。
腫脹，僵直攣急	獨活根、高山麻黃、甘松等磨粉，用8歲童便調成糊狀，敷於患處。	風溼性關節炎、婦科風病	人骨、喜馬拉雅紫茉莉根各等份磨碎，加水煮成糊狀，敷於患處。
濁熱和擴散熱症	紅景天、高山辣根菜等磨粉加水煮成糊狀，敷於患處。	風引起的神志不清、瘋癲、昏厥、婦科風病	把各種動物心臟磨粉，用酒或水煮成糊狀，敷於胸部、小腹。
痲瘋和化合毒中毒	將山羊糞、麝香用8歲童便調糊。	上下體腫脹	油渣餅磨細，用酒煮成糊狀，敷於上下體。

流通氣血，舒經活絡

五械塗治法

塗治法是用藥油及軟膏塗擦、按摩患處，使膝理開啓、氣血流通，從而達到疏
經通絡功效的一種內病外治方法。

● 塗治法的適用範圍

皮膚粗糙、精血不足、體力耗損、年邁衰弱、思慮過度、眼睛失明、勞
累及失眠等症，特別是一切隆病，都可以採用油脂塗法進行治療；痘疹及肌
膚發腫、皮膚病等，可以使用藥膏塗治。而消化不良、食欲不振、大腿僵
直、珍寶中毒，以及水腫、培根病等，則不宜採用塗治法治療。

● 油脂塗治與藥膏塗治

進行塗擦治療可以使用油脂塗治，也可以使用藥膏塗治。

油脂有滋潤皮膚、開啓膝理、殺菌止痛的作用，而按摩則可以疏通經
絡，調節氣血。常用的油脂塗治法如在頭部三會門（百會、囟門、後囟）、
手心、足心以及第六、七節脊椎等處用野牛浮油塗擦按摩，待乾後用豌豆麵
擦搓乾淨，以免激發培根病，此法可以治療心風病以及斑疹、瘰癧等；又如
治療隆病失眠，可以用植物油塗擦按摩隆穴（三會門、第一節胸椎等）；全
身塗擦植物油、酥油，可以使精神旺盛；面部塗擦植物油並揉搓，可以使頭
腦靈活，記憶力增強；治療瘋癲和昏迷症，可以用陳舊酥油進行塗擦按摩；
治療黃水病、皮膚搔癢等，可以用馬、驢的油脂進行塗擦按摩；治療腎病和
遺精，可以用水獺或雪蛙油脂進行塗擦按摩；如果是被狗咬傷，可以直接用
犬脂進行塗擦按摩；用豬油調和黑硫磺塗擦患處，可以治療牛皮癬；在山羊
脂中加入紫草茸末進行調和，塗擦於患處，可以治療痘疹；在酥油中加入檀
香末調和後塗擦身體，能夠治療陳舊的疱疹和瘰瘡；將乾薑與植物油調和後
塗擦全身，可以治療隆病患者的骨疼痛；將麝香與白酥油調和塗擦，專治熱
症失眠；用鷲脂加豬脂，或者用犛牛酥油加小茴香末擦塗腳心，可以治療視
物模糊。

藥膏塗治如將硫磺、黑硫磺、離婁、水菖蒲、各種動物角鍛灰，用童便
製成軟膏塗擦，可以治療炭疽，塗擦後曬太陽，可以治療銀屑、癬等皮膚

病；將鼠糞、金礦石研末，用人乳調和成軟膏，塗於創傷、炎腫處，可以袪膿、止痛；將屋樑吊掛煙灰、薑黃、小檗、川木香、止瀉果等研末，用犏牛酪汁調和成軟膏，可以治療痘疹等皮膚病；將白芥子、水菖蒲、光明鹽、唐古特莨菪或山礬葉研末，用黃牛溲調和成軟膏，塗於面部，可治面皻、痘疹、疱疹等面部疾病；將屋樑吊掛煙灰、川木香、亞大黃、瑞香狼毒煆炭，加鹽、酒麴研末，用奶桶邊上結的奶油調和成軟膏塗擦，可治皮膚脫落、搔癢症；將棘豆灰與馬、驢奶調製成軟膏，可以治療陳舊瘡瘍流膿、瘰癧；將芝麻研碎以後用酪汁調和成軟膏塗擦，可以治療痛風；將水柏枝與訶子研末，用8歲童便調和成軟膏塗擦，可以治療中毒症和四肢腫脹；將紫檀香、麻花艽、藏黃連共同研末，並用雪水調和成軟膏塗擦，可以治療胸部血病疼痛、丹毒、溼疹；將余甘子、綠絨蒿與新鮮酥油調製成軟膏塗擦，可以治療大汗不止、瘟病等熱邪逸於皮膚症；將黑蛇皮煆炭與豬油調和成軟膏塗擦，專治肉斑症、牛皮癬等皮膚疾病；將澤漆、草玉梅共同研末，與優酪乳調和成軟膏塗擦，可以治療皮膚搔癢；將水菖蒲、黃葵子、訶子、毛訶子、余甘子共同研末，與黃牛糞、泥皮調和成軟膏塗擦，主治跌打損傷及皮膚炎腫。

　　總之，塗治法可以借助藥力和按摩達到滋潤皮膚、促進氣血通暢、散淤消腫、祛除病邪等作用，並有滋補身體、增強人體抵抗力的功效。

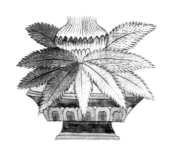

24

塗治法的種類

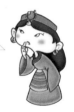

藏族人在西元4世紀的時候就已經發現融酥油可以止血啦！

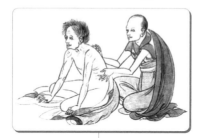

油脂有滋潤皮膚、開啓腠理、殺菌止痛的作用，而按摩則可以疏通經絡，調節氣血。

油脂塗治

藥膏塗治

用各種對症的藥物製成藥膏塗擦於患處，並通過按摩使腠理開啓，氣血流通，舒經活絡。

塗治法的禁忌症

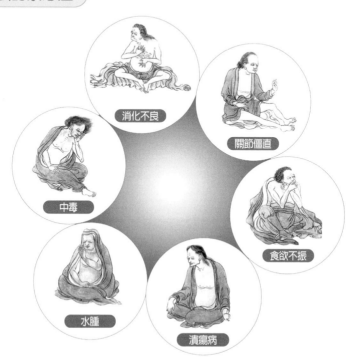

消化不良

關節僵直

中毒

食欲不振

水腫

潰瘍病

塗治法的適應症

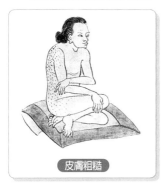

皮膚粗糙

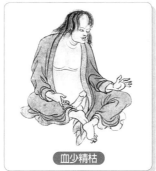

血少精枯

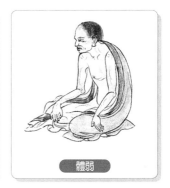

體弱

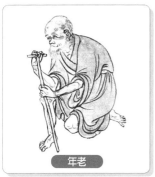

年老

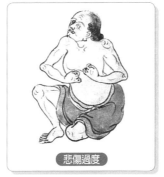

悲傷過度

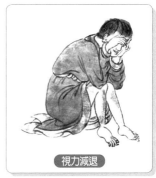

視力減退

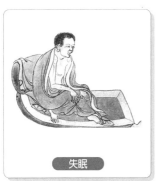

失眠

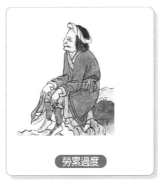

勞累過度

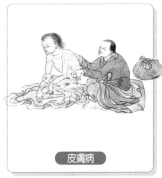

皮膚病

原來塗治法不僅可以治病，無病的時候也可以用來滋補身體啊！

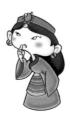

25

增強胃火，散積消聚

五械反壓穿刺法

穿刺法是一種常用的診斷和治療方法，主要用於探查膿腫或放出膿液及積液。

● 穿刺法的適用範圍

隆病、培根寒性消化不良、痞塊、水腫、肌肉腫脹麻木、血病、黃水病、關節積水，以及藥物醫治無效的其他疾病，都可使用穿刺法施治。 老年人、幼兒、不聽從醫囑者、肝脾痞塊、腑有餘熱、血膽引起的一切熱性疾病及病危者等，不適宜使用穿刺法治療。

● 穿刺法所使用的器械

一般青稞頭針，用於醫治心、肺、關節、腎臟等疾病。蛙頭刀用於剔除肝、脾、大小腸的疾病。彎刀用於醫治四肢的疾病。矛頭針用於挑除四肢膿液。一卡長的尖鋒針用於醫治胃病。扁嘴刺針用於頭部穿刺。空心蛙頭刺針穿刺心臟積水。戴勝鳥嘴刺針用於開啟胸部的膿竅，引出膿液。筆尖針用於穿刺水腫和排氣。蕎麥頭銅針用於剔除眼翳。諸器械頭身皆細，尾部略粗，細而堅硬，全長六指。

● 穿刺的穴位

穿刺穴位可分為總體穴位和具體穴位兩種。總體的來說，穴位有寬和很寬、窄與很窄的區別。對於寬和很寬的穴位，手術施治起來比較容易；而對狹窄的穴位元實施穿刺時，則需要格外細心，以免發生危險。

具體來說，人體的五臟六腑及脈道，到處都分布著各種穴位。五臟之中，心臟有十一個俞穴，肺臟有二十二個俞穴，肝、脾共有八個俞穴，腎臟有二十一個俞穴。六腑之中，胃有九個俞穴，此外還有子宮俞穴、大腸俞穴、小腸俞穴等。

● 寒性穿刺與熱性穿刺

穿刺法可以分為寒性穿刺與熱性穿刺兩類。熱性穿刺又有三種情況：將刀針加熱後進行穿刺，主治瘰癧、炭疽、痧粟化膿症；火灸後穿刺，有懷疑

時，可認清排膿穴位後再進行穿刺；刀針加熱穿刺後再火灸，主治瘰癧、炭疽、陳舊瘡症、痞塊等。寒性穿刺也有三種情況：刀針穿刺，主治水腫、氣喘、眼翳；冷穿刺後火灸，主治化膿症、關節積水；冷穿刺後，用熱水浸漬石子罨熨，主治肌肉麻木、熱性腫脹、頭部積水、熱性痞塊、餘熱積於心脈。

● 穿刺法的施治過程

實施穿刺前，患者應兩腿盤起，端坐於墊褥，兩手置於膝蓋上。醫生在一名助手的協助下前後進行穿刺。胃穿刺可在飯後進行，醫生用膝蓋頂住患者的背部，扳起頸項在頸部穿刺；兩臂伸展，背靠柱子，穿刺施治；站立後在髖骨穿刺，兩腿伸直時，在膝部的六環穴穿刺。

穿刺時，醫生右手在刺針尖一分處穩持，左手的手指指明穴位，然後端正地刺破皮膚，逐漸深刺，穿刺時須將皮膚提起。具體方法有直刺、橫旋、上刺、下刺、轉動、十字形、外翻、陽轉不傷陰、陰轉不傷陽等九種。頭部、脊椎、下身穴位等須直刺；針尖刺入後左右旋轉，對肝、脾、腎等有益；在頸、心肺穴、胃脘竅針刺時，針尖須向下刺；在隨火竅針刺時，針尖應向上尋找膿液；針尖向四方旋轉，便於尋找胃痞塊及膿液；針尖向外翻，對胃犏牛眼穴及大腿下方有益。

在實施穿刺的過程中，醫生應密切注意患者的外部表情及五臟感覺，持針之手一定要感覺敏銳。具體情況是：當針刺近五臟時，患者表現為神志紊亂、身體顫抖、眼睛倒翻、針身顫動；穿刺心包積水時，針刺有受阻之感，表明已經觸及心包膜，應該沾冷水使患者暫時閉氣，再進針一指量，當觸及心包時，刺針顫抖；觸及肺葉時，病人鼻孔張開，微有咳嗽；觸及肝、脾時，表現為欲嘔吐，流口涎；觸及腎時，表現為腎臟疼痛，腎脈欲裂；穿刺胃時，先要穿刺外側肌肉，肌肉與胃部中間只有一指間隙，其後觸及胃部，感覺較硬，此時肝有翻攪感；觸及腸道時，有拍撫感，表現為嘔吐、發熱；觸及痞塊時，有堅硬刺痛感；穿刺頭部及四肢關節眼時，與脊肉穿刺相同；內穿四指觸及病處時，表現為刺針顫動，四肢翻轉。

總之，穿刺法如果實施得當，可以抑制隆勢，增強胃火，破除痞塊，排除膿液，乾涸黃水。而如果施治失誤，熱病熱刺，在兩三天內患者就會病情加重；寒病寒刺則會誘發零星隆症，這時應立即用抑制隆的藥物外敷、薰療施治，進食骨湯、紅糖酒，並按摩風竅。

25

穿刺法的適用症

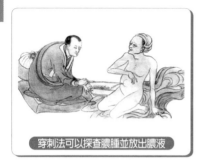

穿刺法可以探查膿腫並放出膿液

適用於 →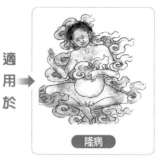

隆病

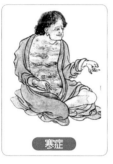

寒症

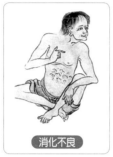

消化不良

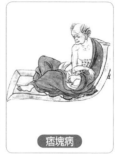

痞塊病

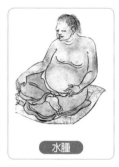

水腫

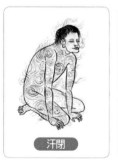

汗閉

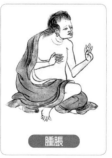

腫脹

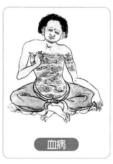

血病

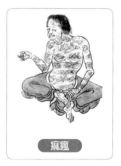

痲瘋

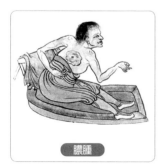

膿腫

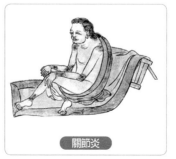

關節炎

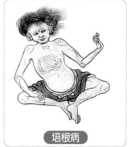

培根病

248

穿刺法的禁忌症

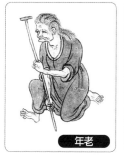
年老

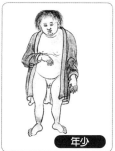
年少

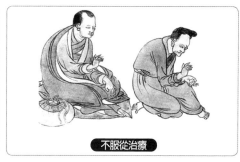
不服從治療

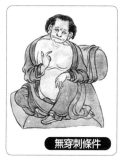
無穿刺條件

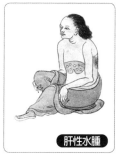
肝性水腫

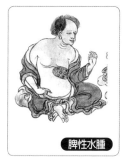
脾性水腫

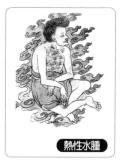
熱性水腫

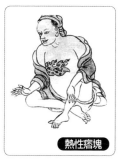
熱性痞塊

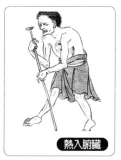
熱入腑臟

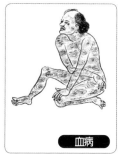
血病

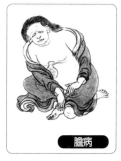
膽病

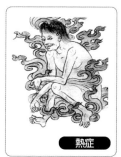
熱症

病入膏肓的人也不適於採用穿刺法。

249

25

穿刺穴位的分布及主治

心臟俞穴：從乳房量一寸為心臟的上部是心與心包之穴，主治心風病；由乳房背部量一寸是心包瘋癲穴，主治隆和黃水侵入心包；向下量一寸是心尖穴，穿刺心臟積水；胸外量一寸至心臟的側邊，是黃水、培根、隆縈繞的穴位；由此在黑白際量一寸，是心肺穴，主治隆型寒症；第七節脊椎的三穴，主治同上。第六節脊椎心包絡三穴左側是飛簷穴，中間是除病穴；從烏鴉眼穴向後量一寸是肋部上下的大分位和小分位穴；再加空穴和天突穴等，主治心、肺、肝俞胸部瘀氣、心臟變異、胸部脹滿、呼吸短促等。

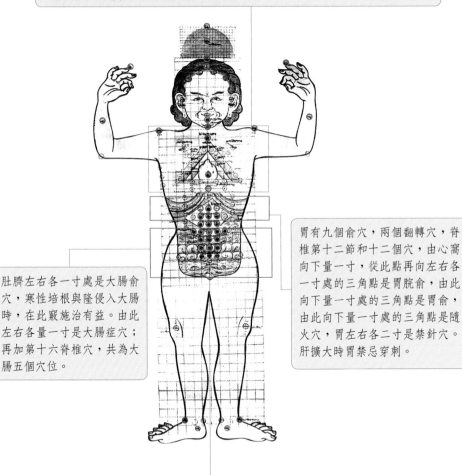

胃有九個俞穴，兩個翻轉穴，脊椎第十二節和十二個穴，由心窩向下量一寸，從此點再向左右各一寸處的三角點是胃脘俞，由此向下量一寸處的三角點是胃俞，由此向下量一寸處的三角點是隨火穴，胃左右各二寸是禁針穴。肝擴大時胃禁忌穿刺。

肚臍左右各一寸處是大腸俞穴，寒性培根與隆侵入大腸時，在此竅施治有益。由此左右各量一寸是大腸症穴；再加第十六脊椎穴，共為大腸五個穴位。

臍下一寸處的三穴是小腸上竅，由此向下量一寸處的三穴是小腸下竅，再加脊椎第十七節穴，共為小腸七穴。小腹下部從髖骨眼量一寸處為下軀之分俞穴，連同脊椎第十八節穴，對睪丸腫脹、寒性尿頻、尿閉等有效。

肺臟俞穴：肩胛骨區與肋骨區肺有三個穴位，腋下肋部有六個竅，三個中分穴位，肺區有六個竅、肋部左右有四個穴位，子肺區有八個穴、肺背部的穴位和第四節脊椎與第五節脊椎的三穴，是隆、培根疾病入侵的穴位。第八脊椎是膈膜穴，穿刺時主治吐酸水、肝胃寒症。

肝、脾俞穴：從乳房向下量二寸是膈膜際，其下是肋部三個間隙，右邊第一間隙是肝胃之間的穴，中間是脾尖藏穴，最後是脾下藏穴，左邊是脾藏穴，中間主治肝病，下面治脾瘤，右邊治脾腫。另外背部第九節脊椎與第十一節脊椎的三穴，是隆、培根寒穴。

腎臟俞穴：脊椎第十四節及左右量一寸是腎黑脈竅，由此再量一寸是腎種穴，再由此量一寸是腎脂俞，從椎尾至黑色大肌量一指是髖骨眼，從腎種穴下量十六指處再向四周量一寸，其間共五穴，大腿外側是黃水穴，諸穴位主治腎寒性隆病。腎脂穴與腎種穴部位，容易患腎痞塊。

脊椎第十三節、第十五節是子宮俞穴，因寒性痞塊不易受孕時，可用寒性施治法改善。

因為關節筋絡之間也有穴道，所以治療時觸及骨者，一定要小心施治。

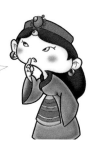

251

26

最後的總結
結束要義

> 拉滿弓射箭不過是為了射中一個靶心；農民一年四季的忙碌也都是為了結出碩果。同樣，前面所講授的內容雖然很廣泛，但概括起來，也不過是將人體分為有病和無病兩種狀況。

當身體健康無病時，需要掌握一些養生的知識，科學飲食，注意調節四季的起居，並適當地增加營養和滋補身體。而一旦染患了疾病，就需要進行醫治。疾病雖然可以分為四百零四種，然而都不外寒、熱兩大類。辨症診斷雖然分了一千二百種，但歸納起來，只有望診、問診和切診三種。切診能夠定奪生死，望診可以辨別寒熱，而了解病因則要靠問診。調養對治的方法雖然有一千零二種，然而概括起來，只有藥物、手術外治、飲食、起居四種。所有藥劑配方只有平息藥和清瀉藥兩種，平息藥分寒熱，清瀉藥分緩急；手術外治有粗糙和滑潤兩種；飲食可以分為有益和有害；起居也有強、緩之分。治療的方法雖然有三百六十種，但是歸納起來，只有診斷、治法及施治三種。診斷要靠望診、切診、問診，寒熱必須分清，九種醫理要對症，十八種實踐方法可醫治病根。

回顧整部醫典，第一部《根本醫典》有六章，是醫學的根本理論；第二部《論說醫典》概括了醫學的全局；第三部《祕訣醫典》敘述了診斷和治療的方法；第四部《後續醫典》講明醫療實踐。

再談疾病的診斷

● 容易誤診的幾種疾病

平息、清瀉、外治等方法一定要按照所講述的內容去做。隆、赤巴、培根三種疾病的治法是總義。有幾組疾病的症狀很容易混淆，造成誤診或誤治，包括：①毒症、紫症和陳舊熱症；②消化不良、胃病和胃火衰敗；③腎型水腫、心型水腫和浮腫；④痞塊與瘰癧；⑤瘰癧、內臟膿瘍、陳舊創傷；⑥腹瀉、痢疾及熱瀉；⑦痛風、關節痛、脈管炎；⑧疫癘與未成型的虛熱症、擴散症與紊亂症、高熱等。這些疾病一定要注意區別。

● 抓住關鍵，迎刃而解

診斷疾病時一定要善於抓住關鍵，中毒症和紫症的關鍵在於陳舊熱；培根與赤巴疾病的關鍵在於潛伏熱；胃病、脾病與腎病的關鍵在於注意培根的變化情況；肺、肝、膽的疾病，應注意熱的變化情況；心臟、命脈、腸道等疾病，應注意隆的變化情況；內臟疾病的重點在於胃；只要抓住關鍵，問題自然迎刃而解。各種熱性疾病用寒性藥物醫治無效時，後期應用熱性藥物施治；各種寒性疾病用熱性藥物醫治無效時，後期應用寒性藥物施治。在學習醫學理論時要注意與實踐相結合，對醫術需要深刻領會，反覆實踐。對患者的生命一定要負責任，在疾病出現轉折時，要像鷹一樣警覺；在診斷病情時，要像綿羊一樣踏實；治病的時候，要像狐狸一樣謹慎；實施手術時，則要像老虎一樣英勇。

再談疾病的治療

針對各種疾病，有沒有一些療效顯著的單味藥方和多味配方？怎樣做好飲食起居，才能產生良好的效果？醫典的最後做了簡單明瞭的總結。

單味藥方　訶子是醫治百病的良藥，除此以外還有：

隆病	骨湯、陳紅糖、大蒜	赤巴病	藏茵陳、波棱瓜	痔根病	胡椒、蜂蜜
血病	哇夏嘎和藏黃連	紫色培根症	寒水石	消化不良	藏紅鹽
痞塊	煅石灰湯	水腫病	塘穀耳黃芪	浮腫病	黃花杜鵑葉、鐵落
腎型水腫	棘豆、黃牛尿	癆病不癒	酒、肉、牛乳	瘟病	角茴香、香附子
熱紊亂症	白檀香、藏黃連	熱性疾病	牛黃	風毒症	訶子、蔓菁
肉毒症	高山葶藶	炎症	安息香、麝香	眼病	小蘗膏和三果膏
口腔疾病	甜味藥	心臟病	肉豆蔻	肺病	竹黃
肝病	岩精、紅花	脾病	草果和蓽茇	腎病	小豆蔻
胃病	石榴	尿閉症	白硇、海金沙	嘔吐	炒大米
頻尿症	余甘子、薑黃、小蘗	腹瀉	止瀉木	咳嗽	茵陳蒿、懸鉤木
肺穿孔	紫草茸、豌豆花	煩渴症	新磚煎湯	肋骨疼痛	川木香
痔瘡	酪漿	蟲病	酸藤果	臟腑絞痛	莨菪
瘰癧	臭當歸	痛風	木藤蓼	風痹	驢血
黃水症	水銀	痲瘋病	降香	瘋癲症	陳舊酥油
昏迷症	涼水噴淋	失眠	牛乳	喉症	魚湯
燒傷	禹糧土	骨傷	赭石	腐爛	銀朱灰
止血	獨活蟲	創傷	熊膽		

26

最後的總結

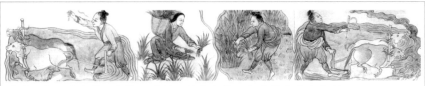

農民一年四季春耕、秋收、灌溉、採集食物，無非是為了吃和穿。

射箭時用盡力氣，也不過是為了射中一個靶心。

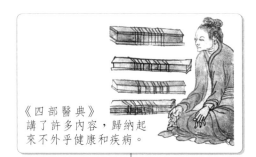

《四部醫典》講了許多內容，歸納起來不外乎健康和疾病。

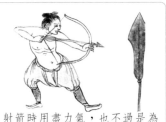

健康的起居，應該居住在陰涼處。

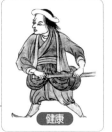

健康

疾病

疾病雖然有四百零四種，歸納起來也不過兩種。

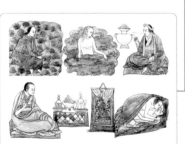

經常參加勞動，多洗冷水浴，常喝淡青稞酒，多吃補藥，保持適度的性生活。

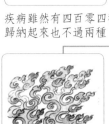

熱性疾病

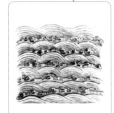

寒性疾病

診斷方法雖然多樣，歸納只有：

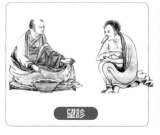
望診

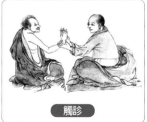
觸診

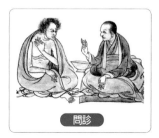
問診

治療方法雖然繁多，歸納只有：

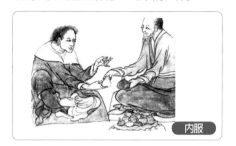
內服

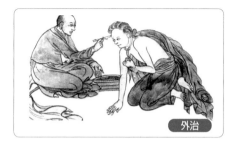
外治

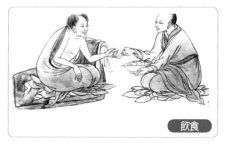
飲食

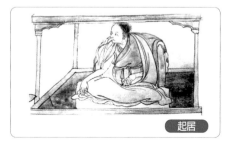
起居

臨床實踐雖然豐富，主要還是：

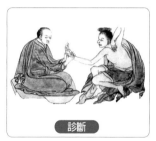
診斷

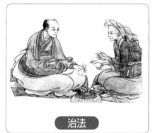
治法

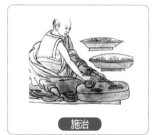
施治

高熱症	冰片君臣方	瘟疫病	膜邊獐牙菜五味方	熱紊亂症	冰片七味方
陳舊熱症	冰片廿五味方	熱性疾病	主藥八味方	寒熱合併症	石灰華安樂方
中毒症	多味大劑方	分清病血	三實湯	熱性合併症	藏木香四味湯
健胃	石榴四味方	升胃火	大托葉雲實六味散	寒性疾病	石榴八味方
痞塊症	灰藥	心風病	烏頭藥油	紫色培根病	對治七味方
尿閉症	鹽味大方	眼病	九味顯揚方劑	痰癧和蟲病	大鵬五味方
血病	針刺放血	赤巴病	沐浴、下瀉	培根病	催吐法、火灸法
隆病	按摩療法、灌腸法	瘰癧	藥水浸浴、火灸		

　　此外，在服藥和實施手術期間，還要注意飲食起居的配合，食物以陳舊青稞糌粑爲上品，飲料以酪漿爲佳品，起居方面，活動以不出汗爲限。以上四方面配合，是除病的良方。

傳染疾病的預防

　　有些疾病是具有傳染性質的，一旦產生就會迅速向周圍人群中擴散。當瘟疫蔓延的時候，保護自己及幫助他人預防傳染病是非常重要的。預防傳染病的方法可以分爲總體預防和具體預防兩方面。

　　針對各種類型的傳染病，都可以藥用冰片、六妙藥、麝香、阿魏、安息香、水菖蒲等；各種具有香氣的藥物，如雌黃、雄黃、硫磺、麝香、囊距翠雀、土類藥、石類藥、草藥等；有腥臭味的動物肉，如馬肉、驢肉、鳥糞、野獸；山羊及綿羊的毛、糞、尿、爪、膽；蛙肉、蛇肉、魚肉、蝌蚪、穀物、各種毒、各種血等研爲細末，製成丸劑，可以煙薰或外敷、口服。也可將烏頭、沒藥、麝香、水菖蒲、安息香、硫磺、囊距翠雀、大蒜、人中黃、童便等製成丸劑，每天早晨服用三粒。還可將烏頭、麝香、硫磺、水菖蒲、黑安息香、白安息香、大蒜配伍，用布做成藥包，繫於頸項，或者在鼻孔處薰煙。瘟疫蔓延時用兩種甘露封閉九竅，以防病毒趁隙而入。

　　具體來說，預防熱性傳染病，可藥用冰片、六妙藥、檀香、犀角、沉香、毛瓣綠絨蒿、麝香、大株紅景天、白糖、童便製成丸劑，每天早晨服用一粒，或者用冰片、肉豆蔻、檀香配伍薰鼻施治。預防痘疹，可藥用檀香、

麝香、阿魏、水菖蒲、硫磺、童便配伍服用，用檀香、麝香、紅花、硫磺、安息香、大蒜、童便配伍塗擦全身；也可以將麝香、阿魏、安息香、石花、小藥、大蒜配伍煙薰施治。服用大鵬丸可以預防喉症。將自斃者的天靈蓋、甘露藥、童便配伍內服，可以預防腸痧、痢疾。預防中毒有三種方法：煙薰鼻腔預防中毒，防護尿道口，預防日照蒸氣中毒，其中後兩種方法比較重要。將無雨紅蔓菁、金色訶子、白芥子三藥各等份，與獨頭蒜一起用水攪拌製成丸劑，與飯同服，可預防日毒病。將無雨紅蔓菁製成膏，或者將人脂、鹿脂、三十粒白芥子與麝香配伍，與飯同服，可防護內臟中毒。將六妙藥、三辛、青蛙的後半身、訶子、五靈脂配伍，製成指大的丸劑，一天內服四至五粒，可疏通脈位，服藥九天後逐步增加藥量，可在一年之內預防臟腑疾病。殊勝訶子、麝香、獨頭蒜、寒水石、蔓菁、三甘露汁、酥油、白芥子，根據病情對症配伍，可預防各種疾病。預防五臟六腑、筋脈、骨肉的疾病時，加入六妙藥、石榴、蒲公英、止瀉木、蓽茇、螃蟹、毛訶子、薑黃、杜仲、白花棘豆、甘草、余甘子、矮紫菫等；預防隆、赤巴、培根、血病、黃水病、蟲病時，須加木藤蓼、藏茵陳、藏木香、芫荽、哇夏嘎、硼砂、大麻仁、生等、紫鉚、酸藤果等。蔓荊膏與酪漿製成大小如豌豆的丸劑晾乾，從初一起用童便送服三日，可在一月內預防疾病。冬季用人中黃、童便、三甘露在銅盆裡調製後，裝入清潔的布囊，放在蒿草裡存放七天，晾乾研為細末，分為七劑，用酒沖服，一生之中可預防毒症。

預防傳染病除了用藥外敷、薰治或口服外，還要注意平時的飲食起居。瘟疫病毒是從鼻孔吸入的，因而要注意保護鼻腔。可用冰片、童便、寒水石在手心裡揉細，放在鼻前聞嗅七天後，再用肉豆蔻、紅花、木棉花、龍膽草、紫檀香配伍煙薰，可預防毒症和瘟疫。此外，毛孔也是病毒入侵的重要管道，要想把好這道關，可藥用檀香、酥油汁、桶酥、植物油、甘草、人的脂肪等煎湯，趁熱時加入肉豆蔻、紅花、麝香、甘松、龍膽草等，用此藥湯浸泡全身後再擦塗，可預防由毛孔傳染疾病。或者藥用麝香、豬脂肪、蛇肉、螃蟹、硫磺、山羊血、犀角、酥油汁配伍，或用冰片、三涼藥、檀香、麝香、甘露、豬脂肪、山羊血製劑擦塗。毛孔的通道被阻住了，就算是遇到日光煙瘴也無妨。

26

容易混淆的幾種疾病

1

中毒　紫色培根症　陳舊熱症

2

消化不良　胃病　胃寒

3

腹水　水腫　浮腫

4

痞塊症　瘰癧

5

瘰癧　內臟膿瘍　陳舊創傷

6

腹瀉　痢疾　熱瀉

7

痛風　關節炎　脈管炎

258

醫生應遵循的原則

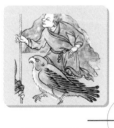
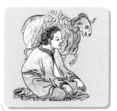
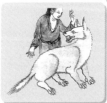
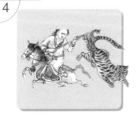

1	2
3	4

1. 疾病出現轉折時，要像鷹一樣警覺；

2. 診斷病情時，要像綿羊一樣踏實；

3. 治病的時候，要像狐狸一樣謹慎；

4. 實施手術時，要像老虎一樣英勇。

預防和治療各種毒症的藥劑配方

寶石中毒

金、綠松石、紅銅、鐵、珍珠、珊瑚、銀、硼砂、硫磺、犀角、五靈脂配伍。

石類藥物中毒

赭石、爐甘石、銀朱、寒水石、硫磺、碙砂、硼砂配伍。

膏劑藥中毒

少量的各種毒藥、麝香、沒藥、卷絲苦苣苔、川烏配伍。

草藥中毒

廣棗三味、白刀豆、狼毒、離婁、莨菪、牛膝、刺糜、蒺藜各等份，製成丸劑。

肉毒症

嬰兒胎糞、馬駒胎糞、狗的胎糞、麻雀肉、萊菔、河鳥肉、人膽、山羊膽、豬膽、魚膽、熊膽、公雞膽製劑。

> 醫治一切毒症都可用白紫二勻藤、川烏、密花翠雀、藏川芎、接骨木、烏奴龍膽、翼首草、高山龍膽、甘松、水柏枝、小茴香、白花棘豆、茶皮、小蘗皮、卷絲苦苣苔製劑，作爲隨從藥。

259

篇末的囑託
諸續概說

有些疾病雖然對患者進行了醫治，但是治療效果卻並不明顯，因此一些人就對醫藥產生了疑慮，這是沒有分清疾病類型的差異，不懂得人體、疾病與藥物間的必然聯繫造成的。

● 疾病類型的差異

四百零四種疾病的具體情況各不相同，如果對所有疾病都抱有同等的期望值，那麼最終的死亡就無法解釋了。

四百零四種疾病中，有一百零一種疾病不醫治也會慢慢好轉，實施治療只是為了加速它的痊癒，這就像一個人摔倒之後即使沒有人攙扶也會自己起來，這些疾病只是一種假象。還有一百零一種疾病屬於邪魔病，這些疾病用藥物醫治很難見效，通常只有誦經才能治癒[1]。

另外，有一百零一種疾病，醫治還能有生路，不醫治就要死亡。治療分初期、中期、後期三個階段。熱病初期要馬上用藥物施治，以阻止其與其他疾病合併，一般單一型且病勢不嚴重時，比較容易治療。中期疾病擴散將難於醫治，猶如迎著洪水修築堤壩，一邊修建一邊又被衝垮，只有等水勢減小，才能繼續修築。因此疾病擴散時，要用藥物積極治療，加大藥物劑量，只要對症施治，也能收到效果。

還有一百零一種疾病屬於死症，沒有辦法醫治。比如熱症就有過去與未過去兩種，猶如爐邊的銅鏡一樣，未熔化時尚有辦法，熔化以後就無法收拾。寒症也分單一型與合併症兩種，猶如小草和大樹，前者容易成形，後者則成形較慢。隆型疾病分壽命終結與未終結兩種，就像籠子裡的鳥兒一樣，逃不脫的便被捉獲，逃脫的則無法再捕捉到了。還有那些精氣已經耗盡的人，雖然醫治了疾病，但是生命也隨之垂危，猶如根基不穩固的牆壁，死亡是一定要到來的了。比如腸穿孔患者，福德已盡，雖然治癒了疾病，但是脈道卻失散受阻。又好像秋後的雨水，寒熱摻和在一起，顧此失彼，藥物療效不顯著。同樣的配方，病因、病緣、藥物全都相反，卻要當作相適應的疾病施治，就像是給中毒的患者服用巨毒的烏頭，將會危及患者的生命。此外，如果命脈斷裂，則一定無法醫治。

關於醫藥的質疑與回答

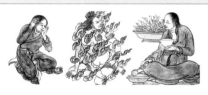

為什麼有的人一開始生病就及時治療，但病情卻仍然繼續發展，雖然服藥也不見效 ？

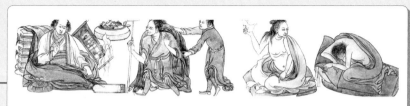

為什麼有的病人在治療的過程中，有高明的醫生，有良好的護理條件，經濟寬裕，但最後卻還是免不了死亡 ？

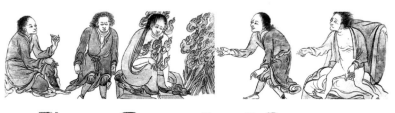

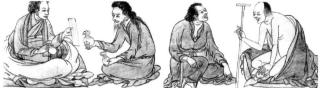

為什麼有的人患病後不治也能痊癒，或者在治療過程中用藥不當，護理條件差，醫生水準不高，藥物也不齊全，但最終還是會痊癒 ？

404種疾病中：

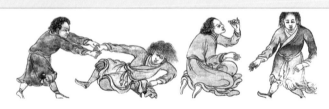

有101種疾病是暫時的，就像人跌倒以後自己能慢慢地站起來，拉一下只是為了更快一點。

回答

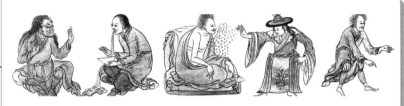

有101種疾病是鬼邪病，如果不送走鬼，服藥也沒有用，送了鬼不服藥也會痊癒。

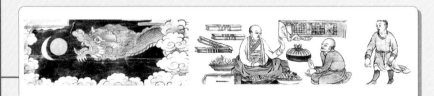

有101種疾病是天然存在的，就像日月盈虧，可以復原。如果不服藥或者藥不對症就會死亡，治療得當則能痊癒。

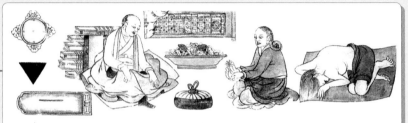

有101種疾病是命中註定的，即使治療也難免一死。

八種死症

1

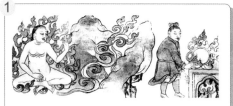

嚴重的熱症，好比銅鏡即將被火熔化，再潑水也無法挽救。

2

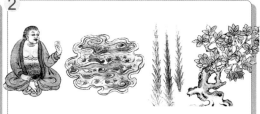

嚴重的寒症，好比粗壯的樹根，用再強的火力也不可能煮爛。

3

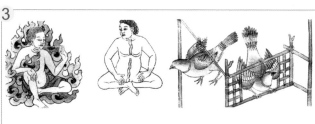

隆病導致的命脈中斷，好比籠中的鳥，一旦沖出牢籠便很難追回。

4

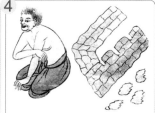

體弱的人用了烈性藥，好比無基之牆，必然倒塌。

5

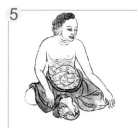

得了腸穿孔，外表無事，實則難以活命。

6

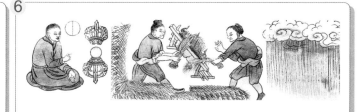

福德已盡，好比秋後的雨水，寒熱摻和在一起，顧此失彼，難以醫治。

7

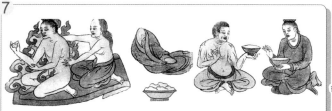

醫生治療錯誤，好比給中毒病人服用烏頭，必然要送命。

8

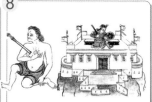

受致命傷，好比最後一個碉堡被敵人攻占，只好屈服。

生命並不完全取決於藥物，但也離不開藥物。哪有水不能滅火？哪有糌粑不能充飢？飲水後怎會不解渴？得了喉症、炭疽，不接受治療，又怎能擺脫痛苦？尿閉症哪有不治療自己就好的？沒有藥物，誰能解毒？因此，對於醫藥的作用是不能產生懷疑的。

● 人體、疾病與藥物的關係

既然藥物可以治病，那麼人體、疾病和藥物間有無必然的聯繫呢？人們的身體由五源聚合生成，疾病也是從五源中產生，同樣，藥物的生長發育也與五源有密切的關係。失去平衡便生疾病。

● 偉大的醫典，傳授給具有智慧與德行的人

《四部醫典》中的《根本醫典》像種子，所有的醫療方法全都是從它的基礎上生出的；《論說醫典》猶如高懸於天空的日月，消除了一切愚昧無知；《祕訣醫典》好像一座寶庫，其中的東西沒有一樣是不需要的；《後續醫典》猶如金剛杵，醫治疾病所向披靡。傳講醫典的導師琉璃光王是空中的寶藏，對所詢問的問題沒有遺漏地作出回答；松竹意來蓋如雄獅一般大膽地提出疑問；導師悅耳的玉音似杜鵑的鳴叫。《四部醫典》是除病滅疾的法輪，是平衡三因素的天平，是砍斷勾命索的寶劍，是粉碎病痛的鐵錘，是從痛苦的泥潭裡拯救眾生的鐵鉤，是保命的佈施，也是拯救死亡的甘露。

在傳承方面，有兩種人不可以將醫典傳授給他：一種是愚昧的人，這些人即便是聽授了醫典的內容，也不能理解和領會。另一種是品行敗壞、忘恩負義之徒，他們使用甜言蜜語把醫藥祕訣騙去，將會違背誓言，以金銀財帛做交易，將人們的財富據爲己有。

相反，對那些嚴格遵守誓言、尊敬師長、不貪財、喜施捨、智慧豐富、言行一致、有慈悲之心、對佛法眞誠的人，可以將《四部醫典》傳授給他。只要選擇這樣的賢者，逐一傳授，持久不斷，那麼醫藥王的事業一定會長久興旺。

〔1〕對於原書中流傳下來的一些迷信思想，讀者可作辨證的閱讀。

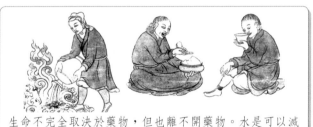

生命不完全取決於藥物，但也離不開藥物。水是可以滅火的，吃糌粑畢竟可以解餓，喝水畢竟可以解渴。

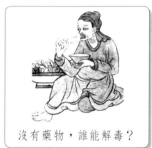

沒有藥物，誰能解毒？

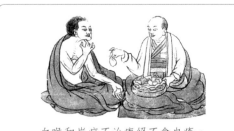

白喉和炭疽不治療絕不會自癒。

尿閉患者不用藥、不導尿就不能解出小便。

人體、疾病與藥物的關係

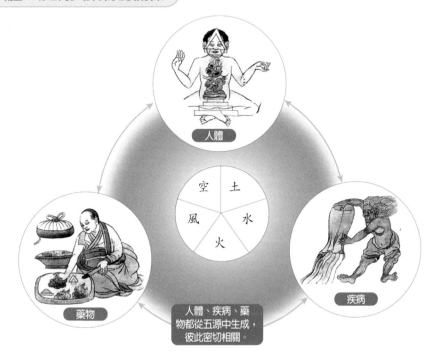

人體

空　土
風　水
　火

藥物

疾病

人體、疾病、藥物都從五源中生成，彼此密切相關。

關於《四部醫典》的比喻

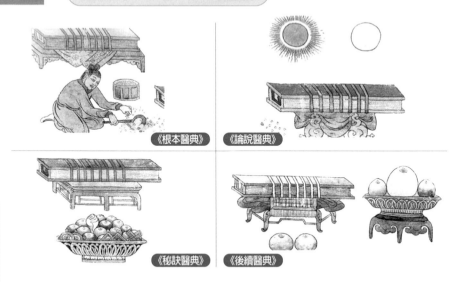

《根本醫典》　《論說醫典》

《祕訣醫典》　《後續醫典》

《根本醫典》產生於藥王的思想，好比醫學的種子；《論說醫典》產生於藥王的身體，好比天上的日月；《祕訣醫典》產生於藥王的智慧，好比珍寶；《後續醫典》產生於藥王的事業，好比金剛石。

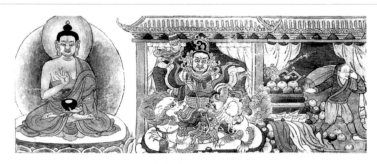

藥王化身的熱白益西好像天界的寶庫，知識淵博，取之不盡。

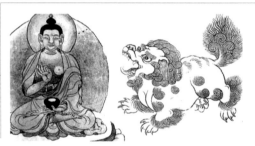

松竹益來蓋好像獅子，
勇敢地提出各種問題。

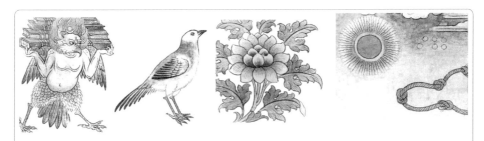

《四部醫典》像大鵬一樣展翅飛翔，藥王的聲音美妙，好像杜鵑啼鳴。《四部醫典》好比金蓮花，好像遮蔽了月亮星辰的太陽，好像不必誦經就可得到的護身符。

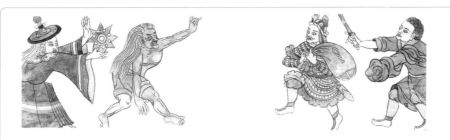

《四部醫典》是驅除死神的金剛輪，是消滅疾病的英雄。

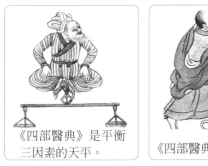

《四部醫典》是平衡三因素的天平。

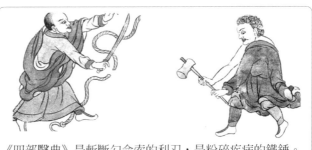

《四部醫典》是斬斷勾命索的利刃，是粉碎疾病的鐵錘。

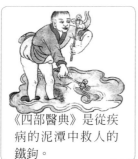

《四部醫典》是從疾病的泥潭中救人的鐵鉤。

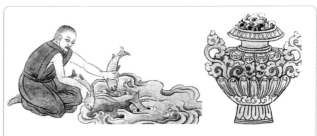

《四部醫典》是救命放生的施者，是活命的甘露。

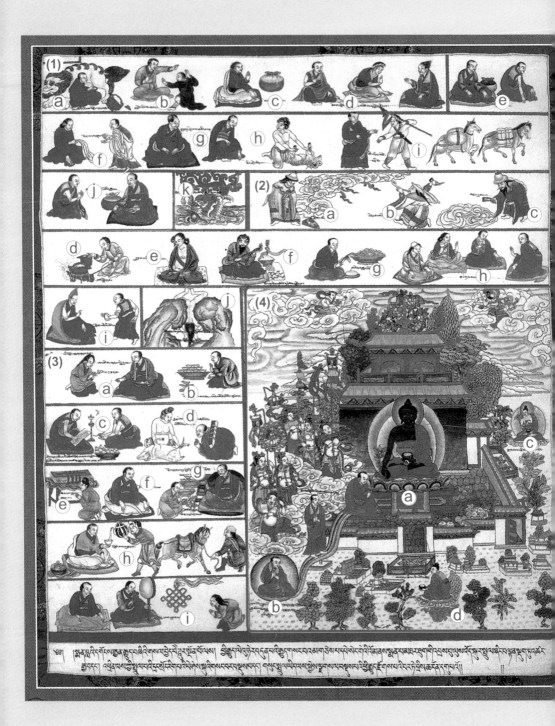

醫藥傳承

上頁圖描繪了有關《四部醫典》傳承方面的內容。

(1)《四部醫典》不能傳授的對象

a.《四部醫典》猶如寶貴的獅乳，必須選擇上好的容器盛放　b.不應傳授給諱師自尊的人　c.自我吹噓的人　d.學無正途的人　e.忘恩負義的人　f.勒索財富的人　g.驕傲自滿的人　h.心地不善良的人　i.追求財富的人　j.阿諛奉承的人　k.對這些人要緊閉口風，永遠不要將祕密吐露給他們

(2) 不允許交流醫術的對象

a.咒殺他人的人　b.咒降冰雹的人　c.放咒者　d.配毒師　e.白教法師　f.卦師　g.金匠　h.戲謔者　i.善辯者　j.如果將《四部醫典》傳授給這些人，就是違背了戒律，死後要下地獄

(3) 適合傳授《四部醫典》的對象

a.尊敬師長的人　b.不惜一切的人　c.聰明好學的人　d.心地善良的人　e.信仰佛教的人　f.誠實正直的人　g.具備這些條件的弟子，學成出師以後，定會終身生活富裕　h.到處受人尊敬　i.具有很高的威望，死後將化作彩虹，升入天堂，進入藥王城，成佛得道。

(4) 藥王城全圖

a.藥王　b.好的醫生死後化作彩虹，進入藥王城，成佛得道　c.提完問題的松竹意來蓋重新返回藥王的舌上　d.講述完《後續醫典》的赤珠熱白益西重新返回藥王的住處

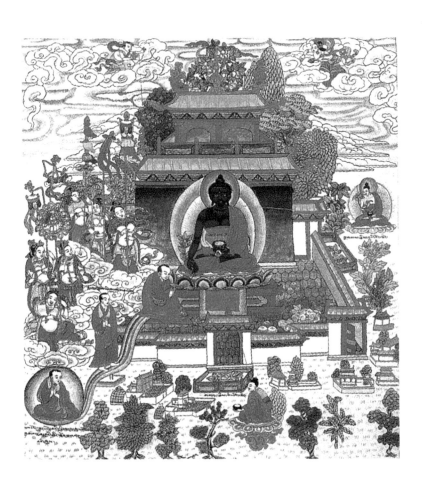

「任何賢者傳授經典，都可以得到此生的富貴榮華，贏得眾生的敬仰和美名，並一定能在來世成佛。眾生將全部脫離痛苦，並由不時的死亡之中解脫。願我的祝願成功。」如此宣講完畢，赤珠熱白益西便隱沒於藥王的肚臍裡。《後續醫典》到此結束。

《四部醫典》第三部及第四部中譯版原文

甘露精要八支祕訣第三卷　祕訣醫典

第一章　求問要訣

　　學習醫訣之續第三卷，雖是眾生之首爲人身，蒙昧一錯之下落紅塵，愚癡之力不知優劣因，貪欲之力行爲多罪孽。嗔怨之力對人作損害，嫉妒之力願與高者競，驕傲之力對下生欺凌。

　　其人聰明著述皆鑽研，經義少涉長遠未得全。惡業薰染不斷作積攢，輪迴人世各種壞身緣。是故業與失中產生出，疾病四百零四纏身間，時刻不寧心身受磨難。

　　其中疾患內科與熱症，上身臟腑隱病零星病，天生八種瘡疥身總綱。兒婦邪祟金瘡與毒症，養生壯陽共計八支病。高從頭頂再到腳掌上，一切病之種類諸治法，實踐均在祕訣醫典中，出於慈愛對汝仙眾講。恭謹聽之牢牢記汝心，無驕慈悲爲懷善治病。爲了上智《根本醫典》明，爲了中智已講《論說典》。只爲下智學習特詳細，教與實踐一起混編成，《秘訣醫典》共分十五會：其中朗赤培根作引領，何種病象施治以何法，你來設問由我做說明。

　　最初《根本醫典》講要點，此後《論說醫典》詳爲宣。現將《祕訣醫典》言實踐，其中內容共分十五會。如何學習治療三失會，朗赤培根三種病失中，因緣分析病象治法等，唯命醫聖對此詳爲宣。從旁請爲眾生做詮釋，請爲友人之願講新篇。

第二章　朗症療法

　　先講三種病失治療法，朗赤培根共分三類病。其中朗乃諸病之動因，引領入內聚散又遍行。只爲使病粗礪害本經，本典首講朗症治療法。

　　朗症又分病因與病緣，分析病象治法共五般。病因出自無明貪欲發，定義六動駐於尋常處。其緣苦與輕粗食過甚，勞於房事食欠又失眠。空腹身勞語勞量過負，失血過多暴瀉又暴吐。冷風吹襲噯呴慟悲哭，憂慮在心口中常絮叨，飲食無精肆意大咀嚼，憋氣阻塞又加硬性擠，其緣初則自處增與聚。

自身能力加大遇緣機，亦有緣猛積發一時起。起後入於六門本相顯，不安朗症六十又有三。

　　朗症分析總體分支二，總體又分類與點。類者入於反道竄他經，朗症哮喘佝僂兩種病：臉頰鬆弛舌鈍彎一方，脈絡半身乾或全身乾。木僵肩痙攣與手痙攣，足痙攣與腿僵鶴膝風。肉刺身蜷肢蜷足痿軟，連同足熱之症二十種。總之病象僵縮乾與腫，腐痛跛與昏迷共八種。朗症自經入健康體，傳膚擴肌進而走經絡。著於骨骼竄臟又落腑，到達五官猶如開了花。

　　第一傳於皮膚為一類，第二擴於肌脂為二類，第三走於脈尿血三類，第四入於關節髓與精，第五竄肺心肝脾腎五，第六食欲更有積消處，膽與大小二便胎中七，五官頭與眼耳鼻與身，遍入身體之內二十八。總之風頭心風及肺風，肝風胃風腸風腎七宗。分解分析持命上行風，遍布等火下解獨五種。朗症驗之法分三類，先從病起之處查病因，次從定義病象作查驗，再從利弊習慣求原由。第一病起病因查驗者，所服食物以及行和緣，病起即疼除風豈有它，是故第一查驗需病因。定義病象總體與分解，總象脈情呈現空而浮。尿如清水攪後稀不黏，愛動喘哮知覺敏且飄。頭部暈眩耳內響噪雜，舌乾紅糙口中味覺澀。痛變寒顫身動又疲懶，僵蜷排如裂沙又纏繞，動則刺痛寒風捲毛般。失眠呵欠懶腰易生氣，腰胯全身關節痛如打。後頸前胸顴頰刺且痛，風症諸穴按之則發疼。空嘔時作黎明咳吐沫，腸鳴轆轆黎明食消痛。分解查驗朗症主體屈，歎息健忘瞪目呼吸難，病謂朗症佝僂哮喘病。

　　佝僂外仰胸突頸項縮，後腦後仰磨牙又嘔沫。頭頰作痛說話難出聲，瞪目呵欠兩脅覺刺痛。佝僂內彎疼痛如前述，頸喉縮胸上身往外突。兩頰鬆弛收張開閉難，結舌食語困難成結巴。身彎一方口斜頭發顫，語結且滯易忘易驚眠。持命氣血入於頂脈間，病發兇猛頭頂膚色黑。半身不遂麻木動作遲，全身乾萎諸症病象同。木僵不會伸屈僵如木，肩痙攣風入肩難舉挑。手痙攣使手指力衰微，足痙攣風只因人腿筋，行則顫抖腐跛關節鬆。腿僵培根脂增著腿間，發冷麻木難以抬感重。氣血淤重膝部鶴膝風，浮游無定朗症叫風刺；入於腳筋脛僵身蜷縮，身蜷亦稱手肢痙攣症。腳部痿軟稱作足痿症，足熱症熱行走腳發痛。總之僵蜷俯仰伸屈差，乾萎麻木行鈍皮肉連。腫脹浮搖增減常無定，足癱下重腳部沉且厚。刺痛劇烈痛點變無定，跛行失眠多語哭笑狂，傻氣十足多忘語。

　　風連痛點首先傳表皮，裂感觸之又感粗且疼。入於肌肉色變出痘瘡，入於脂肪胃呆腫生瘤。入脈脈空粗而腫脹隆，入血嗜睡脈赤色不鮮。入於筋韌肢僵

腿又跛，入骨刺痛肢瘦力耗竭。入於關節空腫變佝僂，入髓不眠纏裡擠之舒。入於精液乾枯遺色變，入心胸懣氣喘覺恍惚，入肺面腫不止咳吐沫。入肝飢則呵欠飽則疼，入脾身腫腹鳴又刺痛。入腎腰腎疼痛耳發聾，入於飲食食後胃痛發。風入食積呃嘔胃又閉，腹脹腸鳴消渴氣不平。入膽脹痛眼黃食不消，入糞氣聚便乾瀉則響。入尿膀胱冷脹閉或遺，入胎陰挺經血閉或漏。入首頭暈目眩思恍惚，入眼紅絲欲墜又怕風。入耳轟鳴思空且刺痛，入鼻鼻塞流涕嗅不靈。入身痠麻病發痛且腫，入於全身遍布如諸症。總之風頭頭暈耳轟鳴，吐與發則顛仆外境旋。心風身顫胸悶識不省，胡言暈旋少眠氣又喘。肺風少眠難舒咳吐沫，身覺脹懣吐腫夜咳嗽。肝風嘔逆胸痛脊亦疼，食欲不振又加眼昏花，每遇黃昏清晨肝不安。胃風氣粗脹懣空嘔逆，食後稍安然。腸風鳴響脹瀉放屁多，腎風腰痛耳中常轟響。內部風痰五種病象生；持命風使食粗飢猛力。力阻強擠混而頭發暈，心浮氣散食物難下嚥。上行風使吐阻易哭笑，負重致亂口吃又音啞，難言力小口斜記憶退。遍布風使行住多嬉戲，恐懼生悲食粗致混亂，愛動恐怖粗語傷人焉。等火風使食積晝眠多，亂使胃寒食物消化難，嘔吐食積不消腹血混。下解風使二便常遺瀉，精阻擠亂又使骨節痛，肢軟跛而氣喘溲又閉。諸風若與赤巴相混合，生熱又使眼與尿皆黃，若與培根相混沉涼蒙。

若依飲食利弊作診斷，酒肉糖酥熱食精粹食，塗擦火日取暖飽則安。生水乳酸陳醋花椒茶，飢渴著涼多言又嗜睡，失眠心事沉重知為風。概括初則食行為害發，次則空脈尿清呵懶腰，黃昏黎明食物消後痛。最後涼損熱益營養狹，無論何病不變則為風。

風疾治療總體與分解，總體治法食行藥器具。第一飲食療法當可依，蕁麻蔥蒜乾粉與骨湯，綿羊驢馬旱獺及人肉，年肉紅糖陳酥荣籽油，熱粥乳酒甜酒等為劑，熱膩營養為食將風驅。

無怠暗室溫暖之處居，厚被入眠悅耳婉言講；如意朋友相伴可為治，避免有害飲食起居。

藥有湯、藥酒、藥漿、粉劑、酥油丸等共五項。其一踝骨肩胛尾椎湯，或集各種動物骨配方，諸風無遺用之效果良。肉類酥油紅糖泡藥酒，治除諸風特別治牙疼。再加肉蔻紅鹽和阿魏，風入心與命脈全解除。年滿三歲羊頭燉為湯，阿魏乾薑紅鹽光明鹽，治除諸風特治風頭病。乾薑阿魏合烈熬為湯，根治諸風又使頭腦醒。藥酒玉竹黃精甜醅酒，再加麥酒治除諸類風，腎

腰下身風症有特效。紅糖釀酒治除諸風症，同樣酥油釀酒驅風寒。蒺藜釀酒骨風腎風痙，羔羊骨酒治除骨風症。藥漿分為白紅酸蒜漿，第一無水切塊酥油方，和於麵粉奶油共熬煮，加薑光明鹽等稱白漿。和於羊肉湯中稱紅漿。酸漿酒醋發酵作母醋，陳酥油與薑糖共煮宜。蒜漿可將大蒜煮熟糊，再加酥油骨湯光明鹽。上述四漿為藥治諸風，增添體力又使五官明，山原界風服之如甘露。粉劑肉蔻阿魏藏紅鹽，角筒鹽與光明鹽三種，桂皮石榴砂仁與訶子，苦參白蒜白糖八味加，其中肉蔻阿魏為首藥，再服三骨湯或四精湯，身體上下內外諸風平。酥油丸加紅鹽和蓽茇，訶子牛酥油治上風。石榴芫荽乾薑小米辣，蓽茇牛酥油治諸風，生髮火熱瘦者可變肥。白蒜紅糖酥油加青稞，根治一切風疾稱妙藥。肉豆蔻與紅鹽加阿魏，訶子牛酥油治諸風。同樣烏頭人骨加三實，五根酥油製成酥油丸。

外治陳酥溫暖輕瀉之，訶子百蒜再加光明鹽，合之煉油凝結治下風。他病為阻滯油輕瀉之。陳荣籽油將身遍擦揉，痛處油渣陳骨煮蒸薰。蒸煮各類骨頭可浸身，用其浮油可將全身擦。油搓油熨刺痛痠疼癒，僵蜷等症亦可爽如意，增力生熱瘦者變胖肥。若混他病治法可應變，取穴百會推拿第一椎，六七十六各椎之間灸。如此規律此等作醫治，幾種風疾無遺可以根治。

第三章　赤巴療法

赤巴之症因緣與分析，症象治法斷後共六講。赤巴病因根基在膽腑，起緣械中要害漸擴散，食飲鹹酸不適亦食積，忿嗔不潔神與鬼所迷，難治赤症共計四十七。赤症分析總體與分解，總體又分類與點兩節，依類分析又有四種情：病根赤症鋪展超過量；火熱赤症他點作轉換，膽腑赤症夾痰多胃酸，通常赤症循經行脈間。

第一病根伸延依四緣，調治熱症之時其擴展，第二風與食積培根血，進入消食赤巴境內，奪取赤位膽液向外散。第三肝胃腫痞排膽液，或赤巴自身有腫痞，赤巴無禁向外排唾涎，或散或由風將赤巴遣。第四通常膽腑消食液，散亂瘟疫之緣赤巴增。或因食行赤盛泛於脈，致膚黃眼黃呈兩端。依類分析赤症有十三，略言首尾自經熱症病，中間第二依恃他力傳。

依點分析散於皮膚間，擴於肌肉行走在脈絡，著於骨骼臨臟又落腑，流於五官猶如開了花。五臟肺心肝脾腎五種，腑乃胃胎膀胱大小腸，五官頭眼耳鼻舌五樣，如此依點分析十九處。分解消食促成和生澤，看視呈色功能有五宗，

若混朗與培根五變十。諸種概括寒熱兩大類，血與赤巴增盛和發熱，食積風痰奪境成寒類。其象又分總體和分解，總象眼白臉皮尿發黃，大食吐瀉膽汁身搔癢。其中熱性赤巴易大渴，脈緊尿氣大而沉澱厚，口苦身燒少睡大便黃，酒肉陳酥紅糖熱物損。寒性赤巴與其正相反，火熱消化力小大便白。

赤症分解熱因查習慣，轉爲風點脹鳴大便乾，多打呵欠熱精食後安。食積又轉培根之點時，身重嗜睡疲懶願安住，飲食行止厭涼唯喜暖，排泄物色白而又鬆散。轉爲血點紫瘕病因成，大便紫黑乾燥如鹿糞。肝臟腫塊或者肝擴大，如奪膽境按之病象清。胃腫若奪膽境食飲貪，膽部之上硬結按不忍。赤巴自身作腫體力微，皮膚呈黃發癢胃不開，瀉與放血病出治無方，此症猶如已進閻君口。膽失約束膽汁可吐瀉，赤巴擴散混熱降膽腑。瘟疫落膽脈中行三項，病象治法參看各章篇。自然食行之緣赤症盛，行於脈絡膚黃眼又黃。赤巴膚黃力小不能眠，身重乳酪飲水皆口苦。體色如金白物皆成黃，早晨清涼中午痛難言。赤巴目黃眼翳指甲黃，多汗怯弱胸熱眼眶痛。食欲不振時常渴如狂，欲吐不吐眼前青紅光。諸病長期發展既成型，轉爲黑黃癉症身發癢。膚色青黑頭髮眉毛脫，無力乾瘦指甲呈黑點，此時赤症布身遍骨肉。閻君繩索已縛無生望，對此莫求治法勸積善……。

療法分爲總綱和分解，總治概括寒熱兩大類，藥械食行四法善爲治。赤症熱性用藥有地丁、波棱瓜與秦艽婆婆納，白烏頭煎晾冷湯爲引，微熱貪積則加熱性藥。之後又用波棱瓜地丁、白烏頭與木香角茴香，鵝不食草黃連黃柏皮，糖引研末赤症除無遺。短角純乃腑脈隋隨放血，不靈可用聚瀉息三法。聚法五靈脂與山豆根，纖毛婆婆納和刺柏子，大黃甘草黃柏皮白糖，波棱瓜等牛溲浸汁服，聚合病象淚容色較白。渴閉胃呆等症閑瀉法，白醜硼砂波棱瓜爲末，童便令服再用牛溲催，米粥消除後遺涼食飲。其後只爲祛除病餘患，波棱瓜與杜仲白糖引，牛奶送服地丁三味藥，波棱瓜與鐵落白烏頭，木通草與蔓荊子白糖，研末雪水送服三次多。其後如果仍然留餘熱，血赤偏盛廿五方去根，朗症偏盛地丁藥酥除。

食物黃牛山鹿新鮮肉，新鮮酥油蒲公英野菜，大米青稞雪水牛羊酪，滾水等類輕涼食飲宜。

行止宜拋曝忌猛力勞，心悅妙語涼處悠然居，浴身洗頭身穿無垢衣。赤巴寒症石榴與桂皮，余甘子與山豆根沙棘，野豬糞灰白糖滾水沖，不癒則用等分四味湯，再加地丁糖引滾水服，可使赤巴培根聚且亂。絲瓜瓤與卵葉橐

吾味，光明鹽與蓽茇加離婆，細研牛乳爲引諸病驅。又方錐咀訶子光明鹽，大黃豬秧秧與蓽茇味，波棱瓜湯煎服常微瀉，預後熱性食物進爲宜。用藥石榴山奈加蓽茇，地丁波棱瓜與止瀉果，青木香加糖引滾水服。斷除諸病使之歸本位，難則火灸八、九、十二椎，更有穴位灸其大腸穹。

食物黃牛山羊扁牛酥，新鮮綿羊肉與魚肉乾，熱麵大蒜趁熱新與軟。行止要避溼寒與冷凍，安歇乾燥之地無汗宜。

第四章　培根療法

培根病因病緣與分析，病象療法分五項。病因當從無明蒙昧出，通常培根定義有七具。起緣苦甘沉涼油食多，飽後安居白晝多酣眠，睡於溼地涉水衣單涼，新鮮麥豆黿打成黀爛，山羊牛瘦肉脂菜油，酥油腐爛經年蘿蔔棉，野蒜等物主食損身體，未熟焦爛冷凍等食品，黃牛山羊乳酪加冷茶，食之過飽早超量，前食未消後面又進食，此等病緣培根寒症發。

培症分析自系與他系，自系又分總綱和分解，總綱又有類點分析二。依類分析培根胸口痛，培根痰鏞之症火衰症，培根痰逆白色痛風症，培根消瘦共計六種病。依點分析散膚擴於肌，行脈著骨降臟又墮腑，入於五官猶如開了花。臟分肺心肝脾再加腎，腑有胃膽再加大小腸，膀胱子宮培入共六項，五官又分頭眼耳鼻舌。分解內涵所食和嚼糜，受用滿足通達五功能，混合朗赤共計有十項。上述四十一種爲自系，他系可分黃色紫色症。

症象分爲總綱和分解，總象先查疾病之起因，再依定義症象作診察，後依利弊習慣作診察。第一欲從起因診病者，上述培根生髮諸食行，依之痛則可說爲培根。脈象沉衰按之現弱柔，尿色發白嗅味蒸氣小。口覺無味舌齦呈灰白，眼白腫而痰涎頭昏沉。身重胃呆消化力微弱，腰腎不適身脹瘿瘤生。糌粑食則培根吐與瀉，刺則血色紅淡又發黏，健忘嗜睡身體覺疲懶，肢節拘緊肌肥行遲緩，陰天晨暮食後易發作。

……

療法總綱分解共兩項，第一爲消除培根寒。藥械食行四法暖爲宜，如土施治只爲顯重膩，一蹴未就治療需長期。

首先依據食物作治療，陳穀熱麵酒漿需成熟，滾水薑湯魚肉綿羊肉，野牛鷹猞猁與狼肉，性溫質輕再加粗食飲，不易過飽易消量少餐。

行止火暖衣被也需暖，旱地身語操勞莫貪眠，誘病因緣四時常棄抛。

藥用三味光明鹽四湯，光明鹽與蒺藜葦茇湯，三熱味與光明鹽湯等，共為煎汁患者趁熱服。粉劑石榴四味和八味，冬青七味和以熱藥散，五熱藏紅鹽味共為末，不消胸疼痰鏽食不欲，火熱衰與寒症胸背宜。石榴四味小茴藏紅鹽，乾薑為末生熟亦開胃，消食止嘔胃部刺痛解。五種熱藥石榴四味加，蔓荊子與光明藏紅鹽，共研為末解除培根寒，方用白糖為引滾水服。以藥壓頭仍然未除根，上下求近病毒作清瀉。其後餘病酌情粉劑除。

械治用鹽燒磚獸毛熨，寒氣甚者火針可穿刺。

……

第五章 聚合症紫色培根療法

朗赤培根療法如上宣，聚合之症療法怎施治，標名分析諸情又何如？

聚合之症施治三方面；然其自然為因致聚合，生病依據時節使聚合，人體紊亂聚合共三因。最後未熟熱與毒症病，最初命名紫色培根症。其中因緣、點、時、類與象，治療方法、預後共八項。

病因痰血膽風共四因，諸病聚合症象治療難，由因生緣病分熱與寒。

熱緣傳血餘與械血留，彼血循經墮於肝之上。或因酸辣味盛肝血增，此等血液未能增體質。從肝落胃混合於培根，血與培根腐化墮腸內。混於赤巴其色呈煙液，其液竄入大腸與風結，其名稱作紫色上降症。

寒緣進食難消與不適，胃中不化致使黏液增。等火風與消食功能衰，未分清濁流失入肝點。體質未增肝中惡血盛，唾涎如前落入胃腑中。未消成因培根寒過甚，紫色暗伏猶如狐狸隱，其名稱作紫色下結症。

紫症之點自點與他點，自點四處胃肝大小腸。其點在胃類似培根症，其點在肝症象如血病，其點在腸其象如赤症，墮於大腸其象如朗症。散於他點內外共兩項，外點擴肌散膚如地神，散脈如毒入節成痛風。內點命脈肝道病乘血，命脈如寒骨節如城池。往上翻波入首成頭疾，入肺肺疾入心作心風，入脾脾症入腎成腎疾。紫症三時最初發熱期，中間稱為寒熱相交期，末為無熱深沉大寒期。最初紫色熱症生髮時，血赤劇增當為發熱期，倘或生寒最初隱自點。中期血赤熱而風痰寒，彼等均衡寒熱兩交纏。末期血赤熱力已耗盡，風痰劇增症象轉大寒。

紫症類別散增突卷四：擴散可分內散與外敵；增展又分穿與未穿二；突兀伏與未伏分兩類；卷聚又有新卷與舊卷。

紫症診察總綱與分解，總綱查脈驗尿病象葉，依據利弊診察共四法。識別脈象粗洪關脈濡，寒症起則脈象細且伏。尿色紫而汽臭濃渾濁，或呈紫紅亦有綠色症。痛在肝胃轉身連胸背，身重小腿不支骨節痛。胃口不適乏味覺魚腥，胸疼欲吐嘔之又覺難。胸膛時熱頭與眼眶痛，汗涼之後痧症又發作，大便色紫乾燥如鹿糞。飽時疼痛飢餓亦疼痛，冷時疼痛熱暖亦疼痛。無端疼痛未治病痛解，一般春秋季節病發作。於此分期如葉有三時：最初入病吞酸吐熱水，中期成型嘔吐帶黃紫，末期發展血腐如煙液。新刈穀物炒麥陳腐麵，陳酥凝血菜油山羊肉，陳腐牛肉魚豬肉已爛，酒酸白蒜乳酪未發等，膩沉涼熱過之則爲害。岩羊黃羊黃牛新鮮肉，陳穀豌豆黃山扁乳酪。魚肉豬肉等類諸食物，輕粗涼熱均衡食之宜。

……

第六章　一切內科病因不消症療法

內科痼疾之類有兩種：四部痼疾之根積未消，結果痼疾類分新舊瘩。未消痼疾之因分六端；病因病緣病變有表現，再加分析症象治法全。

病因培根食飲沉且涼，病緣所依不慣又不適，食質未消食積共四般。第一所依其人寒與風，不勝體弱食飲多粗糙。緩居少動悲愁多勞心，年老食豐爲苦難消化。不慣夜半進食未嘗餐，不適素酸腐菜牛乳魚。舊食未消又進新食飲，混然進食不適變不消。食質新穀變黃又發腐，瘦肉油脂生奶未煮調。未熟或焦冷凍又摻水，過食過量爲飲難爲消。病變轉化之情具因緣，培赤朗之消力已衰弱。嚼糜培根功能已不濟，消化赤巴功衰難爲消，等火朗風未能分清濁，此等諸情可謂不消症。只因不消胃中黏液增，涕液又將風行管道阻。胸口疼痛銀屑火衰症，一切痼疾無遺已釀成。體壯有力青春火熱盛，勤勞時常食油膩，以爲不慣飲食可消食，如是久之非適四時嘗。分析食質類助與時節，飲食分析硬生膩三項。硬者糌粑蔬菜與瘦肉，生者水酒乳酪酸汁茶，膩者米子酥脂浮油骨髓，生膩不消一般成大患。

食質分析又分清與濁，其中濁物亦可稱食積；飲食未消停於腸胃內，黏液培根增多包而停，日久濁物爲聚變食痞。等火風未分出清與濁，濁物又向清物脈孔流。致使變色赤巴血未熟，長時肝內清液未化存。

陳久清糜聚漏散突兀。聚則致使諸腫多生髮，漏則致使臉漲水腫生；散則毒癩丹毒降浮腫，硬核敗疽痛風關節腫，目黃脈硬腳氣數病發。突兀紫症擴隱

脾病生，上述諸症多因清未化。

　　……

　　不消病因生髮痼疾果，新者胸痛銀屑火熱衰，毒癆培根紫症赤巴症；舊有腫痞浮腫與水臌，大癆消耗之症共五說。毒類痼疾新舊已說清，陳舊痼疾之會講五部。

第十二章　熱症總治

　　若學熱症療養之會章，病根分析種類無計數，概括言之寒熱分兩類。熱類病症繁多易迷人，識病治難易展速喪生。知熱自然順便知寒症，是故你所提問極適宜。善哉心生大仙細當聽，首先熱症病類有病因，病因又有遠因和近因。遠因無明所生之怒嗔，無明導致蒙昧五毒成，由其嗔怒之因起膽黃。是故沒有無明無蒙昧，沒有蒙昧嗔怒無從生，沒有嗔怒無從生熱症。近因未經轉變之膽黃，只為膽黃性熱又銳利，熾盛過量為害燃人體，一切熱症之因在膽黃，沒有膽黃熱症無從生。如此未經轉變之膽黃，增發全面轉化有四緣：時令邪障飲食和行止。總之四季低超或反轉，特別春秋之熱為熱緣。邪者大怒額頭雙目睜，女鬼空行為亂起禍根。飲食酸辣鹹味用過濃，酒肉紅糖營養品過分。行止停後猛力行操作，炎熱中午嗜睡竟走疲，負載過重挖掘堅硬土。強拉硬弓摔跤角力鬥，被馬踢踏墮入深淵中。困入網羅或者中投石，總之猛力勞損之緣起。上述雖為總熱之緣起，時令邪障不發瘟不生。食飲行止不發混不生，行止等情不發散不生。飲食更能轉成毒熱緣，猶如火中添木風吹揚，四緣膽黃發熱成熱症。所謂熱症名稱性質者，膽黃火熱過量乃成屙。是故膽黃油膩銳和熱，其質輕而味濃利且淫，此等皆為火熱過量征。面脂成型大熱難恢復，下利味臭放血痰涎稀，此等出現應知為熱疾。熱症原由身體被燃燒，肌體組成七素並三穢。此等被燃雖然非灰燼，熱症火暖為腐危性命，為此將其名為燃燒因。熱症分析人體時與失，燃點本系暫時類七般。人體分析幼壯與老年，時間分析新期與舊時。病失分析朗赤與培根，血與黃水熱症共五種。燃點分析內外與中間，位於肌膚脈骨臟腑中。本系分析自系與他系，自系患者單一病象明：他系病患二合聚合熱。暫時分析熱疾有六種：未熟擴展虛隱陳混熱。依類分析散亂疫毒四。……

　　再講熱症治療之方法，總綱分解種類有兩項。總治方法共計有三種：對症善加施治之方法。不失時機掌握玄祕方，征服熱症本質有良策。施治若錯

必然不效應，靈活應用善將病為治。寒熱相混必然不效應，先分寒熱再行作善治。其熱散傳必然不效應，聚攏擴散再行降病本。最初視病合理作調治，先以體質年齡結合之，中等體質兒熱如友饗，體強壯年之熱如殺敵，體弱老年之熱如護兒。病勢結合時機為治者，有力新熱治則如霹靂，力小陳熱除病可緩行。結合病失加以治療者，風熱當以驅法治為宜；膽黃之熱截漏治為宜；痰熱當以蒙頭治為宜；血熱當以摧力治為宜；黃水之熱瀉涸治為宜。……

第二十八章　頭疾

　　上身器官療養頭與眼，耳鼻口與項瘻共六般。第一頭疾病因與病緣，分析徵象治法計四類。因緣煙氣晝夜多嗜睡，過度飲酒多話啼過分，疾風不適中汙病因生。分析主病八種次病六，第一風與膽黃血痰飲，二合三病頭蟲計八種。次病母風瘻核潰淫病，脫髮禿頂白髮共六種。徵象風轉煩腮刺且痛，額頭眉心感覺如下墮。兩耳轟鳴牙與面頰痛，脈弦不耐久祝鼻涕多，時有陳痛油熨紮則安。黃轉如疫頭身眼等燒，感如煙薰夜間冷則安。血轉耳垂擴張頰腮痛，酒與勞損多眠日暖傷。痰轉頭覺沉重食不香，嘔吐眼腫夜間始覺安。痰黃二合頭疾火暖痛，頭重胃呆飲酒病加劇，風痰頭感重旋食不香。風黃二合額眼頰腮痛，寒熱無定初夜餓起身，諸脈躍增涼至晚間安。頭蟲心悸力小痛難耐，鼻涕色紅頂骨縫部腫。無定痛發食行益害小，痛處脈跳聲音勞損發，黑白卵石燒後唾涎診。母風失乾子位頭腫脹，同樣瘻核堅硬腫亦成。蟲疾細疹潰淫遍全身，痰飲血膽黃水發根爛，成片髮落頭部變禿頂，身熱入頭髮煎變白色。療法對於風轉頭疾病，煉酥之後溫燉牛乳飲。肉類多切芫荽浸煎熨，各類酥油和以白糖服。鎮風藥與煉酥相配合，棉花米子與桂皮肉豆蔻。香附等味溫服用鼻藥，頂骨縫間霍地灸法除。亞脈三處動脈起處灸。膽轉新酥油治再放血，涼藥引吐催瀉水瀝法。檀香綠絨蒿與草木犀，木香藥塗白糖與紅花，新鮮酥油為劑用鼻藥。血轉可將三實湯為飲，放血塗抹再用水瀝法。痰轉陳酥油治引吐後，五種熱藥刺參作溫熨。小米辣與乾薑豆麵塗，守齋蘿蔔蜂蜜鼻藥投。痰黃頭疾水瀝囟門開，依令水瀝放入土鹼揉，乾後塗以煉油石榴劑。風痰頭疾二者俱以治，風膽頭疾治如風轉疾。然後特別放血多次行。蟲病放血趁熱滴鼻中，腐魚阿魏蔓荊子三味，和川牛溲鼻藥投蟲出。和川酥油燃煙薰入鼻，麝香烏頭阿魏可瓜子，天仙子茜黃蒿荊刺棵，和以鹿脂點燃煙薰鼻。母風治風之後養如核，瘻核病亦此方作療養。潰淫之症鐵屑塗抹法，塗以牛溲雞糞與麻渣。或者用馬糞加鹽可

塗抹。禿頂斑禿可用清瀉法，再用針刺豬髓油和脂，火麻余甘子等可調塗。酒糟雄黃胡

椒黑礬塗。酒糟木香芝麻龍舌草，綠絨蒿與牛乳蜜膏塗。或方蓮蓬再加余甘子，甘草黑芝麻蜜可調塗。五根藥與芝麻油滴鼻。發白羊角白芥籽塗宜，甘草檀香蓽茇豬毛菜，綠絨蒿與余甘汁酥煎，鼻藥塗頭白髮腦疾解。

第三十四章　心疾

臟腑疾病療法作喻示，心肺肝脾腎等五臟器，胃與小腸大腸共八疾，首先療養臟器君王心；病因分析徵象療法四。

病因愁悲煩亂心不安，腹飢失眠忿嗔粗暴生。分析心悸心痛與心熱，心水心窒心臟之蟲類，心疾黑唇症等共七類。

其徵心悸頭疼又健忘，心緒浮躁無故心不歡。有時雖不發問不停講，有時雖然發問不回答。粗語威嚇經常又長歎，氣短少眠心中覺空虛。心痛又分風痛與血痛；風痛頭眩胸痛氣促熱，眼絲布而口舌乾且粗。血痛舌乾痛如釘木楔，怒目而視氣促常忿嗔。心熱熱盛熱漩分兩種；熱盛昏顛目赤胸背疼，心燥鼻唇乾而如縱火。熱氣漩轉心臟作熱腐，心跳如被刀切舌短乾。心降黃水患者言語多，腹顫少眠心擊呵欠搖，唱歌談笑歡喜又忿嗔。心窒健忘胸中操勞多，胃呆嗜睡心中如塞石。蟲轉眼色黑而滴涎液，心跳昏黑其心痛如鋸。黑唇心疾脈虛發高燒，少語性急欲擊怒目視，半個頭痛痛面口歪斜。

療養之初心中入風故，籽油脂酥塗又緩下。肉豆蔻與藏紅鹽藥酥，人骨陳酥三實藥酥丸，阿魏豆蔻藏紅鹽與薑，苦參小茴香入陳糖服。烏頭訶子麝香及木香，阿魏菖蒲豆蔻安息香，紅糖為丸如法配劑服。火針六七心上心旁脈，不聽婦人之心忌雜語。風痛肉蔻小茴廣棗湯，其散之上木香與丁香，草果阿魏再加紅糖劑，心腧前後適處可火灸。血痛廣棗苦參訶子湯，散藥檀香沉香與廣棗，使君子與金纓肉蔻糖，放血黃水耳尖灸六七，治遲心中血滿則將死。心疾熱盛放血心腧上，冰片七九廿五味方瘉。心疾漩熱冰片廣酸棗，肉蔻熊膽白糖石灰華，放血頸脈黃水舌下脈。心之黃水石榴散劑服，黑白劑與百會灸七椎，三實降香酥油涸黃水。心窒催吐滾水令多飲，石榴鐵線蓮與三實湯，光明鹽與蓽茇藏紅鹽。菖蒲阿魏光明鹽紅鹽，乾薑砂仁再加元明粉，蛇床子與蓽茇和蜜服。心蟲藥用蔓荊子阿魏，可瓜子與大蒜天仙子，肉蔻廣棗蘄艾煎湯服。蔓荊子與木香乳牛溲，心之蟲症熱癢痛閃解。心疾黑

唇余甘子湯用，野牛空腸熬煎趁熱食，廣棗三味酥丸心脈灸。

第三十五章　肺病

　　五臟之臣肺病治療時，病因分析徵象與療法；病因風膽痰飲血與水，腐酸桶酥食鹽及煙薰，時疫傳經勞損等因起。病分常咳浮腫與發熱，失水肺癰肺癆與肺擴，蜂巢肺病共計有八類。

　　其症風致常咳時經常，痰壅聚沫黃昏黎明多。浮腫多咳眼瞼腳面浮。發熱又分熱塞與熱痛。熱塞脈尿發熱胸部壅，其痰熱鹹沫小有膽汁，秋季勞損溫營大傷體。熱痛睡眠不適氣息湧，其痰紅黃有時覺刺痛。失水乏水失脫墮入肺，胸滿頭痛眼白變黃色。胃口不適多咳又氣喘，肌瘦無汗言談常頓挫，末尾痰吐腐肌肺中滴。肺癰痰沉色青又多咳，氣息上湧胸部重且滿，痰咯既出稍微覺安寧。肺癆肌瘦力小不能動，頸似貓頸食藥收效微。肺擴目赤舌唇顏骨紫，聲嘶胸滿哮喘痰色紅。蜂巢痰涎腐爛已化膿，或於痰帶青色泡沫中，物如魚目與痰相混合。總之肺居上焦痰之鏡，夏季安寧冬季覺痛楚，白晝安寧夜晚覺痛楚。

　　療法風轉肺病依清涼，三甜藥膏三實酥丸劑。難以療養火灸四、五椎。肺病浮腫沙棘藥膏治，石灰華膏鳥目五椎灸。熱塞檀香八味與十味，茵陳八味新酥新肉食。熱痛治法同上放血宜，洗滌水瀝廿五方劑治。脫水病症甘草與薑黃，先行飲服後使肺渲泄。甘草蘆根白糖牛兒苗，紅花熊膽檀香石灰華，和以白糖茜草湯送服。沙參蘆根銀朱草河車，三七紅花白糖牛奶服，狐狸等類動物肺食用。對於痰進肺管之肺癰，催吐以清胃與肺痰滯，可用沙棘五味上引痰。其後五根或用石灰華，蓽茇藥膏用之堪稱奇，鮮肉鮮酥蜂蜜常供食。肺癰等類肺病夾風者，黃牛鮮乳風發飲之宜。肺癆肺管陳痰聚且腐，茵陳浸浴藥水溫水浴。再用沙棘五味可上引，灰青乾líquido痰多吐則活命。未出浸浴引劑複次清，時而方用石灰華膏劑。黃牛乳麵山羊綿羊肺，多集未腐之前供食用，獐子黃羊黃牛肉酒漿。肺擴耳下六首多放血，痰色紅則紫草茸茜草，沙參等味濃煎一再服。檀香十一味粉湯可用，其後放血二十五味良。多方效微將散紫瘢病，紫色血瀉之法堪稱奇。散布血者藥用五花方，或用紫貝孔雀翎灰五。多加放血上身水瀝之，禁忌清涼飲食與勞損。蜂巢膿少試以涸膿法，茵陳十味又用銅灰方。腦類方劑涸膿養肺良，二十五味真乃祕訣方。蜂巢膿甚或者涸未效，沙棘五味祕訣之方引。膿血相混胡蘆巴劑良；茵陳白糖訶子石灰華，口輕驢奶山羊羔肺裝，養肺治療咯血堪稱良。狐肺乳酥和酪稱吉祥。無血化膿清瀉可稱佳，膿如蛋白

蛙卵肺中出，其後養肺出如血者止。殘膿未出銅灰方可癒，二十五味方劑交替涸。併發風症沙參藥酥劑，咳嗽不止石灰華四味。

第四十二章　男性生殖器疾病

隱處疾病男性與女性，男性病分因緣與分析，徵象療法四類作宣示。

病因房事過度鋒芒觸，二便精液力阻擠所致。病分陽挺疹粒與具結，管黏芒刺痛等分五類。陽挺風膽血與痰飲聚，總計男性病類共九種。

病象風轉陽挺之病狀，經常挺舉表膚亦龜裂。膽轉陽挺紅腫又發熱，血轉陽挺黑疹帶血滴。痰轉陰挺奇癢又腫沉，聚轉陽挺睪腫膿諸症。疹粒症者疹粒多遍覆。具結皮膚外翻生寒愈。管黏口閉滴尿彎且阻。芒刺疼症如覺鋒芒刺。

療法陽挺初期放血宜，灌引法導清涼藥物塗。既熟穿破酥蜜芝麻敷，石綠枇杷雄黃赭石等，石黃黑礬砂仁黃柏膏，鹵砂光明鹽哈惹努嘎，研細和蜜塗治陽挺瘡。陶器盛三果燒灰酥塗。風轉枇杷和酥調為塗，膽轉冰片檀香藥膏敷，血轉木香鬧羊花可塗，痰轉余甘子與蜂蜜塗，聚轉致癧治瘡總法療。疹粒刮後治如陽挺法，具結塗油揉而油為薰。管黏管具擴而割療治。芒刺疼症方用青稞麵，小茴香與酥煎可繞纏。

第四十三章　女性生殖器疾病

女性疾病因緣與分析，徵象療法其類共四講。因緣平時房事多過度，出血分娩之後食行反，於是胎病無遺皆生髮。病分風膽血與痰飲聚。

病象風轉胎病多麻木，月經清稀帶沫又少量。尿道失禁內中如蟲行，腰部如墜纏繞硬成型。陰道彎曲黏溼徵無定，除了胎病其症好幾宗。膽轉月經黑黃有惡嗅，酷暑生熱化為膿外滴。血轉月經不斷血常滴，痰致癢寒微痛流白帶。聚合致病諸症病象全，如此諸症皆為不懷胎。

療法只因胎病多為風，油治緩下溫熨療養宜。其後彎者使直閉者瀉，脈道緩法可將胎病瀉，小茴菖蒲光明鹽蓽茇，苣勝青稞灰與鬧羊花，蛇床子與小米辣等味，酒酥熬煎胎病痔瘡除。油松蒺藜鬧羊花煎服，草木犀與木香真珠木旱，光明鹽松煎湯酥油滾，塗於吸盤放置其胎內。膽轉枇杷木香鬧羊花，煎汁塗於吸盤納胎內。白芨汁與奶酥共煎湯，黃精白芨甘草與葡萄，石黃蓽茇白糖和蜂蜜，胎血精液病解可生育。蒺藜白芨牛奶共為劑，甘草蜂蜜

黃柏梔子花，和以大米泔水止血漏。痰轉紅糖酒與訶子酒，蓽茇訶子鐵落與蜂蜜。黑礬光明鹽與旋覆花，三實蜜引痰致胎病癒。五根藥與牛溲下注之，膽黃甘草牛奶爲藥劑，風類石榴煉油爲劑服，二合症與聚合諸病除。總治木香三實草木犀，菖蒲阿魏黃精黃連茜，甘草白芨薑黃與黃柏，蛇床子與藥酥共爲劑，胎血精液諸症除，伏魔安胎進服可保胎。

第五十六章　熱瀉

漢地熱瀉因緣與分析，症象療法其類共四講。因緣火熱不匀漸趨衰，熱氣蒸騰之境過多飲。飲食無度瘦肉果實類，無營食品火熱向外排。外境暖蒸肝熱亦增劇，身之水域下動變泄瀉。

病分風膽血與痰飲四，其象心窩兩肋糞道痛。身懶腹脹食物不消化，未熟瀉利熟則又相反。風變泡沫帶聲如糖汁，水瀉時有停止糞若球。刺痛口乾汗毛豎且顫。膽變黃黑青而多惡嗅，肛門熱燒身汗又劇渴。血變便血肛門周圍爛，痰變乾黏嗜睡胃口呆。

療法未熟當於開初時，早晚進服熱水牢守飢。石榴木瓜五味木香薑，荒薑湯使成熟又止瀉。便硬蔓荊子與三實藥，蓽茇濃煎飲服又灌腸。米或麵粥乾薑調料研，綿羊黃牛旱地諸鮮肉，新酪鮮酒沸晾調火熱，食行溫暖相宜食有度。香附川烏木瓜與乾薑，阿魏止瀉果味煎溫服。木瓜芫荽香附馬兜鈴，皂角沸晾其汁可飲服。瀉利未熟不截多所失，勢輕食行需慎善施捨。風變木瓜乾薑與蓽茇，紅糖芝麻油調溫乳服。膽變止瀉果與川烏味，米粥和以蜂蜜可飲服。川烏止瀉果與馬兜鈴，木瓜香附米粥和蜜飲。血變黑芝麻與羊乳糖。或方檀香米粥蜂蜜飲。黃連黃柏皮與紫草茸，蓽茇藥酥米粥共爲飲。痰變藥用木瓜與訶子，乾薑香附煎汁可送服。香附木瓜橡實青木香，乾薑荒薑紅糖酪汁服。治後尿多便少口苦澀，放屁聲響食消病癒徵，飲食行止謹慎漸痊癒。

第五十七章　痛風

痛風之症因緣與分析，症象療法其類共四講。因緣導致血亂食行依，白晝醋睡坐地圖安逸。勞損外緣致使風血亂，駐於足之拇指臂肘間，當初片痛陣則轉廣痛。

病分風膽血與痰飲四，其象表現腰腿關節疼。癢動如裂麻木又沉重，一再發作趨重變痛風。病發初期駐於膚血間，紅腫壯熱堅硬帶青點。劇痛常多伸腰

以展疫，易解之時當此醫爲先。末尾陳舊脈尿骨節遍，尤其發腫難忍堅且脹。肛門骨節感覺如斷裂，病勢增劇成癰難醫治。尤其風變痛癢多增損，發腫黑點青點節次出。膽轉壯熱發紅觸不忍，血變熱疼色赤又腐爛，痰變痛風發癢沉重麻。

療法治風適宜可除風，其後多加放血可少量。疫痛閃跳之處吸角取，大腫發紅應用刺針剔，風轉牛溲芸香牛奶瀉，其後苦參等味濃煎汁，滾煎牛奶加糖可飲服，葡萄甘草白糖酥煎投。膽轉白芨黃連三實藥，苦參牛奶酥油蒲公英。紅花黃柏水煎加蜜飲，其後赤芍葡萄牛奶服。痰變三實藥與蜂蜜飲，香附紅花黃柏煎蜜服。病勢重催吐後粗治。諸症三實藥與五熱藥，毛香木香桂皮鬧羊花，蓽茇蘿蔔石灰華蔓荊，菖蒲甘松鐵屑製膏劑，痛風刺痛此方治無遺。赤芍訶子光明鹽蓽茇，緩滌處方治除痛風奇。內症除外部可塗病，芝麻油與蜂蜜安息香，蕪蔚茜草煎膏塗之宜。血黃所變甘草豬毛菜，茜草黃柏檀香射幹子，側柏小豆白糖膏冷塗。菖蒲木香煙色黃色二，片子薑黃研膏風痰收。陳舊下坐滌藥並油搓，諸症痰脂風血治爲主。

第五十九章　黃水症

黃水之症變性與分析，症象療法其類共四講。先講變性飲食清糜漿，膽汁紅酸因之轉血液。血中濁物匯聚膽腑中，膽之清糜因之轉黃水。部位骨肉臟腑內外遍，特別肌澤之間關節處，其量病者自手四捧雲。

病分黃水種類與入門，病類黃水緩急共兩種；慢性黃水風痰寒爲友，急性黃水血黃熱爲伴。入門散膚擴肌行於脈，著骨降臟墜落入腑內。

其象又分總綱和分解；總象發癢丘疹成片出，有時渾身脹而又發腫，膚色青粗同時生痘疹。麥芒穀糠觸則覺奇癢，頭髮鬚眉脫落又分離。尤其慢性黃水脈尿寒，降雨溼潮涉水冷則發，身熱暖營食後覺安然。急性黃水脈尿皆發熱，火烤日曬飲酒秋季發。黃水散膚特別覺奇癢，多生小疹搔則滴黃水，膚色青而硬強多瘡瘍。黃水擴肌腿肚黃水瘡，肌肉抽搐癢腫又發脹。黃水行脈脈麻呈弦浮，熱則如沸寒冷又發癢，脈眼之內猶如生物行。黃水著骨骨骼多痠楚，骨縫疼痛伸屈行駐難，關節腫而發癢生瘡疖。黃水降臟入於心臟者，心浮發顫胸強意不歡。恐怖生瞋口中有忿言，胸耶瘡疖白癜風亦生，舌面常有口瘡不斷生。入肺多咳目與腳面腫，胸背刺痛暗啞鼻孔乾。入肝眼內淚水常滴流，身沉鼻衄胃腑肝臟疼。入脾腹脹腸鳴唇病生。入腎腰胯大腿根

處疼，下重足麻諸種脈象弦。黃水降腑目黃熱鼻強，時而尿閉時而瀉紫黃。
　　……

第六十四章　痔瘡

　　如敵奇命痔漏療養章，因緣分析症象療法四。因緣強行催瀉肛門傷，薄墊久坐二便下氣阻，騎食下解風亂痔瘡生。病分痰風血膽乾與淫。

　　其象痔阻肛門下解倒，病失紊亂微熱四肢疼。風聚腹脹頭暈胃口呆，力衰肌瘦多涎骨節痛。尿多尿少瀉利或便秘，尿閉生殖器疼肛門疼，大便帶血裂縫估其量。尤其痰變腹脹火熱微，胃呆傷風口涎又煩多。尿閉尿道瘻楚又刺痛，瀉物灰白痰類黏液多。血與黃水不滴痔呈白，奇癢欲搔觸感甚微小，皮膚指甲眼球面蒼白。風變垢嗅便乾燥熱澁，大便帶聲乾稀相混便。頭肩大腿兩肋尿道痛，口喘粗氣體溫甚低微。皮膚指甲面眼痔呈黑。血轉痔瘡如同赤珊瑚，十分生熱疼痛血多滴。膽轉痔瘡發熱又劇渴，身汗肛門紫紅黃嗅瀉。痔呈紅黃青色稀血滴，皮膚指甲目尿青黃綠。肛門四指半內三層皺；外生新痔調治較容易，中層生痔過年則難治，內層聚合經年存一線。身腫肛膿疫染生吐逆，心窩兩肋痛發當不治。

第七十二章　小兒病

　　小兒病症因緣與分析，症象療法其類共四講。病因風類膽黃與痰飲，外緣母緣子緣分兩類。母緣只因母體食行增，母體風膽血與痰類疾，降於嬰兒不潔魔障緣，聾盲結啞跛駝兔唇等，此等先天疾病無法治。於緣魔障行止飲食三，魔緣雖多嬰兒十二魔，當是使者惡鬼二者為。行止母與保姆不謹慎，墮落拍擊抖動過早立，牽拉臍帶大哭與大淫，飲食過熱過涼或過飽，嬰兒疾病二十四類生。

　　病分先天症與突發病，母病降於兒體謂先天，突發細粗極細共三類。粗症胞與肺肝瀉與吐，疫症臍症石症分八類。細症頭腫喉閉與脾症，膽胃大腸吃土奶病入。極細眼疾耳症與口疾，瘻瘤命脈肌病蟲症瘡。

　　診察之法總綱與分解，生死立斷明瞭說三法。總象經常啼者吃有病，何處有病按壓亦疼痛。難睜雙眼面青胃口呆，不願嬉要呼吸喘不安，出聲吭而指甲顯銳利。尤其胸疾軟硬寒熱二，胸硬發熱胸背皆發腫，身熱不願吮奶啼聲高，頭與胸背外露又反張，脈與囟門強而眼珠倒，口舌乾而其上生苔垢，足根不穩

難立呵欠張。胸肺二疾併發多咳痰，和並胃疾目黃又空嘔。胸軟寒症氣勻強掙多，不能閉口項僵胸背硬。肺疾熱痛熱隱癇疾三；熱痛脈緊搏大深處吭，氣促肺咳口眼閉咳嗽，痰出心跳欲吐又不能。熱隱不欲吐痰屬聲咳，渾身發熱脈與囟門強，連續咳嗽抓胸又撕母。其後身汗吭聲欲吐狀。癇疾肺病既久又夾風，劇烈咳嗽然而無痰出，眼唇發腫舌齦皆發白。肝病又分熱注與寒注，強注熱性肝端細而躍，脈滑尿熱氣促胃部寒。身熱欲打呵欠不遂願，唇與牙齦黑色垢痂著。目赤鼻孔發乾舌心黃，聲如羔羊耳脈黑而粗。弱注寒性脈慢尿發寒，雙手縮而嚼舌又空哂。微溫肝端不躍手抓地，夜間啼哭其聲細而嘶，膚色青黃肝端薄又長。

......

第七十四章　婦科主病總治

學習婦科疾病之會者，三毒四源生就人身體，只因前業貪欲男女別。福分低劣之故生女身，乳房胎氣月經又多生。體素之外精液分紅白，紅色月經十二歲時滴。胎內受精肉體即增長，清糜輸入乳房作養育。只因前業食行魔障致，五種胎病經脈十六疾，九種腫症蟲病共兩類，婦科主病共計三十二，兩種次病總計有四十，生來低賤之故留婦身。婦科總綱分解普通類，總綱又有分析與病因，症象療法共計有四講。病分血重風重共兩類，病因之初當從月經生。新得時期稱之爲血重，陳久併發風症稱風重。

病象血重總象之定義，腰際以下骨蒸潮熱痛。腸氣熱沸脊背膈膜疼，諸脈熱弦黃水瘡疥現，胎血滴漏漩而又化膿。風重病象骨蒸心不安，目眩頭部骨骼覺寒涼。渾身發寒下部之間疼，肌肉浮腫發脹又麻木。眼昏瘋癲迷癡又健忘，月經不斷經常有滴漏。

療法洗潤營潤有兩種，其中血重洗潤法可治。洗潤法分腹潤與脈潤，腹潤又分大潤和小潤，脈潤亦有內潤與外潤。第一洗潤洗滌與油治，用物訶子大黃與肉桂，各藥分煎晾涼之後合，鮮薑桂皮牛膝和白醜，光明鹽與赤芍濃味加，當用生髮清瀉兩法止。腹潤小法藥用赤包子，赤芍訶子桂皮光明鹽，鮮薑等分研末大黃煎。水瀝反壓預後同總綱，月經漩聚胎腫胎盤膿，血重無遺胎病滌瀉清。脈瀉先行鮮薑湯內服，諸花麻渣鴿糞爬岩薑，任選酒煮痛處小腹熨。洗滌揉摩之後用斑蝥，海金砂與桂皮加砂仁，白土靛皮八令童便引，此方用法脈瀉總綱同。外部脈瀉大中小三法，大法鹵砂桂皮藏紅鹽，犀

角牛羚藏羚角鹿茸，蓖麻赤芍苦木雲繡線菊，蜥蜴蝙蝠尾翼與酒麴，砂仁石花鍋煙與土鹼，紅糖製爲藥丸送胎內。中法砂仁鹵砂三熱藥，蓖麻赤芍酒麴元明粉，天花粉與刺柏蜜糖配。小法紅花鹵砂與砂仁，斑蝥赤芍土鹼紅糖劑，藥丸或者湯劑械送胎。小腹溫熨烤而手揉按，起痛莫懼久則吸盤引。胎血漩聚胎腫滯胎盤，胎病血重無遺皆可瀉。第二風重營潤補爲治，其中肉營酒營與藥營。肉營方劑肥碩綿羊肉，羊肺心肝脾腎直腸肛，舌喉瘻項鎖子骨胸叉，後頸中肋短尾罩與目，脊椎腿蹄頸等細捶擊，犛酥兩捧石器之內煮。水開加入豬肉煎濃汁，其後濃酒兩握三熱藥，再加阿魏水與純羊血，依次邊開邊摻攪拌煮，再加全部羊肉混熬羹，每日三次渴則飲甜酒，莫使身寒可將風重驅。酒營蜂蜜紅糖蒺藜酒，酥油酒與骨酒解風重。藥營又分血營酥油營，血營方劑牛羊與鹿體，肉脂血與骨汁相混合，桂皮入煎熟後晾之涼，竹茹大黃光明鹽三熱，加入之後文煎作零食。或方驢血未曾摻水時，桂皮砂仁苦參石蓮子，螃蟹光明鹽與大黃入，攪煎和入骨汁吃一把。酥油溫營五根與藥酥，蜂蜜紅糖濃味藥酥劑，早晨黃昏進食風重痊。

第八十二章　外科諸症總治

　　因緣風與膽黃和痰飲、食行不適外緣因魔障，此乃先天生就外科瘡，箭石刀槍角木牙齒火，加之於身致成突發傷。滴漏惡嗅感覺痛苦甚，身體即刻衰竭現瘡瘍，皮膚肌肉裂故稱傷科。病位膚肌筋腱與脈絡，關節骨骼臟腑共八處。

　　病分先天性與突發症，先天瘡瘍總綱與分解，外部穿漏內部行淋濁，中層稱爲痠楚變三種。分解內外核腫與痔漏，丹毒敗疽瘻瘤和疝氣，足腫會陰漏等共八種。突發致傷種類與病位，種類分析擦皮劃裂截，嚴重斷折完全脫掛節，跌落破碎穿漏共八種。病位分析頭部上軀幹，四肢傷與三聚頸部傷。

　　症象治療難易需診察，病中要害還是非要害，感染還是未曾感染診。難治病症部位本性然，傷處眼耳牙齒和鼻腔，腮邊肋際胸部與肚臍，乳房腋窩睪丸與骨頭，脊節筋腱作業接縫難。外傷本性往下極深處，術後痛與小腿肚青棱，筋腱腐與脈斷關節扭，蟲入致傷骨瘤諸症存，病害未清感染難調治。外緣偏膩食劣守飢坐，白晝酣睡房事又過分，行動過早醫者謂難治。與此相反傷科易治癒，中於要害施治終無益。中於要害肉脂與骨骼，筋腱臟腑脈絡共七要：肉要發腫擴散顯劇烈，中傷脂之要害腫如疽，骨要痛疼骨熱暗中生，筋腱要害傷則跛與強，臟之要害劇痛失榮光，腑要脹滿腹鳴尿禁閉，脈要脈絡發熱五行亂，

總之三路要害病發生。未中要害無痛胃口安，身輕做事心中無悔意。

……

第八十七章　和合毒症

　　毒分和合毒與轉化毒，自性毒等共計三類分。其中第一稱爲和合毒。當此五百劫數之末期，濁世所致惡業諸般情。彼時外道惡念現混雜，雙足眾生種下毒業緣。其中毒類入法辨認法，療法逆反預後講六般。第一毒類當用藥引分：時值陽光照則作診察，時值風擾煙時作診察，時值步行地氣作診察，時值腹內進食作診察。

　　其中分析境域及藥劑，疾病種類發病以時分。境域天竺內地多報門，武器標杆葷與露劑四，各自配伍一千露四方。藥劑寶藥石藥肉藥方，露劑物與草藥方六椿。珍寶藥有紅銅青銅金，鐵與水銀鉛等配方劑，特別鉛銀相配有多方。石藥赭石鐵砧寒水石，銀朱硫黃金石等爲方。肉劑肌血苦膽毛與骨，肌肉山羊肉與雄鷹肉，犬與鼬鼠斑蝥魚蛙蛛，蠍子石龍子等動物方，特別犬與山羊斑蝥多。露劑一切毒類之精聚，具體配伍川烏草烏頭，一把香等三味共配劑。草藥方劑莨菪鬼臼果，廣棗蒺藜赤芍狼毒等，雖然上述各種皆入藥，主藥使用莨菪配伍多。其中二合聚合轉數種，分類繁雜理解頗費難，對治反則複次傷自身。總之可分熱劑和寒劑，珍寶石藥配伍成寒劑。肉露草藥草烏爲主藥，不歸寒類熱劑轉毒類，混合方劑寒熱兩相攻。病類癩毒癲毒刀刃毒，口瘡腸乾食硬角反張。僵蛪蟲症再加蝕鼻症，紫癜消瘦膽病目色黃，瘟疫傳經入脈遭猛擊，遊蕩中風疹病尿閉等，稀有病情數種非一足。發病年月日等依次故，日毒月毒年毒共三類。病入投於光線入色澤，投於寒風通過脈門入。投於蒸氣鼻孔汗毛二，投於油膩病入汗毛門，投於食物病從牙口入，彼毒首先當在胃內降。毒乘清糜只因帶病故，吐逆貪食食物不消狀。清糜行於肝臟轉血液，肝區胸部刺痛諸脈閃。血液轉肌青乾部傷痛，肌轉油脂無力不成眠。油脂轉骨牙齒指爪痛，關節骨骼零星覺疼痛。只因骨轉脊髓骨髓故，頭暈不耐日照下肢浮，脊節口開擠之覺舒服。脊髓成熟紅白兩精神，男子遺精

　　將失其性欲，婦女月經流竄或漩聚。精神清糜變澤駐心臟，澤奪健忘癲狂心不怡。總之清糜之馬被毒乘，遍布體質七素諸機物。部位所轉病象諸般顯，風膽痰使五行變紊亂。是故開始中間與末尾，辨認施治預後十分難。配

伍類與身體病境域，飲食爲引以致降五臟。墮腑著骨行走於脈絡，肌表等處無定到處降。診察方法其類共三般，總象無誤不變作辨認，病類降處各自作診察，不活死兆診察三拒醫。第一辨認內外密之辨，外象其他功能斷外表；內象脈尿痛法與起緣，由病辨認密法定然生。第一天亮不語不進食，莫混唾液自理注淨水。浮者無毒沉者則有毒，塗於羚角其上沸則毒。白石火燒其上唾口涎，碎如青稞轉黑有毒積。青牛角內尿酒混後注，刺蝟毛攪色如虹者毒。或者青牛角內注其尿，兔子鬍鬚攪之焦則毒。患者尿內放進腮邊發，一夜次晨千曲如燎毒。患者尿內注入雞冠血，再入草烏色轉如膿毒。純銀薄片置於牙齒內，次晨色褪擦拭難者毒。取酒一把和以胡蘆巴，黃昏內服不語次晨查；舌齦上顎虹狀有毒潛。一根孔雀翎毛捲酥吞，次晨抽滌不褪色者毒。如此外部診法具備時，是則有定無則無定故。內象之法辨別痰病體，脈系未定無論生何象，變化大而形如魔怪脈。尿色未定無論生何象，銅器加蓋擦去地下潮，土石珍寶或者草木粉，形如蛙卵陣黑現虹狀。或者表面清淨毒潛身，塗之於銅色轉黑爲毒。病理毒入體內一月間，咳嗽多而力小身不安。時至兩月一再發陣痛，三月何處入毒彼處疼，四月食行不適則發病。於是方劑病體食物引，毒降之處之故候無定。然而一般毒症如下情；飲食無味痰懶易發怒，身重力耗肌枯體色青。舌裂汗毛澀滯指脈麻，頭暈神昏步履多搖曳。頭與肝胃口周脊背痛，追逐火日蔭暸坐不住。汗熱睡眠時增有時減，目眩乏味呵欠嚏嚏多。有時吐瀉同時小便閉，隱處不舉時而心不怡。上下四肢零星痛而轉，月經不行舌面著黏膩。眼珠牙齒耳朵頭刺痛，頸項發僵咽喉聲音塞。無定之象各種現紛紜，口齒骨骼疼痛如風症，目赤發熱猶如膽黃病，難消吐逆撐滿似酸類。胸部刺痛脈浮如血症，發癢麻木猶如黃水般，寒顫骨節疼痛如瘟疫。吐血肝胃疼痛如紫癜，力小肌膚乾竭如社神，此等劑劣飲食之病理。特別脈與尿象不明顯，各種病類甚多變化大。雖食無益肌消體力衰，肝胃不舒傷風心不怡。無端疼痛不治亦自癒，具此七象毒症當無疑。依恃益損房事與賽馬，魚豬肉腐首先方劑引，放血發熱起者爲內象，內象此等齊備無轉變，無象無可辨認密象診。魚豬肉內加入亞大黃，進食菜湯發作則有毒。菩提子煎黃昏服一把，行亂身沉寒顫染毒症。申薑浸乳飲後吐爲毒。三七白檀黃柏皮研末，杜仲湯送吐瀉痛毒症。訶子龍膽玫瑰黃柏湯，服後關節痠楚爲毒症。柏子阿魏麝香三實藥，牛溲煎服降處痛爲毒。

......

第八十八章　轉化毒症

　　轉化毒症其中有兩類，不適之毒再加肉中毒。第一病因症象和療法，病因有二本性不適症，清糜未消未曾轉體素。本質未適鮮酒酪未酵，又用白芥子油炒蘑菇，雞肉或者乳酪生牛奶，蘿蔔大蒜白芥子之葉，魚與雞蛋新榨取米子油，蘿蔔等油未適彼等物，前者未消後者又進餐，摻合而食或者一同吃，未適物性相攻病患亂。另外，不適雖非食所致，不慣非時物性難消化，未消清濁相混脈眼開，體質七素逐漸現衰落。其象脈絡細沉又顯緊，尿赤或紫沉澱物不生。膚色青乾目弦頭髮疼，時而身痰胸背肋間痛。嘔逆腹脹難消食後疼，關節疼痛腳面腹肌腫，食物不適下瀉或上吐。總之胃口寒而肝發熱，夾風脹嘔頭暈夾膽黃，腹部熱瀉血致生閃痛。痰症身重頭痛難消貪，夾帶黃水浮腫關節疼，諸種病象發生難斷診。並非不解誤解片面解，對其本質詳細作了解，掌握本治聚殲可清瀉。石榴四味或者多青四，和以白糖早晚溫水服。生暖清除黏液護孔竅，調養藥食使之趨成熟。聚攏藥方牛奶配鹹鹽，芸香豬血沙棘和白糖，黃昏黎明交替聚散症。聚症內懈身沉多鼻涕，不攝飲食力衰可清瀉。病勢重者聚而對治誅，牛黃綠絨蒿與止瀉果，三涼硼砂黃連白芸香，大麻仁與訶子五靈脂，熊膽川烏白糖石菖蒲，發熱之時煎晾水送服，凡爲固本黎明滾水送。又方對治清熱調理三，和以白糖固本交替用。其後就近部位作清瀉，病勢減退後現食放鬆。難息眾聚複次聚清瀉，未淨餘病善加作誅滅，病患甚處食藥善調治。脈散甚者脈腹交替瀉，未適清糜部位未成熟，紫瘢散與傳亂除疫等，其治同於和合毒療法。

　　肉食之毒因緣類與候，療養之法講解共五般。病因生肉潰爛之地區，地面有毒化氣中其病。其緣溼地之上長留駐，煎煮熟氣沸騰作籠罩，乳酸汗穢日光久照射，穀類炒麵菜中常遺留，牛翻屠夫之血接觸緣，時過七日轉化爲毒症，其類可分肉毒和肉疾，症象總綱分解共兩類，總象眼目不明眼珠昏，胃內脹滿疼痛如疹症，咽喉重生聲嘶神志昏，頭部昏暈腿立不穩。分解肉疾頭與骨節痛，主要瀉吐少危命。肉毒咽閉聲音難發出，食飲難咽無力視不見，此症聚然斃命愼爲治。無痛吐逆脈中無病降，命歸死神諸般難回春。

　　……

第八十九章　行與不行毒症

　　自性毒分行與不行二，昔時曾有神與非神者，欲得甘露翻攪大海時，出

現丈夫黃發眼噴火，對其可畏身形梵天睹，口誦「哞」咒頂部融雙行。

　　不行草烏烏頭與狼毒，赤芍商陸達布山枸奈。行走毒有瘋狗蛇蠍子，蟲類毒蜂皆為行走毒。其中第一不行川烏類，單獨服則舌唇麻而熱，出現裂縫膚黑氣息涼，動則昏厥暈眩倒撲地，手足痛僵跟珠向上翻，胃部臌脹腹內痛如切。首先牲畜活血飲一把，冷水浸浴頂部常澆注，此法脈難竄脈留胃中，其後土鹼薑黃與訶子，用水泡後飲用命得全。又方訶子川烏覆盆子，童便浸後內服可息毒。又方訶子土鹼與川烏，屍糞細研水浸可內服。諸種方劑咒符增其力，藥效增加毒勢當誅清。庸醫盲然單純驅川烏，藥驅毒入命脈失性命，具此祕訣非命毒症存。兩種茛蓉無病體力達，官能紊亂眼前顯迷離。信口開河無據貪女色，對其苦參申薑婆婆納，細研煉油調服可解毒。山奈枸與達布內外腫，雖然咽喉胃部皆腫脹，覺似創傷又滾痛，山羊肉血童便解奈毒，籽油脂油豬脂達毒除。

　　再講行走諸毒之療法，第一瘋犬之毒有症象，療法分類共計講三樁；其象瘋犬聲盲流口水，張口垂頭尾巴常掃地，搖擺無向到處亂竄行。瘋犬咬後症象分新舊，新期傷口之內流黑血，創傷紫黑厭人有垢汙，發腫傷口之內生肉瘤。其傷陳舊頭疼發寒顫，震顫心口疼痛時昏厥，觀鏡觀水驚恐有犬為，其象毒發增盛說端詳。療法亦可針對新與舊，咬傷即刻口或嘣角吸，傷口四指以上布緊纏，一晝夜後其傷用火灸。其後滾煎酥油黃柏皮，鹵砂煤灰茜草塗傷口。薑黃黃柏川烏麝酥塗，再用馬糞乳酪作吸嘣。其後發與不發可尿診，病未發作善為開處方，若已發作獸齒舊靴底，煤灰童便調服可化毒。既發身麻部分疼痛者，見犬憤怒生而脊肉痛，藥用牛黃肉果自然銅，白糖四倍冷水送內服。又方牛黃茛蓉六君藥，天花粉與麝香糖內服。草木犀與枇杷和菖蒲，黃連巴插砂仁和紅花，酥調食塗人發白芥子，陳紅糖煙薰之可消腫。六月之內十日服一次，十日既過年月已滿者，毒起火灸六椎七椎束。赤芍蔓陀羅花可清瀉，黑香煙灰毛香天門冬，灰條牛溲為丸童便送。又方藥用三種自然銅，牛黃檀香訶子六君藥，白糖四倍為劑可內服。病端既伏胡椒草木犀，砂仁木香甘草與蜂蜜，煉油為劑制丸除餘毒。瘦瘤腫者陳骨與麻渣，海藻為劑浸浴以鎮伏。部分疼痛霍爾灸法治，禁忌照鏡犬吠渡與怒，其法可治犬毒命得活。

　　……

第九十一章　壯陽之法

　　所謂壯陽可以盡情欲，種類後代因此可繁衍。其中主要分支有兩類，前業

眠昧出現男和女。男性丈夫壯陽爲主要，如果男性不能盡情欲，成百女性簇擁亦徒勞。若是男精無病並旺盛，女性繁衍子嗣可尋求，是故壯陽主要在男性。其中分支當數女流輩，接受種子發育之基地，文系宗嗣女孩不受故，主要不轉諸般雖百方，命運不計不能生男孩。是故尋求婦女慎分支，譬如沒有種子之田地，種子撒於劣田同一理。

　　臟腑總義宣講在三焦，精華清糜當依紅白種，是故男女兩性共同病，其中主要男性之壯陽，所需基本方劑有三種。方劑有情陪住做先行，有情男性經常駐本地，女性猶如無枝之樹木，觸視之覺並無男兒性，是故黑女相愛當追求。其居住處周圍有池澤，蓮池林苑蔭涼悅耳音，淫涼怡神之境能壯陽。伴友青春嫵媚具妝飾。悅耳溫語如意行爲吉，先行油搓洗滌作清瀉，灌腸緩下兩法同時行。基方枯者養而漏者止，療養飲食行止藥與械。飲食白糖紅糖和蜂蜜，肉湯牛奶煉油焦奶皮。味甘白食適口又悅目，增強體力補虛食可依。行止注目接吻相擁抱，知心話語含笑兩結伴。藥物肉中之王稱雪鱉，增強體力精液可充盈。對其配伍蜥蜴與雪蛙，九味十三味與五味方。蜥蜴五根藥與三果實，紫色雪鱉羊睪貓眼草。水與牛奶酥油煎取汁，鹵砂砂仁乾薑與蓽茇，紅糖爲劑青稞中增力。雪蛙五根藥之藥酥丸，紫色雪鱉肉果黑白芝，茛菪等藥加味作內服。又方紫色雪鱉黑白芝，石蜥蜴肉麻雀腹內裝，縫合酥煎晾乾研細末，加入煎述酥汁加紅糖。九味紫色雪鱉加肉果，人貓水獺尾骨寒水石，硫黃茛菪五靈脂捶碎，諸藥納入麻雀腹腔內，絲線縫合酥油之中煮。酥油和以紅糖加乾肉，當作小吃每次一羹匙。上述諸方體力得增益，可以暖腎精液竭者養。十三味劑雪鱉紫與黃，水獺肉與岩間石蜥蜴，家雞鴿子家雀山雀頭，江魚茛菪再加佛手參，白芨寒水石與紅糖劑，精液竭者立即得補養，一夜尋歡成百女以能。……

第九十二章　尋求女性

　　壯陽分支尋求女性法，其因魔障功能及人體，進服育兒藥與不育症。第一通過占卜做診察，文武咒符用以治魔障。功能風膽痰等共三類，風致月經色黃流非時，覺似鮮豔時而閉且脹。膽黃酷熱色如煙汁膿，痰致寒涼猶如酪面水。風症早晚進服鮮薑湯，麻渣五穀溫熨下腹部，其後潤瀉表脈用藥挺，再飲榮養小腸蒺藜酒，酥精配伍後遺病症除。膽黃痰症花卉作溫熨，其後滌潤大劑可清內。再用表脈潤劑清胎毒，然後榮養小腸作預後。胎留兒嬰死嬰

或病骸，留病生育之後留殘血。胎口翻捲胎內生血瘤，諸種變化皆如懷孕狀。有時小腹骨節腎疼痛，胎血棕色時而呈黑色。對其早晚令服鮮薑湯，鴿糞牆蘚等味熨小腹。然後訶子肉桂與大黃，分別燉煎取汁混為湯，赤芍白醜牛膝與鹵砂，桂皮入之當作零食餐。末下鹵砂鍋灰與牛膝，骨肉燒灰遞增酒送服。又方三熱訶子光明鹽，肉桂大黃各自煎取汁，混合加入赤芍與牛膝，桂皮鹵砂入後黎明服。若生刺痛石與五穀熨，仍然不出鹵砂和酒服。死嬰胎痞匯膿又血崩，胎口扶之無子生子嗣。其後潤滑表脈大劑清，再用潤腸蒺藜酒預後，一年之內宜暖慎行食。投以子藥斷或常出生，表裡潤脈之劑依次配，其後蒺藜酒與養血藥。不育婦女血多色不變，每月按時按刻來月經，對其無法使之生兒女，其可尋求有行伴侶宜。

甘露精要八支祕訣第四卷　後續醫典

第一章　切脈辨病

四續之末後續醫典部，病與對治調養三般內，調養疾病四百零四種，詳加分析二千二百病，略而需治一百零一種、調養對治一千零零二，簡而言之藥械食行四，藥治平瀉平分涼與溫，清分輕瀉峻瀉和續瀉。械治細粗食物利和害，行止急緩食藥如總綱。調法實踐三百六十種，總之診法療理和治法。診法切望二法識病體，失誤關鍵四法清械途。調法九種疾病遇對治，療法實踐十八摧病陣，三十六種實踐之精要，此等後續醫典總結語。

切望二診可以識病體，切法於脈如何作診察，望法於尿如何作診察，關鍵四法如何除失誤？

第一切法對脈作診察，病與醫師訊使為脈絡。先行食行教與喻視時，視位按度視法當明瞭，中庸脈絡診察三脈系，四季脈搏五行本源露，七種奇脈當視無病者。有病無病脈搏數可測，總綱分解之脈識病體。三種死脈明瞭喻存亡，魔脈驟然流布作攘解。對於壽象本脈作診察，十三總義切法簡略言。

第一先行食行教與學，酒肉等類過分作溫營，難消過涼病基紊亂忌。過飢過飽房事與失眠，多語心勞行走禁後診。如是三種功能不紊亂，驟然就診呼吸需平勻，脈位外緣莫舉慎知之。視時天空日升未臨穀，體內暖氣未曾失外部，體外寒氣未曾竄內部，臥床未動飲食未進前，醫師患者氣勻視脈位。視位腕上

第一皺紋起，下量一寸突骨之內側，寸關尺脈莫豎放平穩。只緣動脈雖然遍身布，接近臟器谷水若拍岸，遠則猶如客人話遞傳，適中恰似三夏雷聲動，一切穿行當如商集市。如若不行臟腑謂逆違，氣血遍體流行如老闆，十二經絡不混似筏紋。本脈下角韌筋之間診，收於邊故死脈腳面察。按度寸按皮膚關按肌，尺部微按骨骼壓明顯。所以如此脈型如蘿蔔，肌厚深與不深由其得。視法手指未曾凍僵時，男診左脈女診右邊脈。首先病人左手醫師右，寸脈之下心與小腸主，關脈之下脾與胃腑求，尺脈之下左腎三焦診。病人右手醫師左手看，寸下肺與大腸關肝膽，尺下可診右腎和膀胱。女性兩手寸脈左右反，所以雖然肺心無定向，心之尖端如此所指故，其他部位所向亦如上。平庸所依脈系共三種；陽脈陰脈再加菩提脈。陽性脈搏粗而實有力，陰性脈搏細而疾速動，菩提心脈系長而柔軟。男有陰脈可以得長壽，女有男脈子嗣有勇為。男女右具菩提心脈時，長壽少病上慈下敵對，三脈敵對終究絕子嗣。陽脈內逢一般多男嬰，陰脈內遇一般多女嬰，菩提心脈陰陽兩相遇，由彼之故一子便絕育。四時五行本源露精英，初時五臟之行連其脈，母子敵友四脈繞精圍，春夏秋冬四季有五界。春季三月草木發芽時，騎士翼宿參宿司其職，百靈鳥聲宛囀清喉時。七十二日木界肝脈行，猶如鳥音搏動細而緊，其餘十八土界脾脈行。夏季三月葉展雨淋時，氐宿箕宿二星司其職，鳥中之王杜鵑發鳴聲。七十二日火界心脈流，猶如杜鵑脈搏粗而長，其餘十八土界脾脈行。秋季三月草實成熟時，牛宿室宿婁宿司其職，鶚鷹雙翼拍擊發鳴聲。七十二日金界肺脈行，猶如雕聲脈搏短而澀，其餘十八土界脾脈行。冬季三月水土結凍時，昴宿咀宿三星司其職，青鹿呦呦悲哀發鳴聲。七十二日水界腎脈行，猶如鴨聲脈搏濡而緩，其餘十八土界脾脈行。冬至時節冬夏算中軸，十八時界四乘七十二，土界脾脈旺而流行時，猶如雀聲脈搏濡而軟。

　　如此四時分於五行中，現講五行相生與相剋。木火土金水等為相生，火水土木金等為相剋。母子敵友四脈察本源，母脈自脈盛則稱上吉。友脈生財子脈權威顯，敵脈仇至或者死難治。

　　……

第二章　望鏡辨尿

　　第一先行觀察在夜間，茶水酪汁酒與薄酒等，將變尿色禁忌過多飲。莫使忍渴房事和失眠，行走心勞渾尿皆禁忌。夜半之前飲食水已轉，下半夜間

尿積可驗察。視時色汽沉渣診驗故，早晨尿器陽光照則診。尿具差別尿色不轉化，瓷器青銅鐵器之內察。陶銅紅瓷轉色宜禁之，茅草秸器等物卻可診。轉狀食飲胃內分清濁，濁物小腸之內分稠清，濁者小腸脈道入膀胱，清者通過肝部轉血液，血中濁物貯存於膽中，膽內清糜滯留轉黃水。膽中濁物轉為尿沉渣，通過脈道聚於膀胱內。是故尿色當由食物轉，沉渣生於血膽之位故，體內何處寒熱診尿知，猶如商旅交易談行話。正常無病安居診尿知，色如牛煉酥發臊腥，氣氣大小適宜浪花勻，沉渣勻布凝者如井水。熱氣既消邊周回流漩，攪之淡黃清者當無病。反之病尿總綱與分解，總診驗察三時九診法。三時趁熱氣消和冷卻；趁熱之時色氣味浪花，氣消之時沉渣凝物診，冷卻回轉漩狀攪後診。第一尿熱之時看其色；猶如池水青而稀為風，黃則膽症白則酸類病，紅則血症茜汁為黃水，紫而味臭紫色痰類症，色如黑油疫與膽黃盛，紅黃濃臭傳經混亂尿，尿色呈黑如虹為毒症。氣大者熱症熾盛尿，氣小久者熱症隱或陳，氣小時短風痰寒症尿，時大時小寒熱混合症。氣味臭而難聞熱極甚，聞之無味氣小為寒症，嗅到食物當為彼食積。泡沫青而大者為風症，紅黃迅即澄清為膽黃。泡如唾涎當為痰類症，紅則血症虹狀為毒症，如同鴿被鷂逐擴散病。沉渣如毛當是風類症，投毛猶如水禽為血黃。渣若毛尖寒性酸類病，如雲肺病如膿當有膿。渣如散沙當有腎臟病，上下中間之病如此察。渣如腐酪浮於尿面者，風將體素寒熱攪亂焉。沉渣厚薄亦可知寒熱，其色猶如尿色所顯情。凝物薄則寒症厚熱症，能拿能放謂之為凝油，燒有燎毛之味不需治，凝物裂為片斷為腫痞，根據凝物之形識魔面。回漩尿氣未消漩者熱，既消冷後回漩為寒症，氣消回漩同時寒熱勻。回漩其尿凝物無厚薄，薄處周邊回漩為寒症。從底滿溢漩者為陳熱，前有沉渣回漩寒熱戰。熱氣擴散或者寒流竄，魔障偏盛三者尿不漩。漩後顏色病症之尿色，濃稠熱症清稀為寒症。

　　……

第三章　湯劑部

　　療法實踐計數如此情：實施對治藥物和器械，藥治平息清瀉講平息，湯散丸膏藥酥丸五種，藥物五部稱之為總綱。然而灰藥膏劑和藥酒，藥物八部平息方劑明，平息逆反珍寶藥第九，臨時組合草劑為第十，是亦五類藥部全囊括。清瀉五事先行與油治，瀉吐鼻藥緩下和灌腸，瀉之逆反脈瀉共七般。械治砭灸熨浸塗五種，彼治逆反刺針為第六。總數詳加計算二十三，簡而言之實施十八

法，當是摧毀病營之武器。此等善加實施有次序，第一先講平息藥物部。湯劑之部除熱與驅寒。其中清除熱症之藥部，陳舊顱骨龍骨和地丁，三分煎二晾涼除頭疾。鐵屑黃柏中皮三實藥，煎湯涼服眼疾得痊癒。廣木香與訶子煎作湯，耳內膿血刺疼得鎮除。黃柏艾蒿共煎爲湯劑，加入熊膽鼻血流者止。黑礬枇杷訶子湯晾涼，口含催涎口血刺痛除。川烏甘草白花龍膽湯，石灰華糖聲啞熱乾清。磚頭煎汁芫荽白糖加，催涎口舌喉乾之症解。肉豆蔻與檀香廣棗湯，煎後晾涼心熱可祛除。沙參甘草紫草草河湯，肺部血熱痛咳得解除。馬兜鈴與靈脂鬧羊花，煎湯加入紅花與熊膽，使之內服肝熱得解除。丁香訶子再加波棱瓜，煎湯脾熱腹脹腸鳴解。訶子紫草茜草枇杷葉，腎熱痛牽大小腸熱解。八齡童便香墨解胃熱，篇蓄茜草川烏共煎湯，止瀉果與川烏草河車，馬兜鈴湯二腸腑熱解，再加胡蘆籽味止熱瀉。蒺藜蜀葵螃蟹解尿閉，天花粉與黃精蒺藜味，共煎內服可使胎熱癒。三實湯使疫亂之熱解，新舊無餘清除令成型，青木香與苦參眞珠杆，乾薑湯使疫熱早成熟，紫白痰症虛熱血痛解。地丁苦參再加波棱瓜，大小薊湯疫熱重症解。地丁黃連訶子鬧羊花，清除血亂燕腐分清濁。訶子貫眾草烏共煎湯，加入硼砂和合毒可除。青木香與射幹鬧羊花，廣木香煎紫盛疾痛止。降香訶子秦艽黃柏湯，內服可使熱性黃水涸。地丁秦艽川烏膽熱除。淘米水與射幹加蜂蜜，頻頻少服吐逆立可止。……

第四章　散劑部

　　散劑之類解熱與驅寒，解熱可用冰片君王方，紅花七味臣藥之方劑，主宰八味佐使之藥方，諸種屬民方劑共四類。

　　熱症熾盛君王冰片劑，類別莽與水晶密陀僧，莽冰片黃長而軟且輕，或者色白輕軟如雪粒，藥性清涼二合風熱除。密陀僧型冰片多皺黃，又如陽寒水石比之莽，粗而清涼一切熱症施。水晶冰片白脆如結冰，十分清涼盛熱可鎮伏。

　　冰片配伍之法有六種：猶如野人獨自一味行，猶如勇士武器帶身旁，猶如王妃尋求溫伴侶，猶如保鏢遭遇凶敵玩，猶如軍官屬下做簇擁，猶如王子離開群體般。

　　第一冰片石灰華浸水，盛熱大力雷霆作誅滅。第二勇士武器帶身旁，亂熱檀香疫熱用川烏，白糖爲引雪水送內服。稱其冰片君臣三味散，亂疫熱甚

立即可誅殲。第三冰片君臣三味中，再加紅花牛黃成五味，加入麝香熊膽爲七味，緩使風不作亂熱氣消。第四冰片若與酒相配，山原界處風熱一時殲。第五七九十四諸味方。七味方劑冰片白檀香，牛黃紅花黃連石灰華，地丁再加四倍白糖配，胸痛亂熱熾盛得解除。九味冰片檀香石灰華，紅花熊膽地丁草河車，黃連紫草白糖傳亂病，胸痛痰帶紅黃煙汁除。十四味劑冰片六君藥，檀香犀角沉香綠絨蒿，麝香地丁白糖草河車，疫甚身重健忘昏厥除。第六冰片二十五味方，冰片沉香再加六君藥，紫白檀香使君金櫻子，綠絨蒿與木香北菖藤，馬兜鈴與桂皮射幹子，卷柏甘松苜宿紅石花，熱症三實寒症三熱藥。藥引白糖其量加六倍，臟腑肌膚脈骨之發熱，新舊傳亂疫毒等發熱，痛風丹毒胸腔滴漏膿，體內諸般熱症一掃清，尤其陳舊熱症可根除。……

　　驅寒散藥劑部說端詳：君藥石榴臣藥爲多青，火山溫藥佐使之方劑，各種零散屬民方劑四。第一君藥石榴之方劑；石榴桂皮胡椒共三味，飲食不消音啞氣不勻，特別肝部疼痛諸症益。藏紅鹽加石榴四味方，脹鳴腫與食積吐逆解。石榴桂皮砂仁與蓽茇，白糖爲劑石榴四味方，胃之本元火熱得保養，病轉何類皆可開胃口。方加乾薑藥物配適量，石榴五味痰類食不消，胃內寒痞吐逆胃不開，心風腰腿諸症堪稱奇。或方加入紅花石榴五，寒熱相攻本元火熱養。石榴阿魏乾薑藏紅鹽，沙棘五味食積肝萎癒，適量配劑心經風痰瘁。藏紅鹽與石榴三熱藥，光明鹽等六味生胃熱，食積可消黏液得清瀉。石榴桂皮砂仁與蓽茇，此等爲本八味病轉機。乾薑紅花單果肉豆蔻，適量爲劑石榴八味方，肝胃胸背風痰心痞除。光明鹽與胡椒藏紅鹽，乾薑配伍新舊食積消。……

第五章　丸劑部

　　丸劑之部解熱與驅寒，解熱除去毒性水銀外，雖然沒有解熱之成藥，對症下藥揉製丸可用。驅寒丸劑首先用烏頭、麝香木香菖蒲與訶子，結合心血骨筋肌部熱，上藥共配童便製爲丸，此方之名稱作五鵬丸，黃昏五七九丸依次服，胃逆蟲症疫痛喉症疽，尤其黃水癩病除之奇。再加肉豆蔻味除心風，配以藏紅鹽味養胃火，配以貝灰痞腫之類摧。配以多青浮腫臌脹消代，配以鹿角之灰水腫涸。黑香可治喉疽疫痛魔，配以阿魏風寒全解除，蔓荊子加蟲病全可驅。鹵砂黑鹽紅鹽光明鹽，角筒鹽與角鹽加桂皮，皮硝灰鹽再加元明粉，三熱藥與三實藥等味，三次等分紅糖製爲丸，胸痞胎痞血痞可粉碎。三熱藥與砂仁加訶子，芫荽花椒菖藤藏紅鹽，湖鹽桂皮地丁小茴香，紅糖爲丸食積胸痞消。鵬鷲

鷳鷲西藏獾等喉，儘量收集野犛野馬肉，六君三熱藥與三種鹽，小茴蛇床子與南荳藤，腫症無論寒熱皆粉碎。大托葉六實與石蓮子，三涼訶子肉果蛇床子，蓽茇乾薑茜草綠絨蒿，小米辣與胡蘆五味子，橡實石榴適量糖爲丸，金實丸劑可止風痰甚，胸熱腹寒新舊瀉利止。又方多青毛香鐵線蓮，使君子與金櫻子射干，肉桂元明粉與大君藥，酥酒紅糖爲羹製爲丸，多青消化丸可消浮腫。紅花青木香與蔓荊子，胡蘆寶石和蜜製爲丸，浮腫黃疸溼寒腹脹消，多青胡椒乾薑鐵線蓮，大小薊與石斛四香藥，紅糖爲丸肝痞與氣喘，咳嗽痔瘡便秘諸症除。五熱藥與紅糖製爲丸，肋際疼痛心顫胃呆清。砂仁甘草小辣光明鹽，三熱藥與黑鹽藏紅鹽，紅糖爲丸驅寒消諸腫。石榴蓽茇紅糖製爲丸，可解食積嘔逆諸類症。顱骨鹿角鞭麻灰三味，芹葉鐵線蓮加訶子丸，內服可涸水腫水臌症。鐵線蓮與砂仁三熱藥，螃蟹鹵砂爲丸尿道痛，火衰腎腰胯眼刺痛痊。荳藤乾薑阿魏蔓荊子，鹵砂和蜜爲丸貼牙齒，蟲常著亦可榮養牙。此等丸劑配伍細研之，無引諸劑溼搗爛如泥，既細揉製猶如小豆粒。毒性爲主其丸宜極小。若配藥引不需稀釋制，制如羊糞或者冰雹粒，小丸吞服大丸嚼之宜。

第六章 膏劑部

膏劑之部解熱和驅寒，解熱大麻仁與訶子味，三涼蘆根甘草與鐵屑，白糖新鮮酥油製爲膏，陳渾肺肝之熱得解除：地丁波棱瓜與青木香，川烏蓽茇蜂蜜馬兜鈴，爲膏膽黃肺病與酒症，口吐膽汁頭疾可痊癒。紅花銀朱各種動物膽，使君三味鮮酥和蜜劑，肺肝月經舊瘡鼻血止。五靈脂與訶子鬧羊花，紅花蜜膏肝血痛風痊。檀香紅花余甘綠絨蒿，白糖蜜劑膽吐肺病愈。夾風鮮酥夾痰草河車。

訶子紫草茜草紫草茸，三涼蘆根甘草草河車，白糖新酥蜂蜜制爲膏，咳嗽肌腐膿血肺穿癒。三實木賊鐵屑小茴香，甘草新鮮酥油白糖蜜，如膏目疾爛眼翳障除。犀角苦膽爲膏涸肺膿。紫色檀香黃柏訶子膏，陳熱黃水二合諸症除。紫草茸與銀朱熊膽膏，經常月經下漏之症止。紅花丁香訶子石灰華；砂仁鮮酥爲膏除眼翳，陳渾熱疾毒症可平息。四涼紫白檀香木香蜜，鮮酥爲膏小兒肺病除。諸肝未腐紅花鮮酥油，和蜜目疾肝痰得解除。

驅寒三熱藥與三實藥，小辣蔓荊子與草河車，依次遞增鐵屑芸香八，和蜜目赤浮腫痔瘡痊。鹵砂麝香螃蟹三熱藥，靛皮卜石葵花三石藥，紅糖和酥

腎疾尿閉癒。桂皮砂仁蓽茇石灰華，白糖遞增鮮酥蜜製膏，痰類肺痰帶味咳嗽宜。木香鮮薑三實青木香，草河車與蓽茇蜂蜜劑，哮喘風痰肺病得痊癒。石榴桂皮砂仁三熱藥，藏紅鹽與木香小米辣，蒺藜紅糖浮腫重風症，腎胃小腸大腸寒症癒。此等研膏配法蜜去水，水燉紅糖酥油煉去渣，諸藥細研混合並攪勻，白糖研極細末藥內加，以清為度零食少量服。

第七章　藥酥部

　　藥酥之部解熱與驅寒，解熱地丁黃連鬧羊花，地衣秦艽煎湯共取汁，澄清黃牛扁牛乳鮮酥，配為酥汁紅花使君三，白糖和蜜目赤與浮腫，黃水膚疾陳熱夾風出。地丁秦艽青藏虎耳草，馬兜鈴與三實藥和酥，肝膽心之陳熱可解除。地丁黃連黃柏山豆根，蒲公英與秦艽大小薊，煎汁香附檀香止瀉果，鵝不食草蓽茇散和酥，然後除油和蜜治癩病，白癜風與母毒會陰漏，痰核痔瘡浮腫劇渴症，頭暈諸症服之亦可癒。地丁波棱瓜與鬧羊花，黃柏根與秦艽五靈脂，馬兜鈴與青藏虎耳草，角茴香與射干止瀉果，大小薊與三實和糖酥，清除陳渾諸熱如甘露。此乃地丁首中末三方。三實藥煎牛奶酥油燉，除水澄清鐵屑木賊蛇，紅花小茴槍尖明目劑，眼翳昏花爛邊乾邊癒。降香秦艽三實藥酥油，蜂蜜黃水三藥加蓽茇，製成降香九味藥酥劑，癩病痛風著於身著癒。降香黑香再加草決明，大麻仁與秦艽黑沉香，黃柏皮酥和蜜降香七，黃水著於脈節及皮膚，痛風風痹癩病得解除。訶子泡酒其肉三涼藥，桂皮甘草乾薑使君二，草河車酥和蜜練核酥，肺病盛與骨風陳熱解。紅紋黃牛之溲和牛糞，牛乳乳酪酥油蜂蜜劑，黃牛五品藥酥舊肝病，風熱二合黃水浮腫消。沉香檀香黑香廣酸棗，葡萄酥油白糖為藥引，廣棗藥酥心熱症可清。沙參訶子酥油石灰華，甘草和蜜沙參藥酥劑，肺膿竅與肺熱得平息。紫白檀香苦參止瀉果，香附真珠杆與黃柏皮，秦艽黃連甘松余甘子，赤柏藥酥三涼白糖劑，檀香藥酥肺心肝部熱，疫癩空嘔骨節腫可清。紫草紅麴茜草訶子酥，和以白糖肺熱膿血涸。紅花銀朱使君子三味，諸種苦膽酥油白糖蜜，脈腐九竅出血之症止。……

第八章　灰劑部

　　藥劑五部之內尚未喻，灰劑膏藥以及藥酒劑。寒性病症灰藥數第一，熱性病症膏藥解除之，藥酒風症痰黃二合解，此等三劑穩密藏另行。

　　第一喻示灰藥之方劑，總有銳利溫和中等方，分解零星不等講幾種。第二

結合風膽痰類病，風症二合溫和之方劑；松枝赤芍蓖麻三實藥，寶石黑粉菌與元明粉，鹵砂藏紅鹽與角筒鹽，桂皮灰鹽再加蓽茇根，小米辣與三種熱性藥，牛乳酪酥油髓脂混揉。膽類二合中等之方劑，黃連茜草秦艽枇杷葉，加於溫方黃牛山羊乳，單純痰症可用銳利方。犛牛角粉熱性三草藥，菖蒲阿魏加於溫和方，獸肉獸骨煎湯酒拌勻。諸方稠稀成型製圓餅，未製注入陶器嚴加蓋，泥漿封閉細砂填空隙，土塊燒之熟透煅取灰，晾涼細研粉末可製丸。紅糖白糖蜂蜜做藥引，可消食積胃火得扶正，破痞摧腫痰類鐵鏽撥，浮腫得消水腫臟脹涸，醫訣輔之為轉除百病。

分解寒水石藥幻化劑，小中大方其類共三般。訶子硼砂蓽茇光明鹽，川烏等分寒水石二倍，和以硫黃其量如羊糞，裝入牢實瓦罐用泥封，置於碳火燒之令其熟，硫黃氣散為度再取出，細研其灰和之以白糖，食積痰類胸痞鐵鏽症，石毒珍毒痰黃紫色腫，寒熱諸種胃病盡解除，其上六君鹵砂梔子花，寒水石灰中等此方劑，食積勢盛二合熱症解。大劑五熱藥與訶子味，鹵砂灰鹽紅鹽光明鹽，皮硝火硝鹹鹽與海巴，鷙鳥喉管水獺與水鳥，諸藥二倍魚骨寒水石，如上燒灰寒痞得粉碎。燒鹽方劑無鹹之鹽類，色青味甘用量用兩握，乳酪一升肉用一指，煮攪去水使之成脆酪，入罐莫使漏汽嚴加蓋，和以沙棘蓽茇與紅糖，未消痞塊鐵鏽血痞摧。黑色冰片散劑用豬糞，棘豆黃連苦木雲加杜仲，至次莫使漏煙分別燒，為灰紅花牛溲研泥膏，和以白糖可治食積疫，刺痛瘟疫目黃得解除，尤其疫降胃腑似甘露。膽礬棘豆篇蓄秦艽味，莫使漏氣燒灰解風痰，和酒山原界症如甘露。珍寶藥物灰藥之方劑，金灰最初擊敲如蜂翅，然後刮之無有扁平研，和以硼砂硫黃芫胡麻，共製為丸瓦器煤火燒。銅灰燒銅一再用捶敲，薄如蜂翅指甲切小塊，淡酒去鏽硼砂硫黃和，裝入瓦器加蓋燒其熱。銀灰可用沙棘破水銀，和以硼砂硫黃如上燒。鐵灰銼末然後細研之，硼砂訶子硫黃漉磨黏，置於瓦器燒灰轉為灰。諸方對治料少藥不熟，癩病毒解胸腔膿血涸。銀朱之灰陶器對口開，細研銀朱裝之入對口，攤之均勻泥漿封其口，細砂填縫莫使蒸氣漏，其上塗水其下用火燒，熟度當看陶底色發白，熄火晾冷揭蓋水銀滾，此灰死肌無遺治稱著。鹿角海螺欠灰顱骨等，

煤灰其色發白之前燒，三熱藥與綢緞加青蒿，大蒜烏頭豬糞鳥翎等，鍋內瓷蓋莫使漏氣燒，此等灰藥一般皆涸膿。猛製寒水石法煤火燒，既轉白色酒或酪汁淬，略有聲響氣消轉細末，喉閉死肌鐵鏽諸症止。

第九章　收膏部

收膏之部配法說端詳，第一巴傘膏劑之配法，草藥湯藥諸涼藥收膏，露藥膽藥入之加濃味，凡屬熱類疾病全解除；草藥收膏清涼諸草藥，和以五靈脂膏治熱疾。瘡藥收膏紫菫和石葦，山川獨一味與葶藶子。未經風霜藥物根與葉，收膏可治諸類瘡和傷。三種申薑三種三七隨，獨一味與紫菫絹毛菊，白頭翁與百合亞大黃，三種熱性草藥共收膏，紅花石灰華與各種膽，肌骨頭部四肢諸瘡癒。瀉藥收膏赤芍與狼毒，黑醜白醜大黃柳葉菜，蓖麻皂角再加白檀香，尖咀訶子牛溲共收膏，溫和銳利水腫消稱奇。狼毒收膏截斷掘其根，赤芍少量黃連藏香薷，善為熬汁稱為甘露膏，不吐不聚不散尿無害，不分季節寒熱老和少。膽類收膏人熊豬黃牛，牛旱獺之膽加麻黃，紅麴石葦為膏加紅花，鼻血肺血胎血失脈口，吐血便血無遺盡止除。五靈脂膏五靈脂浸水，無土汁液善濾燉未焦，胃肝腎熱目疾與尿閉，紫症毒症解除堪著稱。紅紋牛犢之溲收為膏，浮腫水臟臌脹與癲病，珍毒濁熱黃水消無遺。沙棘收膏果實經煮後，去核其汁收之為藥膏，肺病痰類血痞可摧毀。柏子收膏其中和紅糖，手足黃水熱疾盡皆消。黃精玉竹收膏加紅糖，腎腰下腹寒性黃水除。降香收膏治癲堪稱奇。貫眾豬殃殃膏除膽黃，黃柏收膏眼疾之甘露，麻渣收膏痰核可摧毀。南星馬糞獨治共收膏，蔓荊子與阿魏小米辣，毒性藥和蟲疥白癜解。此等膏劑之部配伍法，淨土捶碎煮煎取其汁，馬尾善篩收貯淨罐內，莫焦攪之糊狀帶黑沫，此時取滴注之于石上，涼後收卷則為煮熟象，器邊焦糊莫混器內藏。

第十章　藥酒部

藥酒之部配法說端詳，蜜酒純合全味共三種。蜂蜜純酒蜂蜜用一升，和水六升煮煎馬尾濾，濃縮二升再加水一升，氣消用勺揚之如溫奶，酒麴一捧刀切馬尾包，底部寒水石懸掛椿，砂仁一包細研加之按。烤之一日置之三晝夜，發酵酸味泡沫向外溢，再加三種熱藥需濃味，早晚每服其量一茶碗，骨熱腎熱夾風黃水出。合蜜藥酒可使黃水癒，如若夾風再加紅糖劑。全味黃水熱症加降香，諸種花卉尤其報春花，收幹貯於瓶內再澆水，浸溶出汁蜂蜜加一捧，烤如熱乳置之三晝夜，稱為花蜜藥酒齊蜂蜜。蔗酒青稞蒺藜和小麥，煮後發酵酒麴糖水澆，風症無遺服後盡解除，尤其肺心腎骨重風出。又方青稞酒以紅糖配，稱為紅糖蔗酒鎮諸風。酥油配方酒入紅糖蜜，酥油小茴香與蓽茇配，趁熱發酵三日驅風寒，風犯頭部眼內使之出。蒺藜藥酒蒺藜青裸曲，蒺藜水煎取汁澆灌

之，骨節腎風黃水得解除。尤其風降腎經可驅出。骨酒配伍綿羊尾閭骨，綿羊羔之全身骨捶碎，青稞團和酒醋糖水淋，風症全除骨骼風亦出。沙參藥酒沙參用水浸，麥酒澆注肺熱夾風解。地丁藥酒白青稞炒黃，其醋再用地丁訶子汁，澆酒陳熱夾風得解除。秦艽汁澆熱症如飲酒，同樣心疾肉果配骨酒。肺病葡萄紅糖酒相配，痰症胡椒籽與酒相配。膀胱寒症鹵砂鹽酒方，黃水病症降香澄酒當，毒症體耗六藥酒相配。其他適病藥水作澆灌，或者藥末和酒再發酵，可生胃熱鎮風出病端。青稞藥酒黃精和玉竹，蒺藜蜀葵炒青稞混研，熱麵酒麴發酵用酒澆，久攪紅糖酥油薑，加煮進服風寒解無遺，尤其腎腰痛與手足拖，肢節腫與佝僂耳發聾，因寒尿閉下腹失溫解，腰下寒性膿竄可止除。

第十一章　珍寶部

　　平息藥王珍寶說端詳，湯散丸膏藥酥等方劑，雖經多服藥鈍病未出，諸種平息逆反珍寶藥。

　　血膽痰風四百零四病，頭部胸部四肢諸創傷，水腫膨癩核喉疽疫症，龍煞王魔諸類本源障，珍寶藥物不治病無幾，無病之人服之可攝生。方劑可分熱劑和寒劑，珍寶熱劑金銀鋼鐵四，捶如蜂翅切割爲小塊，難摧注於鑄模澆水銀，再加硼砂硫黃澆注之，其口當用牛糞灰密封，其上再用泥糊煤火燒。其灰硫黃黑香大麻仁，小米辣與菖蒲三熱藥，紫堇降香貝灰共細研，水銀五分沙棘一錢摧，訶子浸酒取汁加牛溲，煎煮收膏群藥共相配，製丸猶如豌豆黎明時，五七九粒用酒送內服，痛風風痹內核與敗疽，脈病熱痞臟脹寒膿涸。珍寶寒劑食法配伍法，逆反三法食法有九般，拭鏽出毒軟質作引導，摧枯脈口開與設器皿，外護以及生髮功能等。

　　第一三熱藥與水銀二，獐皮之內揉之使鏽出，其後牛溲研而除鏽液。出毒寒水石與童便煮，使於軟質蓽茇與胡椒，寒水石與黑礬和純鹼，適其病症適量配合之，引導火漆鐵線蓮對症，寒熱對症適宜可轉機，摧枯水銀沙棘加雙倍，口涎牛溲揉之使無疹。脈口開用調料花椒爲。置器紅銅鍛灰配之宜，若無銅灰水銀不著身。丸藥之前煉酥數日餐。外護結合寒熱酥油塗。增加功效丸藥酒送眼，進食酒肉時而汗竅出，不知食法方劑轉毒劑，猶如惡器擠取獅子乳。方劑可分獨收與遍行，第一硫黃貝灰加訶子，砂仁海金砂與男女精，群藥沙棘等分和蜂蜜，膿與黃水水腫得乾涸，止除腦漏脈症散傳痊。六

君紫白檀香三實藥，草決明與芸香大麻仁，熊膽木香相配製爲丸，濁熱內核敗疽脈病除。烏頭訶子硫黃與麝香，菖蒲木香黑香六君藥，草決明與芸香大麻仁，和蜜爲丸癭核喉閉疽，水腫臌脹浮腫消無遺。六君藥與麝香白檀香，犀角牛黃訶子甘露藥，五靈脂與川烏三屍糞，鉤藤熊膽地丁鬱金香，青木香與木香黃柏皮，和以白糖爲丸除毒熱。牛黃麝香川烏三涼藥，五靈脂與木香波棱瓜，麻雀蘿蔔蔓荊子收膏，共製爲丸肉毒得解除。三涼紫紅檀香鬧羊花，黃連余甘子丸除亂熱。牛黃川烏訶子波棱瓜，三涼地丁製丸解疫熱。赭石長石爐甘寒水石。硼砂麝香爲丸黑痣息。烏頭麝香黑香與訶子，黑色蛤蟆菖蒲共爲丸，敗疽病類無遺盡解除。烏頭鹵砂狼毒與訶子，木香犬牙喉閉可解除。地衣紫堇款冬覆盆子，止瀉果與熊膽五靈脂，上藥共配爲劑治腸痧。此等藥方對治善爲治，和以水銀難療諸症癒。黃金羚角鹵砂紫草茸，香墨蛇肉土鹹翻白草，扁牛騾子髓脂可絕育。遍行水銀硫黃與沙棘，和以帝釋手內所研膏，黃精白芨相配補養身。犀角鹿角貝灰與紫堇，銅灰鮮酥胸腔膿血涸。元明粉與灰鹽三熱藥，黃羊角與灰鹽加桂皮，上藥共配可使水腫涸。烏頭黑香孔雀膽共配，塗或內服癩病得解除。草決明與降香大麻仁，和以芸香黃水諸症涸。貝灰靈脂苦參痛風除。熊膽黑香共配大麻仁，內服外塗可使核症除。李子銀灰明礬止死肌，逆反沉迷六君配白糖，瀉則六君銅灰相配止。口內生瘡以及腸痧痛，胃內長期不消轉腫痞，對治六藥煎湯趁熱服，或者研之細末滾水送，吐逆可用沙棘和牛溲。頭暈口眼歪斜牙齦痛，酒肉煉油大蒜服之宜。骨節疼痛如裂用葷荽，鹵砂沙棘光明涼湯服，九種食法避免生逆反。

第十二章　草劑部

　　五百年代末劫來臨時，所長所見如果不入藥，珍品稀少束手無可爲。猶如天神地龍珍寶般，雖得貧困患者力不支。又如無貨上市遊蕩般，爲此周圍窮人除病故，慈悲爲懷草藥配方劑。然而功能露劑甚草劑，冰片本身亦可逞藥威。不生本草之境幾乎無，對其主要分支有七種，產地生與及時去採集，善爲晾乾新鮮與陳舊，出毒嫩軟適於配伍等。產地潔淨宜人佛陀踐，吉祥功德滿而土地肥，雪山穿空涼暖生本土，日月之力產地之處生。採集根部枝節與株莖，凡屬莖類骨脈肌症解，秋季汁乾之時收爲宜。葉子汁液幼苗分三類，凡屬葉類腑髓骨槽癒，開花降雨之時採爲宜。花朵果實頂端共三類，凡屬實類眼臟頭疾癒，秋熟季節採摘甚爲宜。表皮中皮樹脂共三類，凡屬皮類肌筋四肢癒，含苞春季

之時採爲宜。瀉藥汁乾功效下行時，吐藥含苞上引之時採。尤其上弦月出擇吉日，潔淨兒童浴後整容端：心持咒符喜慶伴之採。藥有毒性根莖皮髓毒，枝節之毒莖幹葉之毒，花朵覆毒核骨果實毒。汁髓脂等三處無毒性，表皮之毒肌附中層毒，去毒藥料柔軟消化易。晾乾所採即刻切碎之，涼藥蔭寒熱藥烤曬乾。涼風莫摧火日莫過烘，煙霧莫薰其他味莫蒸，具其藥性功效謂無量。新鮮陳舊一年未滿時，超限藥性將失滿年換。柔軟有三其中柔軟方，持病柔軟對治柔軟劑。方劑柔軟同類加多味，持病柔軟胃與臟腑器，適宜視病爲持可進服。對治柔軟本草諸種藥，風致胃火熄而體素涸，是故顛風人肉陳紅糖，調養胃火石榴加蓽茇，增強體質藥物用訶子。上藥未備適當用膏劑，配方三大關鍵理當知，涼暖莫混相合方爲配，解熱驅寒之方亦當知。解熱可分通常和轉機，通常草劑君妃太子方，臣民官兵配方一系列。君方月光清涼甘露方；妃方紫董沙參共相配，太子方用藥物梔子花，臣方糖芥再加角茴香，地丁地衣黃連芫民方。臣民六味可使病轉機，加倍劑量除病早官方，兵方涼性本草盡力配，此等方劑雪水做藥引。未熟隱熱三分煎二投，熱盛之時涼水送服宜。陳熱煎晾虛熱氣消服。轉機草劑七味之配方，黃連地衣紫董秦芫四，主藥君方四部爲基礎，臣方昆仲多而轉病機，苦木雲唐松草與木通草，上藥共配疫熱得解除。杜仲獨味紫草除傳熱，沙參糖芥川烏清亂熱。川烏覆盆申薑治合毒，檉柳糖芥麻雀伏肉毒。多花茜草川烏止熱瀉，豌豆玄參茜草黑痘愈。獨收之方細辛翻白草，喉閉敗疽諸症全解除。旋複花與獨活牡丹花，上藥共配可治疫熱痛。蒲公英根墨菜青木香，上藥共配可以治紫症。旋覆花與杜仲絹毛菊，上藥爲劑頭部創裂癒。白脛草與三七臭當歸，吸附四肢水與解熱症，毛繡球與葶藶黃秦芫，胸腔臟器血乾斷脈續。蒲公英與翻白草貝灰，胸腔膿血黃水得乾涸。茜草紫草墨菜解血熱。鵝不食草川烏加黃柏，上藥共配膽熱得解除。刺玫黃柏藤籽解黃水。松塔貝母郭貝解陳熱，桔梗龍膽草劑除肺熱。青藏虎耳草與梔子花，麻黃共配肝熱得解除。大小薊與郭貝白脛草，上藥共配脾熱得解除。刺柏大小薊與葵花味，共配可使腎熱得解除。蒲公英根篇蓄梔子花，上藥共配胃熱得解除，篇蓄川烏茜草清腸熱，苦木雲薑黃黃柏解肌熱。石葦貝母長花馬先蒿，上藥共配可治脈熱症。杜仲刺玫多花清骨熱。湯藥散劑當視胃熟配，散劑白糖爲引送服宜。

驅寒多青沙棘鐵線蓮，寒水石製四味做基礎，再加蘿蔔野蔥蓽茇味，轉機可使胃火得生髮。豌豆酒麴土鹼消糌粑，黑鹽蕁麻野蔥消蔬菜。硝石鷲類

銀蓮破腫痞，蒼耳子與硝石天花粉，上藥共配可使石痞摧。

第十三章　先行油治法

五業先行油治可與否，用法優劣及其逆反情。

可治老瘦乏力心神勞，食貧失血內陷精液耗，風重眼花需瀉用此法。不可油治火衰瀉未消，痛痹珍毒胃口閉不開，酸類吐逆劇渴宜禁忌。用法總綱分解共兩類，首先籽油煉油髓與脂，外擦身與頭部內輕瀉。耳疾眼疾催涎鼻內催，視其病症適量可配藥。進食劑量火熱消力廢，小中大方依次作遞增。經常食而對油已習慣，先行粗擦然後可內服。食貧中陷油內和鹹鹽，諸種油治滾水消化露。禁忌蔬菜腐酸與生食，輕而熱性易消少食安。女性勞損悲哀與多語，騎馬晝眠水風煙皆忌。

分治藥酥等類平息油，空腹食物莫混單味投，延年生髮火熱意念明。若增智力可服煉酥油，增氣固腹進服籽油宜。大熱產後極端覺疲勞，精耗脈竅閉者髓油益。瘡傷火熨骨節疼痛症，腹胎耳腦疼者脂油宜。多用煉油夏季用籽油，春季白晝髓脂堪稱奇。清瀉油治黎明用煉油，內食腹中無益則厭倦。榮養小兒老兒居安樂，慣食火熱小而覺劇渴，力衰複元肉湯青稞粥，蜂蜜紅糖煉油和之食，消食開胃增力堪稱奇。此等進食食前與食後，進油身體上中下焦安。油優腹中轉化氣安適，大便不閉大熱不食油。功效澤潤宮明老益堅，過則上下生油胃口閉。春發進食籽油痰黃動，多食脂油身寒食不消。逆反飢渴溫熨可催吐，豌豆大麥酪汁清酒宜。

第十四章　五業催瀉法

五業上乘催瀉分診察，催法缺點優點共四類。第一可否催瀉診病情，適與下適診察其時令，能與不能診察體力情。可催疫亂熱症熟與盛，毒症腑熱食積與腫痞，浮腫臌脹紫症黃水癩，痛痹蟲症翳障陳舊瘡，內外一般病症用之宜，尤其膽黃諸病堪稱奇。不可冬季精耗與老衰，魔障孕婦風症火熱微，肛症下逆吐逆之患者，腹內刺痛手術不催瀉。適與不適診察其時令，所患熱聚摧發擴清瀉。與此相反過早病不出，及時未瀉偏遲養病毒，是故清瀉時間慎掌握。能與不能診察體力情，體耗無力拒絕不進食，脈力失而短停瀉不能。只緣其人病症系性命，輕瀉病起複次胃口閉。重瀉疾病性命兩覆滅，是故不投滌藥如施毒，如此輕瀉灌腸兩為用。服法先行正題與善後，先行又分長服與短服。長服先行

不是實發病，湯劑散劑散聚攏者摧。著者阻之隱者使生髮，未熟使之成熟服之奇。短服先行星曜吉日期，青蒿酒糟溫水相混合，洗淨全身然後鮮酥油，米子油結合寒熱相配伍，腹部之外塗揉使充盈。風症偏盛腹部堅硬者，內服煉油長咀訶子含，下注輕劑鎮風起痰黃，總之瀉敵爲風當鎮之。十分短服治前一晝夜，麥豆蔬菜腐酸魚豬肉，牛乳等類所傷食物發。當晚蓽麻不加調料飲，以此引病腹軟鎮風端。正題藥物方劑和服法，鞭策瀉量逆反鎮除法。方劑普遍施行總瀉方，零星病症分瀉方兩類。第一引飲舵手和護持，引飲長嘴訶子和大黃，亞大黃與蓽茇光明鹽，煎湯溫飲夜半令內服；瀉力腸鳴無效共三種。其中先驗肚腹硬與軟，舵手劑量大小方可知。只緣腹軟劑量需微小，病起不能外出有大患。腹軟劑大不止體質耗，爲此診察腹部需引領，腹軟不吐銳軟兩相輔。舵手長咀訶子與巴豆，白檀香與赤芍共四種。訶子熱灰之內可炮製，巴豆製宜去舌製粉末，等分爲末揉製爲丸劑，銳利猛烈實症諸病除。又方狼毒赤芍與訶子，大黃黑醜白醜白檀香，巴豆蓖麻皂角牛溲煎，莫使焦糊製膏銳而軟，不吐不聚痞與風不生，結合病症強弱桶爲泄，冬季孕婦老年與體耗，途中旅客投之則無妨。主藥方加輔藥病轉機，檀香沉香廣棗共相配，心經之熱服之可清揚。硼砂甘草葡萄茵陳配，肺經諸症清瀉驅除之。鬧羊花與紅花五靈脂，肝經熱症通過清瀉除。元明粉灰蓽茇共相配，脾病通過瀉清可痊癒。蜀葵砂仁再加鐵線蓮，腎經諸病清瀉可驅除。青木香與蓽茇光明鹽，胃經諸病清瀉可痊癒。波棱瓜與地丁止瀉果，共配膽經諸病清瀉除。篇蓄茜草共配藏紅鹽，大腸小腸腑病清瀉除。斑蝥螃蟹芸香共相配，一切脈症清瀉可除淨。鐵線蓮與銀蓮斑蝥配，頭疾脈症清瀉可除淨。草河車與熊膽葵花配，胸部脈症全部清瀉淨。鹵砂螃蟹砂仁共相配，腹部脈症全部清瀉淨。刺玫中皮大麻鐵線蓮，皮膚諸症清瀉可除淨。菊花木瓜共配沖天子，頭部諸症清瀉可除淨。木賊訶子鐵落共相配，眼部諸症清瀉可除淨。冰片檀香牛黃共相配，各種熱症清瀉可除淨。蓽茇胡椒相配光明鹽，各種寒症清瀉可除淨。三實相配寒熱混合瀉。芸香草決明與大麻仁，相配黃水諸症清瀉淨。鉤藤申薑川烏共相配，一切毒症清瀉可除淨。木瓜芫薑木香共相配，酸類紫症清瀉可除淨。鐵線蓮與銀蓮菖蒲配，各種腫痞清瀉可除淨。藏木腰與黑醜斑蝥蟲，水腫諸症清瀉可除淨。山豆根與鹵砂肉豆蔻，吐逆諸症清瀉可除淨。胡麻青木香與桶酥配，腸胃臟脹諸病清瀉淨。肉豆蔻與蓽茇胡椒配，上逆風與二腸鳴可瀉。蔓荊子與花椒可瓜子，共配蟲症無遺清瀉淨。鐵線蓮

與紅花大麻仁，痛風諸症清瀉可除淨。木香硫黃鹵砂共相配，骨肉脈病清瀉可除淨。天門冬與赤包元明粉，共配胎內諸疾清瀉淨。陳舊人骨共配元明粉，糌粑不泄諸症清瀉淨。天花粉配孕婦不流產。亞大黃配可止吐逆。水銀海螺灰與鹵砂配，不吐不膿得貫通。門隅黃連相配病不散。童便小胡蘆苗治尿患。和以葵花米子味口不渴。轉機三十關鍵七祕訣，具此病境除之當無疑。

　　……

第十五章　五業催吐法

　　五業催吐先行與正題，催吐善後優劣說端詳。

　　先行診察可吐不可吐，方劑先行長劑與短劑。不可體耗風盛尿道閉，眼翳蟲症痔瘡與肉毒，過老過幼魔甚禁催吐。可吐食積胸痞著鐵鏽，毒症痧症血黃犯胃腑，頭疾胃口閉與蟲翻動，尤其痰類諸症催吐清。方劑先行長短同催瀉，偶爾食積進食不適物，痰黃盛與聚於不消處，油潤腹內不需做先行。正題藥方服法鞭策量，逆反處理共計有五講，第一藥方主藥與護持，主藥卵葉囊吾和刺參，赤芍三味沙生出則採。配以菖蒲蓽茇光明鹽，緩催湯汁猛催製為丸。護持食積之症配乾薑，夾風娑羅夾膽絲瓜子。

　　腫痞鐵線蓮加毒川烏，配以地錦胸部膿可引，肺部疾病配以甘草除。服法天亮飲服並漱口，不語莫涼患者蹲坐之。若是吐逆幾次掘其疾，太過下竄病發令吐宜，病人垂頭膝蓋胃腧支，吐入鍋具觀察病成色。鞭策刺參囊吾赤芍煎，和以菖蒲蓽茇光明鹽，滾水氣散令其交替服，翎毛手指搔喉做引吐。催吐強弱當視鞭策情，結合體質病勢吐適量。吐量吐逆之症四六八，容量半升一升與二升，顏色痰色膽黃水樣色。反壓零星風與膽口失，紫症湖海肺之脈口穿，藥之清液流竄於眼部。頭疼空嘔神志亦模糊，塗揉燎薰踝骨湯可阻。膽口失者予湯砭純遺，湖海穿者薰治散劑止。肺脈散者藥物束脈口，頭疼目赤放血於水淋。適止之後做法同催瀉，飲食行止尤其要放鬆。黑香香附鮮酥煙可薰，清除藥余光明鹽水服。善吐宮明身輕胃口舒，口味芳香延液痰汁淨。

第十六章　五業鼻藥

　　五業鼻藥平息與清瀉，平息不可優劣治法三；鼻藥不可新疫驟然傷，酪酊食油等類應忌禁。功效只因鼻乃腦門戶，頭及鎖骨之上鼻藥奇。分別和以紅花煉油糖，頭部風血相攻閃痛除。甘草白糖煉酥余甘子，耳眼腮頰腦病皆可清。

蘿蔔取汁耳症頭症癒，馬糞鼻血腦血蟲牙止，煉油鎖骨以上風症除。施治黎
明黃昏做仰臥，低枕垂頭注入五七滴，臥之片刻煙氣寒風禁。鼻瀉禁忌功效
與方劑，施治之法反壓講五般。不可風致頭暈有翳障，睫毛翻轉牙病膿血
禁。功效傷風著立於鼻孔，熱性喉閉炭疽竄其境，目赤癩病黃水向上逆，頭
破脈散黃水墮症解。方劑海巴川烏與桔梗，三奈四味共燒灰存性，斑蝥鹵砂
童便共配劑。又地錦鹵砂廣木香，菖蒲甘草黃牛尿為劑。施法清晨擤鼻做
仰臥，低枕之上懸頭注九滴。出於上顎謂阻使其回，成事价那百數之間臥。
難達桔梗粉末吹鼻內，覺熱鼻涕多則起身拭。其後黃水膿等生則出，喉間鼻
孔潔故飲滾水，芸香鮮酥焚煙薰之宜。反壓失血頭胸水淋之，藥與火灸放血
治適宜。未達目赤頭與額刺痛，鼻脈額脈砭後用水淋。

第十七章　五業緩下法

　　五業緩下可下不可下，方劑施治功效與失誤。可下風痞腹脹瀉糌粑，精
液耗竭月經呈崩漏，二腸腎腰寒症已擴展，力小腹蟲風症皆可服。不可水腫
水剩胃口呆，毒症肝症二腸與腑熱，過肥下消痰類增者禁。方藥結合稀緩與
滌緩，半緩純風痰黃二合症。第一羊肉牛奶與酥，木香苦木雲薹莪繡線菊，
光明鹽與訶子配稀緩。第二水棲肉湯與奶酥，上藥和以赤芍配滌緩。第三陸
棲肉湯山羊乳，上藥和以娑羅配半緩。酥上肉湯中等乳下品，輔肉為奶輔奶
為酥油。護持風類阿魏藏紅鹽，痰類二合乾薑與薹莪。膽黃二合苦參與秦
艽。腫痞鹵砂蟲症蔓荊子，胃與大腸脹者配木香。服法一握一捧與半捧，烤
如溫乳腹部用吸盤。晚間清便全身治療畢，腹內氣出未傷置入之，令期仰臥
臀治擊腳底，持其腳趾向上提而抖，低枕翹臀仰臥莫受涼。稀緩出時日落與
黃昏，其法未出灌腸法可引。風盛火熱大者連緩施，若其不然鞭策法施治。
功效風鎮痰黃病起著，過之胃口閉而火熱熄。交替灌腸無害諸病引，是故體
弱久病難治者，一次二次交替可多施。

第十八章　五業灌腸法

　　五業灌腸之法分禁區，功效方劑如何施治法。禁區脫肛泄瀉常護散，新
熱火衰遺精宜禁忌。功效可分總綱與分解；第一下腹中械大便乾，痧症腹熱
小便禁不通，腹脹蟲症新腫久疫症，尤其病勢大者需浚利。遺尿熱致泄瀉難
治疫，痛風水臌精耗緩瀉除。方劑中等銳鈍共三類；中等赤芍土鹼與酒麴，

斑蝥煤灰牛溲配酒糟。中械膽黃痧症鐵線蓮，腹熱大黃腹脹一枝蒿，蟲症大蒜寒症用蓽茇。病上轉機銳利加大戟。緩治訶子茜草枇杷葉，秦艽赤芍大黃牛乳尿。施治半升四捧二捧量，烤如溫奶籽油注一口，腹滿之症吸盤納適量。低枕彎身後竅塗油潤，出氣莫傷緩然納四指，少許外抽擠腹行灌腸。如果不進左右上下扭，所剩少許有風莫納置，取出藥筒肛部用布填。左半身下倒反二三次，未返未達甚則愈界嶺，未效使之蹲坐傾器中。球形凝聚物出則已達，未達翻轉爲水再施治，守飢一日下病皆可引。

第十九章　清瀉反壓法

清瀉反壓脈瀉說端詳，先行正題善後與功效。先行長治短治共兩類，遠治所患病症作對治，三實等分煎湯晚間服。小兒比丘患有腎疾者，雪鱉八味散劑清脈道。短治選擇值日星曜吉，青蒿酒糟溫水共相混，淨洗全身之後肥酥油，米子油甘松爲劑塗全身，尤其百會陰處膚節揉。花椒葵花湯可分脈口，性交密藥山羊尾椎骨，葵花作茱鹽椒加之服。正題清道啓藥與斑蝥，配量引導施治到達象，鞭策反壓共計講九種。清道砂仁螃蟹與瓦松，葵花寒熱藥引速貫通。啓藥鹵砂丁香螃蟹石朱，蜀葵依前爲引病啓動。斑蝥質地首先察優劣，出毒覓軟微痛出其病。上品紅花白刺旱地生，大旱秋季殺死爲優等。下品黃花淫葉隙間生，大雨秋盡之時死者劣，毒者中翅發白生痛楚。尋軟當與水甲蟲共配，此物不備則用蝗蟲頭，炒青稞與童便製者吉。斑蝥若去頭足出病微，優而頭足全者十一具，劣舊頭足不全用十七。配量斑蝥鹵砂螃蟹石朱，紅花滑石硼砂研如漆，用酒製丸大如泡豌豆。又方羚角蒼耳蝙蝠骨，赤包子與銳利三種藥，砂仁銀朱爲丸脈病清。引導肺心肝脾與腎臟，毒與黃水等類之病症，配以所適之藥引病上，或者和以啓藥令內服。治法夜間葵花葉湯飲，薄暮清道夜半服啓藥，黎明時分脈瀉丸九粒，結合寒熱藥引可送服，日升之時一般能外達。其時不達再加七粒丸，真正到達每服需五粒，前者消則後者接服之。如此丸劑爲達分段服，斑蝥毒症不會一時出，病者微痛不需疑封阻。一再壓而不會不外達，直至未出之間大引服。不知就理丸藥一齊送，斑蝥毒起黃水驟然推，尿閉劇疼自擾將致命。達象身麻有病之處痛，下腹熱腐陰部熱而挺，惡水其滴難出一再出。鞭策之時乃用新淡酒，一再鼓動脈道尿道淨，其熱偏盛茶或水汁飲。病著甚者交替用啓藥，痛處酒浸石子烤熱熨。避風雙足捲曲放暖處，如此莫使受涼依溫熨。滌脈不斷病淨當無疑，身寒黃水盛則病未出。劇痛不行水淋病不淨，是故

水淋溫暖最關緊。器皿往常置於陰部下，有時枕邊瓦罐之內積。黃色紫色膿血毛等出，引病藥尾止而數鞭策。反壓有六逾起做鎮伏，失者尋覓積者引導之，痛者止之清阻流竄截。未達吐則壓法同催瀉，失而一無所有出其因。年久過甚小劑藥引反，所病對治尋覓其所失。聚積胃滿塗揉並溫燙，滾水八齡童便數次飲。下腹陰部刺痛熨烤之，此法未止則爲黃水聚，鹵砂螃蟹蓽茇和酒服。又方肉桂新酥爲丸吞，此法未癒則爲斑蝥病，三枚蝗蟲之頭水甲蟲，川烏和酒使之可內服。未癒爲風陳骨湯熱服，此等方法不會不痊癒。阻則精液黏附包包裹，血肌石阻陰部揉且擠，未效鹵砂木香和菖蒲，胡椒汁用藥筒送膀胱。流竄身體強者置不理，需止紅麴煎湯熊膽飲，未效小便自逆熊膽良。予後寒氣甚者用淡酒，羊肉煎湯熱麵服增量。熱氣偏盛牛肉可煎湯，涼開水茶熱面進服之，莫寒散步食行慎半月。

功效藥與病體當知之，第一斑蝥可引脈黃水，鹵砂螃蟹使之脈道開，紅花脈軟銀朱分清濁，硼砂聚病滑石引深部。依病生育藥與絕生育，胎盤滯留胎痞血散重。血膽毒等陳熱與痛風，風痹核與搔養頭部破，散脈陳久瘡傷久不癒，敗疽水腫脈腫黃水盛，佝僂癩病傳脈皆清瀉，除去遺精之外皆稱奇，尤其降脈之病對治藥。

第二十章　五械放血法

五械之首放血文章法，用具診察方法優與劣。

第一用具銳柔之金屬，高藝鐵匠製如管翎針，彎尖猶如月升初二三，以及厚背直刃凸胸針，形如斧刃大般長六指，精煉銳利捶擊善磨礪，銳度向上吹刃截斷毛，銳與不銳由此可判斷，良針應手經常藏身邊。

診察可與不可診本病，適與不適診察時間知。可以放血病症傳亂疫，腫與瘡類痛風和敗瘟，丹毒黃水癩病等類病，生於熱血膽黃需放血。不可中邪體耗與孕婦，嚴後浮腫重瘍火熱衰，總之生於風類病禁忌。然而血未分與疫未熟，虛熱毒未清與時疫熱，體耗雖屬熱症不放血。雖屬風痰伴有血黃砭，狹與脈結魂位不放血。

時間最初中間和末尾，血降胸腔中於臟器者，血未止與擴亂熟無暇，不等時間力爭先放血。中間放血痛時止寒慄，脈系沉麻增則放血宜。分血不顯圖紋時來臨，如其不然湯藥分而砭。血黃惡血擴散於脈竅，飲食誘發殘熱未

放血。放血過早生風熱擴散，遲則惡血傳脈濁不出，熱勢偏盛脈臟腐膿漿。

　　方法先行正題與善後，放血先行長治和短治。長治未成熟者使成熟，病血體血湯劑兩分析。不投湯藥放血失體血，病血不出生風留殘熱。短治先行火烤日曬暖，護理包紮用具要預備。正題包紮放法及部位，血象血量反壓說端詳。包紮額脈陰穴囟會俞，眉際繩纏再用木片彎，兩處耳尖兩腋交互紮，胸脈繩繞頸項從後拉。

　　舌脈竹鉗裹絹箍住之，臂脈腋窩下用繩紮。黃水六首上脈與短角，純遒等脈肘窩三指纏。橈上細脈背脈六會等，手指間脈腕上需包紮，大脈放血膝內一小柞。膝窩籠頭陘尾靴面上，踝脈顏面馬鄹登彎陘間，行脈等脈踝上包紮之，空隙諸脈脈系木片撐。所放系墊之上用系繩，勿使皮皺力勻抽緊束。脈系若覺麻木則束紮，不束不達皺則血不出。紮後諸脈用手做揉摩，肌麻諸脈擴脹血易達，紮即不砭其血出之難。

　　……

第二十一章　五械火灸法

　　五械火灸艾絨可不可，灸位灸法預後功效七。艾絨秋季三月及時採，莫折捶擊其絨卷堅實，底部緊圓尖銳燃火速。脊節艾絨大如食指尖，頭部肢前艾如小指頭，阻止脈口扁形羊糞般，核與腫痞艾如訶子大，小兒胸口艾如泡豌豆。

　　可施火灸療法之病症，食積火衰浮腫水腫痞，膽寒頭部四肢之黃水，痰核炭疽以及虛熱症，瘋癲健忘一切脈疾類，發熱之後一般火灸除，總之風痰所轉諸寒症，脈病黃水火灸堪稱奇。不灸膽熱一切血類症，五官孔竅男女生殖腺。

　　火灸部位病與醫師尋：疾病顯示火灸之部位，按則覺益按處留指痕，脈跳脈病起所火灸宜。醫師尋覓臟腑諸俞穴，大杼大椎當為風俞穴，瘋顫浮啞疾病灸之宜。二椎黃俞寒性黃類灸，三椎痰類俞位風寒症，肺心頭胸痰黃盛火灸。四椎肺母五椎肺子葉，風與痰類犯肺可灸之。六椎包絡七椎心灸位，心跳癲昏風痰火灸之。

　　八椎膈膜九椎肝灸位，肝腫風痰犯肝火灸之。十椎膽穴食積目色黃，膽囊腫痞火熱衰可灸。十一脊椎脾穴腸鳴灸，十二脊椎胃俞火熱衰，胸痞鐵鏽腫症灸之宜。十三脊椎三焦之灸位，遺精血漏心悸風寒灸。十四腎穴腎寒可解除，十五臟腑總穴風寒解，十六大腸鳴響腫痞灸。十七小腸穴位小腸痞，風寒下瀉泡沫黏液灸。十八膀胱穴位結石症，寒致尿閉遺尿可火灸。十九精液穴位遺精

止，二十下解風類之穴位，便秘阻塞之病火灸之。身前灸位氣戶本位穴，心包絡與心臟二合點，心臟痙攣打嗝喉閉灸。兩乳中直胸窩黑白際，心悸顫慄心悶火灸之。胸端起量一寸心窩位：其下一寸三穴腫痞部，其下一寸三穴等火位，胸痞火衰風寒盛可灸。肚臍左右一寸大腸位，再往左右一寸大腸裡，大腸硬痞鳴轉瀉利灸。臍下一寸三穴小腸上，其下一寸三穴小腸下，風寒入於小腸瀉可灸。其下一寸三穴膀胱位，寒致尿閉遺尿得解除。頭部四肢指按之穴位，會門百會囟門之聚處，風致頭暈卒倒病火灸。胡語昏厥後頸發漩灸，風疫不能言語下唇下，喉症不能語者外踝上，上量四指韌筋之間灸，瘟疫哭喊見鬼手腕處，四指韌筋之間可火灸。陽萎不舉遺精病患者，內踝對直之上韌間灸。足拖難以行者手中指，所達大腿外部皺處灸，婦人產後腫脹灸喉窩。後頸僵直睪丸發腫者，瘋啞可灸足拇生毛處，目赤昏厥可灸後瞳位，二腸胃疼內踝動脈灸。驚恐打嗝嘔吐灸氣戶，唇症左右無名指端灸，牙病耳旁無名指端灸，鼻血不止鼻孔氣所至，左右肩頭之處可火灸。

灸法煮燒烤暖共四種；核與腫痞二十以上煮，痰類黃水心風十五燒，風蟲脈尿艾絨五七烤，小兒火灸一艾溫暖之。產後瀉後脈斷續灸三，此類灸之過則多患失。放好艾絨點後做皈依，火過餘燼不移酥酪按。煙消之後余艾針頭除，三分燃二續燃一艾絨，其熱不止迅速作煮灸，善燒平勻沒有彎曲處，細小水泡環繞無病邪。煮曾前灸後部痛徹然，後灸前部疼痛飲吐逆，當是煮成艾燒可收尾，劈刺發聲艾消有大效。

善後火熄艾涼拇指壓，略作散步當晚莫飲水。散步增力飲水撲火威，腑穴食後不用火灸治。功效脈道阻製病逃竄，止除病痛風症蔓延止。食積可消胸痞可摧毀，核與痼瘡死肌諸症癒。鎮伏腫症黃水導涸控，護衛臟腑生熱神志清，治療技窮一般用火灸。

第二十二章　五械熨法

五械熨法可熨不可熨，熨法功效共計講四種。第一風痰食積與痧症，黃水凝血熱痛可熨之。不熨浮腫急性膽症病，急性羊毛疔癩毒水腫，過胖痘疥食後宜禁忌。

熨治方法冷熨與溫熨，冷熨傳亂熱致疼痛者，露水淋酒或注肚子罨。疫亂熱症除熱露水淋，眼部中械劇腫水肚罨。肉食中毒喉閉發煩熱，川烏雪水盛滿肚子罨。腸痧川烏杷葉和水罨，血黃寒熱水石作冷熨。熱痛水石熟鐵片

冷熨，又方松塔乳酪作冷熨。流鼻血露水和以黑泥罨，牙齒血熱風腫用泥罨，痛風酷熱苦參牛糞罨。

溫熨食積痧症烤鹽熨，創傷血凝烤水石溫熨。肝血凝者牆蘚炒溫熨，腎寒刺痛尿閉幹糟熨。產後下腹尾脊腎腰痛，東向鼠穴土浸酒烤熨。紫症攻痛痧症覆盆子，大黃葉與杷葉泡煎熨，毒與陳血犯胃可鎮除。食積寒痞鴿糞烤熨之，寒症發作磚與瓦器熨。蟲動獨活根葉烤之熨。肛蟲青蒿馬糞烤後熨。寒致脫肛油陶烤後熨，風類刺痛油氈水石熨。腎腰寒症猞猁狼毛薰，胃與二腸寒者熨手心。節縫黃水酒炒砂礫熨，或用乾糟牆蘚烤熱熨，寒致尿閉麻渣鴿糞熨。虛熱風痛帶蟲河卵石，陳骨酒泡烤之作溫熨。四肢黃水酒泡羊糞熨，立止病痛械治熨法良。

第二十三章　五械浸浴法

五械浸浴可浴不可浴，浴法功效共計講四種。可浴四肢僵蜷與瘸跛，核與炭疽陳瘡與新瘡，險症駝背肌骨黃水浮，凡屬風症無遺皆可除。不浴疫亂熱盛與浮腫，羸弱胃呆患者禁忌雲。眼與顴骨四掌與睪丸，肚腹心口等處不可浴。

浸浴療法水浴與敷浴，水浴一般通用熱水入，傳毒陳熱擴散與滲著，痰核舊瘡敗疽和脈病，僵蜷駝背肌乾得痊癒。此法未效五種甘露煎，氣浴熱水敷浴治如前。陳舊入骨氣浴熱水浴，熱瘟夾風傳經刺痛除。青蒿土鹼酒麴煎湯浴，舊瘡腫與跛瘸得解除。敷治解熱驅寒兩類，解熱頭傷脈數穀類浴。秦艽牛糞和酪熱腫除，脈數各種花卉浴可伏。白脈中風腎經傳散症，五甘露或獐糞酒煎沐。傳脈腫僵獨活麻黃蒿，甘松童便煎煮浴稠伏。濁熱擴散松塔沙參浴，癩毒藥用麝香山羊糞，和以童便浸浴法可治。珍寶中毒寶塔之石灰，一肘深土童便煎熱浴。

驅寒四肢發腫並匯膿，乾酒糟與鼠糞酒煮沐。山簇羊糞鼠糞童便浴，赤芍刺參橐吾與狼糞，濃糟煎浴水療寒腫狀，四肢黃水浮腫與臌脹，野馬驢馬胃渣可熱浴，瘰核鴿糞酒煮做浸浴。鎮核人之髓頭腿肚肉，獨活根與大戟酒煎沐。鎮伏石痞刺參藏黑鹽，青蒿玉竹鼠糞濃酒糟，乾薑蓽茇共煎作浸浴。骨骼重症人骨天花粉，心悸昏厥風重諸心浴。疫染足部骨骼疼痛者，一肘深土童便煎浸浴。骨節痛則雜骨酒煮浴，風腫麻渣煮酒作浸浴。浴使熱氣黃水出毛孔，鎮風消腫瘦者肌肉豐。

第二十四章　五械塗治法

　　五械塗治可塗不可塗，塗治療法功效共四講。可塗體粗血與精液耗，力不衰老愁悲心神勞，目昏失眠以及勞損症，一切風症可依塗治癒，膚疾疹痘發腫塗膏劑。食積腿僵珍毒胃口閉，水臌痰症禁忌油塗治。

　　塗法會門四掌六七椎，塗揉人脂乾後麵粉拭，心風鬼附核症全清除。一切塗揉應知如此行，籽油亦然失眠諸風除。若使思敏意清塗煉油，昏厥瘁倒可塗經年酥，黃水搔癢野馬驢脂塗。腎虧虛弱精液淋漓者，水獺或雪鱉塗腰節。虱蟣多者可塗鹿脂油，狗咬傷潰則用狗脂塗。皮癬可塗豬油和硫青，面部痘瘢紫草山羊脂。黃水瘡及舊瘡檀酥塗，眼翳塗以鷲脂與豬脂，或酥籽油塗足底。風症犯骨骨隙隱隱痛，乾薑籽油調和可塗之，失眠白酥麝香塗頭身。塗膏磺黃赤芍人犬糞，菖蒲焦角童便除炭疽。硫黃酒麴煤灰陳酥鹽，為膏塗燒黃水瘡盡消。鼠糞人乳金礦石引膿，無膿腫與刺痛可止除。棘豆灰與馬驢奶調和，舊瘡膿漏轉為核瘡癒。芝麻粉入水煎痛風愈。菖蒲大麻仁與三實藥，苦參牛糞泥皮解熱腫。鍋煙薑黃黃柏止瀉果，酪汁可治疹痘皮膚病。白芥菖蒲杷葉光明鹽，塗面面斑白癬疹痘解。檉柳訶子調童便，毒症四肢腫皆可除。檀香秦艽黃連雪水調，血痛膚病熱症丹毒解。余甘子與鮮酥綠絨蒿，上藥共配遍身作塗擦，汗散疫症熱氣外失解。鍋煙木香戟灰亞大黃，鹽曲桶酥膚瘡奇癢解。黑色蛇蛻莫使漏煙燒，和以豬脂白癜風可除。黑醜銀蓮和酪除奇癢，塗治功效長壽五官明。

第二十五章　五械反壓穿刺法

　　五械反壓穿刺治療法，可刺不可診察其本病，用具造型俞穴之分析，規程刺法手法和死候，反壓功效共計十一講。

　　可投針刺施治之病症，風症痰症寒症食積痞，水腫氣漩肌麻與腫脹，血症黃水膿症關節水，治療技窮一般穿刺圖。風症頭風心風與肺風，肝脾胃腎二腸膽腑風，脊椎骨節風入穿刺伏。心風癲狂黃水痰二合，痰類寒症火熱呈衰弱，胸痞鐵鏽頭部痰症盛，臟腑關節痰類增盛等，藥械火暖未癒刺針治。未消濁物原位作滯留，痰類黏液熾盛穿刺消。腫痞肺心肝脾與腎臟，腸胃膽腑小腸膀胱胎，脈腫十一風痰所轉化，寒性腫痞刺針為上乘。血黃所轉熱性諸腫痞，術窮熱止既陳刺針破。寒性水腫水漏水聚刺，氣聚頭部痰類汽積聚，軀幹胸部風痰氣積聚，肺心胃部氣聚刺針穿。肌肉黃水麻木及腫脹，頭

部軀幹四肢與黃水，膿血入則刺穿可除之。不刺十分年邁與小兒，不聽醫囑條件尚不備，肝脾腫漏尿熱痞熱盛，心等臟腑傳經留餘熱，血黃所轉一切熱症類，性命重位禁止穿刺治。

用具型量高手善捶製，青稞形針肺心節腎宜。蛙頭形針肝脾大小腸，彎刀形針四肢擠且出。槍尖形針肢節膿可排，一拐帶尖胃中刺擠之。扁嘴刺針頭部可穿刺，空心蛙頭心經水可離。雀嘴形針軀幹膿可分，筆尖形針水腫氣聚除，紅銅喬麥形針除眼翳。諸針頭下納身針柄實，細而結實長度為六指。

......

第二十六章 四部醫典結束要義

滿弓放矢命中一箭地，農夫四季辛勞為衣食，分類雖多隻為結碩果。同樣四續分支點會要，雖分幾種概括為兩般：有病無病全數可包涵。

無病要義常行與時行，攝生壯陽四項理應知。飲食藥物一般同總章。病家醫事基診療三項，雖然病有四百零四種，不屬寒熱二症無他病。辨認診查一千二百法，不屬望切問法無他診。切法診察其脈知生死，望診寒熱觀尿知病性，起緣病位痛法問則明。調養對治一千零二法，不屬藥械食行無他法。除去平瀉之外無他藥，除去涼暖平息不存在，除去峻緩清瀉無他法。除去柔粗械治無他法，除去利害食治無他物，除去急緩行止無他途。雖然實施療法三百六，辨認醫理療法三門中。識病一切望切問可收，假象貌似寒熱混者清。九種治法視病做對治，十八實施病之本質伏。總綱六章要義說根本，論說醫典醫道總義解，祕訣醫典專講治諸病，後續醫典實施作總結。一切平息當按五部方，一切清瀉當按五業清，械治何為當依五械行。風膽痰類當循總義道，各自疾患治法選適宜。毒與紫症以及陳舊熱，相輔相成症象療法參。食積胸痞火熱衰退症，相輔相成症象療法參。臌脹浮腫水腫三種病，相輔相成症象療法參。同樣腫痞內核療法參。核與敗疽舊瘡三種病，相輔相成症象療法參。瀉症腸痧熱致瀉利三，痛風風痺足腫症療參。瘟疫未熟虛熱慎掌握，傳經混亂熱盛慎掌握。熱症涼治未效反壓溫，寒症熱治未效反壓涼。此句莫停書本重實施，實施莫使消逝記心上。醫訣莫停口頭重實施，藥械莫可輕率慎審視，人命莫作試驗需慎重。動手莫早細問患者言，莫可冒險醫師手誤禁。病在兩界需敏如鷹鷂，審度病體需愚如綿羊，使病低頭需袪如狐竄，處理失誤需勇如猛虎。

......

第二十七章 諸續概說

　　或說疾病四百零四種，一百零一假象驟發病，不治任其自然亦可癒。然而施治迅即得安逸，猶如用手扶起跌倒者。初期雖然症狀很明顯，不治中途亦可自回轉。猶如天空雲布降雨霖，忽而天晴又轉旱象般。一百零一病症為魔類，對其莫治藥械無效應。治魔無藥依然可慶生，得到一臂之助囚犯般。另有一百零一死生病，不治死亡治則得生機。況複最初中間及末期，發熱症狀中途不回轉，對治善施不得效應故，勢微新期沒有不轉症。中期病勢對治難奏效，猶如洪水面前築堤壩：隨時沖毀隨時再添壅，水力既盡堤壩可顯威，同樣病盛對治兩交戰，貌似不止連續顯效應。寒盛沉重對治難鎮伏，猶如武裝商旅陣容般；對其對治溫熱需加大。另有一百零一前業病，雖治不癒乃是死候症，對其歸納喪生共九病：熱症翻越山口或未翻，猶如鏡鑒投入爐膛般；不熔生水熔則彼不還。寒症深處黏附或不黏，猶如青苗和那老樹幹：前者易熟後者不易爛。風症包絡斷者與不斷，猶如網羅之內鳥難飛：未逃可捕逃則無捕策。體耗一病症之上連性命，除卻疾病性命亦喪失，猶如基礎不牢之牆壁。全面危害魔障勾人魂，貌似可治實則死無疑，猶如小腸穿孔之病人。生機福祿壽等竭盡者，病解脈失本源阻塞故，猶如雨季之末灑雨霖。處於敵對寒熱混合症，此治彼生對治皆不受，猶如決定之後去商討。方劑雷同因緣對治反，所治傷害親善助者身，猶如中毒又使飲烏頭。大仙心中不可生惶惑，治與不治等同理不當。並非諸般生死都有藥，謂之諸般無藥亦不然。火頭澆水怎會不熄滅，然而澆之少則難撲滅。進食糌粑怎會不解飢，飲水之後怎會不解渴。喉症炭疽無治誰得寧，尿閉藥械無效怎通息。若無對治中毒誰可醫，上等效力據典使病癒，是故對於治療莫生疑。

　　眾生身體四源所形成，所治疾病亦因四源增，對治藥物仍有四源質，疾病對治渾然為一體。病人疾病依與所依連，受治所治當與福份連，猶如珍寶之於龍王般。不知所知醫學方法連，方法所致五行平衡連。五行平衡連接身安泰，術及術源由此所生連，只緣所為欲效決定焉。

　　根本綱目醫典如種子，沒有診療不從其中生。身之論續空中日月般，語義無遺無礙講通明。祕訣功能醫典如珍寶，所需不備不齊無一樣。後續事業醫典金剛石，用於諸病一掃無障礙。明智仙長深藏如虛空，所問必答知識無止境。語化心生大仙如猛獅，求問之語無怯亦無懼。匯聚一切本續如鵬飛，病之深淵危俱一概無。心曠神怡猶如杜鵑啼，眾生聽聞之後生喜悅。世之稀

有猶如優曇花，見聞行止各自有福分，如同陽光壓伏群星輝。醫典之王威鎮眾醫道，此情猶如無咒護身線。回轉死神魔部之奇輪，鎮伏病之敵陣如勇士。五行增損平調之總領，斬斷非時死索如利劍。止除疾病痛楚如鐵錘，拔救痛苦泥潭如鐵鉤。救死如同無畏大施主，起死猶如甘露之寶瓶，諸位仙長對此牢記心。

所用藏器如何分優劣，諸多惡器不貯要訣精。譬如白獅所產之潔乳，並非珍器注之一般內，藏器破裂乳精一拋灑。是故隱秘惡器如此情，教師隱密自大出自見，詭法剽竊旁敲側面問，無恩無義作為未自失。狡詐詭計賺取眾生財，傲慢之極並無慚隱心，此生當於主宰手中失。金石馬鎧供奉所不淫，謹防甜言蜜語手中失。如此無緣藏器不具備，猶如珍寶吞入鱷魚喉。時劫雖亂守口需嚴密，用之命黃毒劑等物類，外道法與明智相不換。偽授女巫點金工巧類，假設詞語諸法相不換。如此諸般惡器不守密，失卻祕訣無可成良醫。對於諸毒相混無益處，腐於內部不可達祕訣。自毀誓言來世墮惡趣，是故守之極密諸列仙。面向本續善器有子弟，心懷誓言頂禮本師長。不惜財產生命敢放捨，大智大慧語義分事非。菩提心重常懷利他心，挺胸向法並無詭詐意。對於具備醫師六因者，列仙四部醫典可傳之。此等心悅供物未續者，不予施捨亦不堅持之。如此藏器一代傳一代，川流不息為利眾生事。若具善器有誰持此續，此生富豪興旺併發達。眾生齊載威名揚四方，來世成就步入菩提道。解除眾生所染病痛楚，非時死亡之緣得解脫。我之嚴訓當得廣傳揚，當如所祝之願得成就。注：藏器指四部醫典的傳授對象。惡器指行為不端、不宜傳授的人。

(據1983年人民衛生版《四部醫典》整理)

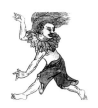

國家圖書館出版品預行編目資料

四部醫典—實用篇／宇妥·元丹貢布著；紫圖編
繪－－ 初版. －－臺中市：晨星, 2009.1
面；公分， （圖解經典；04）

ISBN 978-986-177-242-4(平裝)

1.藏醫

413.0926　　　　　　　　　　　　97020767

圖解經典 04

四部醫典──實用篇

原著	宇妥·元丹貢布
編繪	紫圖 ZITO®
主編	黃利
監製	萬夏
特殊圖文編輯	王賽男
美術編輯	知己圖書股份有限公司

發行人	陳銘民
發行所	晨星出版有限公司台北編輯室
	台北市106羅斯福路二段95號4F-3
	TEL:(02) 23620993　23620953　FAX:(02) 23691275
	E-mail:service-taipei@morningstar.com.tw
	http://www.morningstar.com.tw
	行政院新聞局局版台業字第2500號
法律顧問	甘龍強 律師
承製	知己圖書股份有限公司　　　TEL:(04)23581803
初版	西元2009年1月31日

總經銷	知己圖書股份有限公司
	郵政劃撥：15060393
	〈台北公司〉台北市106羅斯福路二段95號4F之3
	TEL:(02)23672044　FAX:(02)23635741
	〈台中公司〉台中市407工業區30路1號
	TEL:(04)23595819　FAX:(04)23597123